老年健康
整合照护手册

Integrated Care for the Elderly

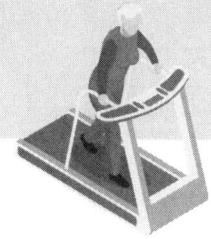

名誉主编	彭刚艺
主　　编	周祥福
副主编	陈雪莲　栗霞　吴珍
顾　　问	胡爱玲

编　者（以姓氏笔画为序）

王厚亮　龙小芳　吴　珍　张献玲　张淑娴
张　瑜　张潇雅　陈雪莲　陈碧英　武惠香
周志欢　周祥福　郑雅丹　荣　丽　饶丹灵
栗　霞　梁丽丝　温瑞娟　蔡　庆　蔡有弟

SPM 南方出版传媒
广东科技出版社 ｜ 全国优秀出版社
·广州·

图书在版编目（CIP）数据

老年健康整合照护手册/周祥福主编. —广州：广东科技出版社，2021.7

ISBN 978-7-5359-7474-7

Ⅰ.①老… Ⅱ.①周… Ⅲ.①老年人—护理学—手册 Ⅳ.①R473.59-62

中国版本图书馆CIP数据核字（2021）第025777号

老年健康整合照护手册
Laonian Jiankang Zhenghe Zhaohu Shouce

出 版 人：	朱文清
项目统筹：	周　良
责任编辑：	方　敏
责任校对：	高锡全　杨崚松
装帧设计：	友间文化
责任印制：	彭海波
出版发行：	广东科技出版社
	（广州市环市东路水荫路11号　邮政编码：510075）
销售热线：	020-37592148 / 37607413
http:	//www.gdstp.com.cn
E-mail：	gdkjcbszhb@nfcb.com.cn
经　　销：	广东新华发行集团股份有限公司
印　　刷：	东莞市翔盈印务有限公司
	（东莞市东城街道莞龙路柏洲边路段　邮政编码：523900）
规　　格：	787mm×1 092mm　1/16　印张21　字数420千
版　　次：	2021年7月第1版
	2021年7月第1次印刷
定　　价：	69.90元

如发现因印装质量问题影响阅读，请与广东科技出版社印制室联系调换（电话：020-37607272）。

前言
Preface

根据世界卫生组织（World Health Organization，WHO）的数据：1999年，中国步入老龄化社会；2014年，我国65岁及以上的老年人口已达118 830 000人，老年抚养比为11.9%；如今，我国已进入人口老龄化迅速发展时期。

预计到2025年，我国60周岁以上的老年人将突破3亿人。在"4+2+2"为主要家庭结构的现代社会，养老问题成为个人、家庭、社会及国家共同面对的难题。

目前，我国以居家养老、社区养老和机构养老为主，互助养老、旅游养老和以房养老三种新型养老模式为辅。归根结底，养老方式主要为社会养老、子女养老、自我养老。不同的养老方式存在共同的问题，如医疗服务供需失衡、提供医疗服务的专业人员缺乏等；同时，对于养老机构与社区机构照顾者、子女和老年人自身，老年人基础居家护理知识缺乏的问题日益彰显。

随着年龄的增大，老年人不仅面临生理功能改变的困扰、退休和家庭社会关系改变的挑战，并且不可避免地面临丧失亲友的哀伤考验和因思考死亡而引起的焦虑和恐惧。这些问题影响着老年人的身体和心理健康，让老年人成为生理疾病、心理障碍、社交障碍等的易感人群。

根据WHO对健康的诠释，要保持老年人的健康，应该同时关注老年人"身、心、社、灵"四方面的需求：身，即身体功能状态；心，即心理关顾、心理护理；社，即社会适应能力，如社会交往与家人关系；灵，即人的宗教信仰、灵性修养和价值观。如何识别出老年人正常与异常的生理和心理变化？如何对异常的生理和心理变化情况早预防、早发现、早处理、早康复？如何陪伴老年人安详走完人生的最后旅程？这些都需要相应的专业知识提供支持。

为此，由中山大学附属第三医院泌尿外科周祥福教授牵头，集合医疗、护理、心理和康复四个专业的专家组成团队，结合团队成员的专业特长及多年照护老年人的经验，编写了本书。本书致力于为在老年人养老事业中遇到困难的老年人自身、子女及养老机构照顾者提供专业知识援助。本书遵循"身、心、社、灵"全人护理理念，提供照护老年人的全人护理模式；与此同时，本书阐释了老年人的生理变化规律、心理成长规律、社交变化特点及灵性思考四方面的一般规律，希望让老年人自身、子女及养老机构照顾者了解在人生最后阶段个人所面临的挑战和任务，从而在现实生活中预知老年人生活的困难。

希望通过本书的知识传递，令老年人在人生的最后阶段过得幸福安康，进而为家庭、社会散发余热，体现个人价值。

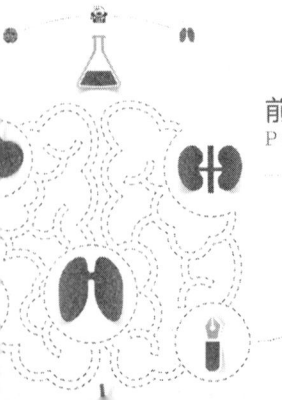

前言
Preface

编者

目录 Contents

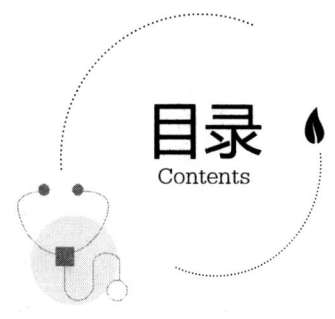

第一章 全人护理模式概述

第一节　什么是护理　/ 002

第二节　全人护理的内涵及应用　/ 003

　　一、全人护理的内涵　/ 003

　　二、全人护理的应用　/ 004

第二章 老年人生理发展特点

第一节　老年人的定义及人的生命周期概述　/ 008

　　一、何为老年人　/ 008

　　二、人的生命周期　/ 009

第二节　老年人的正常生理改变　/ 012

　　一、什么是老化　/ 012

　　二、老年人的正常老化过程　/ 013

第三节　老年人生理上的老化刻板印象　/ 015

　　一、什么是老化刻板印象　/ 016

　　二、老化刻板印象的影响　/ 016

　　三、常见的老化刻板印象　/ 017

第三章 老年人身体上的照护

第一节　家居布置注意事项　/ 022
　　一、室内整体要求　/ 022
　　二、卧室　/ 023
　　三、卫生间　/ 024

第二节　老年人急性伤害的识别与处理　/ 025
　　一、骨折的防治与处理　/ 025
　　二、误吸的识别与处理　/ 028
　　三、脑血管意外的识别与处理　/ 031
　　四、心脏呼吸骤停的识别与处理　/ 033

第三节　老年人慢性疾患的居家照护　/ 036
　　一、高血压　/ 036
　　二、冠心病　/ 040
　　三、糖尿病　/ 047
　　四、高脂血症　/ 050
　　五、慢性阻塞性肺疾病　/ 052
　　六、脑卒中　/ 054
　　七、便秘　/ 063
　　八、排尿异常　/ 067
　　九、慢性疼痛　/ 082
　　十、失眠　/ 091

第四节　老年人压疮的预防与处理　/ 099
　　一、压疮的基本知识　/ 100
　　二、压疮的预防　/ 103
　　三、压疮的治疗　/ 105

第五节　老年人营养指导　/ 107
　　一、老年人营养不良的特点　/ 107
　　二、老年人的营养需求　/ 109
　　三、老年人营养状况的评估　/ 113
　　四、老年人的合理膳食安排　/ 119

第四章　老年人常用院外康复训练技能

第一节　认知与知觉功能康复　/ 128
　　一、认知与知觉障碍的分类　/ 129
　　二、认知与知觉障碍的训练　/ 132
　　三、案例：阿尔茨海默病患者的居家照顾　/ 142

第二节　吞咽功能康复　/ 153
　　一、吞咽障碍的概述　/ 153
　　二、老年人吞咽障碍的筛查与评估　/ 158
　　三、老年人吞咽障碍的治疗　/ 163

第三节　语言功能康复　/ 165
　　一、失语症的概述　/ 166
　　二、失语症的评定与康复治疗　/ 170
　　三、构音障碍的概述　/ 178
　　四、构音障碍的评定与康复治疗　/ 180
　　五、特殊语言障碍及其康复治疗　/ 185

第五章　老年人日常运动指导

第一节　发展老年人运动方案的重要性　/ 192
　　一、老年人日常运动的现状　/ 192

二、老年人运动效益与正确运动观念 / 193

第二节 老年人运动指导原则 / 196

第三节 老年人的运动安全管理 / 200
    一、老年人运动前安全评估 / 200
    二、老年人运动原则 / 202
    三、老年人常见运动损伤与处理 / 203

第四节 老年人多元运动类型 / 204
    一、老年人的基准水平活动和健康提高类物理运动 / 204
    二、老年人的有氧运动 / 205
    三、老年人的关节活动及柔韧性训练 / 206
    四、老年人的抗阻力运动 / 208
    五、老年人的灵活性与平衡性锻炼 / 210

第六章 老年人心理上的照护

第一节 老年人的心理发展特点及心理任务 / 214
    一、老年期的心理变化观 / 214
    二、老年人的心理发展特点及影响因素 / 215
    三、老年人的心理任务 / 217

第二节 老年人常见的心理问题 / 219
    一、焦虑 / 219
    二、疑病 / 221
    三、自卑 / 222
    四、退休综合征 / 223
    五、老年期抑郁症 / 225
    六、老年痴呆 / 230

第三节 老年人心理障碍个案分析 / 232
    一、退休综合征个案分析 / 232

二、老年疑病症个案分析 / 234

三、老年抑郁症个案分析 / 236

第七章 老年人社交上的照护

第一节　家庭生命周期的概念和理论 / 242

第二节　老年人的社交功能特点 / 244

第三节　老年人社交功能康复 / 247

第八章 老年人灵性上的照护

第一节　灵性 / 252

第二节　关于生命意义的思考 / 255

一、什么是生命的意义 / 255

二、如何找寻生命的意义 / 256

第三节　关于死亡的思考 / 258

一、什么是死亡 / 258

二、人们对死亡的态度 / 259

三、死亡的意义 / 260

四、生死教育 / 261

第四节　如何安然度过死亡 / 264

一、临终关怀的概述 / 264

二、临终关怀的发展史 / 269

三、临终关怀的常见伦理问题 / 272

四、临终老年人生理上的照顾 / 276

五、老年人的临终身体变化及遗体护理 / 281

六、临终老年人的心理照护 / 285

七、临终老年人的灵性照护 / 288

八、临终老年人家属的照顾 /291
九、哀伤辅导 /292

第九章 全人护理模式运用个案分享

第一节 植物人的居家照护指引 /300
　　一、植物人的概念 /300
　　二、植物人的居家照护概述 /300
　　三、植物人的居家环境管理 /302
　　四、植物人的感染控制指引 /304
　　五、植物人的意外事件处理指引 /305
　　六、植物人的日常家庭照顾 /307
　　七、促醒康复方法 /311
　　八、长期卧床三大并发症的防治 /312
　　九、植物人的心理和灵性照护 /313

第二节 生活完全不能自理者的居家照护指引 /313
　　一、日常生活活动能力的评定 /313
　　二、自护理论在家庭护理中的应用 /314
　　三、日常生活活动能力评定 /315
　　四、生活完全不能自理患者的护理 /316

附录

附录一　排尿障碍评估工具 /318
附录二　失禁相关性皮炎评估工具 /320
附录三　中华人民共和国殡葬管理条例 /322

第一章
全人护理模式概述

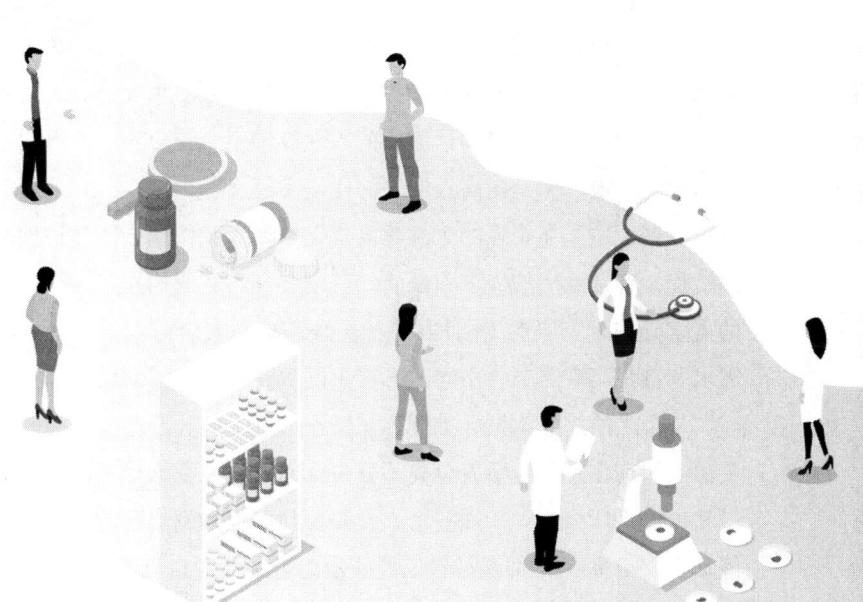

俗言："家有一老，如有一宝。"随着社会文明、科学、医学的不断进步和发展，人的寿命逐渐延长，如今社会中"421"和"422"家庭模式比比皆是，老年人成为现代家庭中重要的组成部分。如何让老有所依、老有所养，是国家、社会面临的难题，亦是家庭和个人面对的困境。养老模式正在变革，居家养老成为主流，家庭和个人对养老知识的需求也随之不断增长，老年人基础居家护理知识缺乏已成为急需解决的难题。

本章将为大家简单介绍本书提及的基本概念及其应用。

第一节 什么是护理

自有人类以来就有护理，护理是人们谋求生存的本能和需要，是诊断和处理人类对现存的或潜在的健康问题的反应。护理是一种技能，也是一门学科，它综合应用人文、社会和自然科学知识，以个人、家庭及社会群体为服务对象，了解和评估他们的健康状况和需求，对人的整个生命过程提供照顾，以达到减轻痛苦、提高生存质量、恢复和促进健康的目的。护理同时包括两个任务，即让健康的人保有健康、让患病的人得到全面整体的照护，终极目标是提高人活着的质量和意义。

护理，建立在个人的个性化需求上，要求我们用心体会护理对象的心路历程，解读他们的需求和反应。美国心理学家亚伯拉罕·马斯洛将个人的需求分成五个层次（图1-1）：生理需求、安全需求、社交需求、尊重需求和自我实现需求。不同的人在不同阶段有不一样的需求。

从个人的需要出发，护理除了关注人的身体、心理、生活外，还需要关注人的存在感。人活着总离不开一个问题："我为什么活着，活着的意义和价值是什么？"护理一个人，需要帮助他找到自己的价值，调动他的能动性，让每个人都能尽自己的一份力量，体现自身的价值。

作为照顾者的我们，在日常生活中，护理的秘诀就是发自内心地关心护理对象，那是一种"客观关注"，关心护理对象最近的生活。同时，照顾好作为照顾者的自己，避免因过度投入而伤害自己，使自己的工作、生活和健康受干扰。

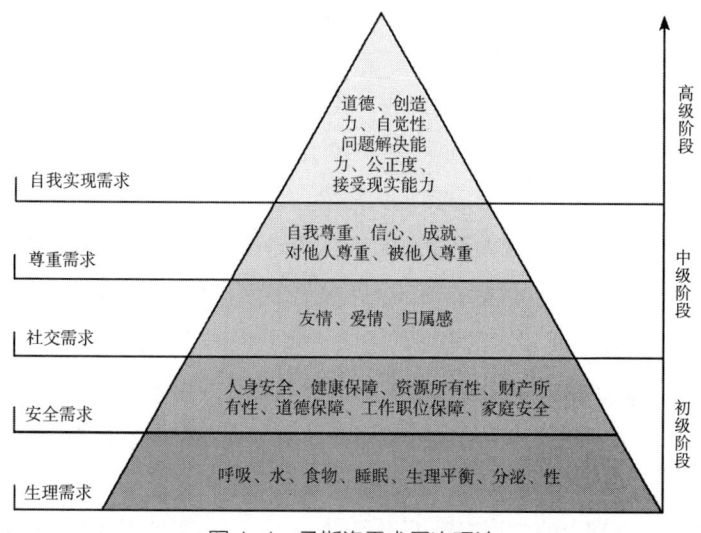

图1-1 马斯洛需求层次理论

第二节 全人护理的内涵及应用

一、全人护理的内涵

身心社灵四位一体全人护理简称全人护理，它将护理对象看作一个独立而完整的人，以人为本，同时考虑护理他们的"身、心、社、灵"四方面的需要。在此，强调"以人为本"和"身、心、社、灵"需求两个观念的含义。

1. "以人为本"

"以人为本"（person-centered care，PCC），既注重照顾的全面性，又强调"个人化"的照顾，是个别化而全面的关怀。个别化，需评估每个人的家庭，每个人本身的人格特性、家族特性，还有整个家庭的背景。全面的关怀，要求我们照护护理对象时，同时考虑护理对象"身、心、社、灵"四方面的需求。"以人为本"还强调尊重人，对护理对象适当赋权。

2. "身、心、社、灵"四方面的需求

面对护理对象"身、心、社、灵"四方面的需求，科尔在1992年提出了任务型理论，即面临生命的挑战，我们有"身、心、社、灵"四个层面的基本任务：

（1）身体层面，满足身体上的需要，尽量减少身体不适。

（2）心理层面，最大限度地提高心理安全感、心理自主性和丰富性。

（3）社会层面，保持并加强人际关系，多参加一些社团活动。

（4）灵性层面，发掘生命的意义，将其升华，加强生命的关联性，寻找希望，而希望仅仅是指"还有什么能做的"。

二、全人护理的应用

全人护理理念的应用，有助于我们全面地评估和分析老年人的心理行为问题，找到护理的重点。

1. 心理行为问题

随着年龄的增长，老年人同时面临着身体功能的改变和社会职能的转变，身体和心理都遭受着不同的压力。适应良好的老年人表现为悠闲自得，积极应对挑战，正确理解客观现实，并对生死有正确且理智的看法；有的老年人不能适应和承受，则出现心理行为问题。

2. 老年人心理行为问题的类型

根据不同的表现，老年人的心理行为问题可分为三大种：第一种是"装甲型"，对因衰老而产生的一切恐惧、苦恼、失意及焦虑，用强烈的防御心理来应对；第二种是"愤怒型"，对他人和社会有较强的敌意和攻击性，对周围人或事物缺乏兴趣，自我闭塞，将自己的不如意归因于他人和环境；第三种是"自恨型"，有厌世情绪，对各种事务持悲观态度，表现为自我谴责，孤独孑然，有自杀自伤的危险。

及时发现老年人的心理行为问题，分析原因，对症下药，是照护老年人的关键所在。

3. ABC行为问题分析模式

针对老年人的心理行为问题，香港特别行政区及广州的部分养老机构使用全人护理理念，构建了ABC行为问题分析模式（表1-1）。

表1-1　ABC行为问题分析

前因（A）	行为（B）	结果（C）	干预措施
（1）身体功能及智能方面			
（2）心理方面			
（3）社交方面			
（4）灵性方面			

资料来源：香港圣公会福利协会：《从心出发：老年痴呆症全人照顾手册》，中国社会出版社，2013。

ABC行为问题分析模式将护理对象的心理行为问题分成三部分，即前因（antecedent，A）、行为（behavior，B）及结果（consequence，C）。在对前因进行全面的评估和分析时，全人护理理念为我们指明了方向，也是我们制定干预措施的依据，并且可以用来评价护理的效果。

4. 心理行为问题的分析观察

将全人护理理念和ABC行为问题分析模式结合在一起，护理对象的心理行为问题可以从以下三方面进行分析观察：

（1）前因：指行为出现前的各种因素，包括身体功能及智能方面、心理方面、社交方面、灵性方面。

（2）行为：指行为的描述，行为问题的本身，描述行为问题出现的4个"W"，即问题行为是什么（What）、行为发生的时间（When）、行为发生的地点（Where）、涉及或影响到谁（Who）。

（3）结果：行为导致的结果，指行为出现后影响的人和物、处理的方法和当事人的反应。

5. 心理行为问题的干预目标

根据全人护理理念，心理行为问题的干预目标是：在对分析观察出来的原因进行有针对性的"个人化"干预措施后,让护理对象同时达到"身、心、社、灵"四方面的平衡。具体而言,即达到以下目标:①身体上,发挥剩余能力,减缓退化,获得适当的感官刺激,减少身体上的不适;②心理上,减少情绪问题,提升自信,增加成就感并提升愉悦感;③社交上,生活规律化,增强沟通能力,加强与外界的连接,获得正面的社交联系;④灵性上,建立有意义及有品质的生活,与信仰、希望或其他重要事物联系,感受生命的意义。

(周祥福 陈雪莲)

◎ **参考文献**

[1] 黄人健,王红丽,刘苏君,等. 护理定义的研究[J]. 中华护理杂志,2005,40(7):540-541.

[2] 贺国丽. 当代老年人的心理问题研究及心理护理探讨[J]. 中国社区医师,2015,31(29):141-142.

[3] 香港圣公会福利协会. 从心出发:老年痴呆症全人照顾手册[M]. 北京:中国社会出版社,2013.

[4] MORGAN S, YODER L H. A concept analysis of person-centered care [J]. Journal of Holistic Nursing,2012,30(1):6-15.

第二章
老年人生理发展特点

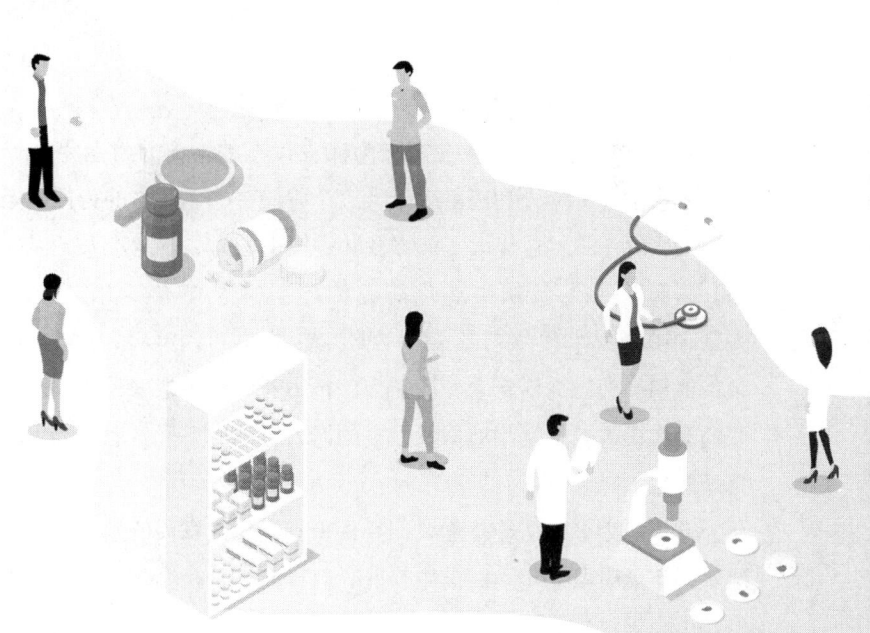

作为老年人的家属,你认为老年人是什么样子的?作为老年人本身,你认为老年人应该是什么样子的?

本章主要为大家介绍何为老年人,老年在人的生命周期中所处的位置,他们的过去与未来发展规律,并为大家介绍一般情况下老年人的生理变化规律,以及关于老年人生理变化的常见错误观点。

第一节 老年人的定义及人的生命周期概述

一、何为老年人

"老年人"这个概念是相对而言的,它与人类的寿命(life span)密不可分。1950—1955年,人类的平均寿命是46.5岁。如今,根据WHO发布的2015年版《世界卫生统计》报告,全球人口的平均寿命为71岁,其中女性为73岁,男性为68岁。目前,中国人口的平均寿命,男性为74岁,女性为77岁。

1. 老年人的年龄划分

我国一般将"老年人"定义为60岁以上的人,并将老年人分为低龄老年人、中龄老年人和高龄老年人三个阶段:60~69岁的为低龄老年人,70~79岁的为中龄老年人,80岁及80岁以上的为高龄老年人。

国际上,专门从事老化研究的社会学家将老年群体分为"初老人""中老人"和"老老人"三类:初老人一般指年龄在65~74岁的老人,他们一般行为活跃、充满活力、精力充沛;中老人是指年龄在75~84岁的老人;老老人是指85岁及以上的老人,他们一般年老体弱,日常生活自理能力下降。

这样的划分方法能提醒我们要认识到老年人发展的基本规律,以便了解不同年龄阶段老年人的健康状况、自理能力、社会参与度、心理需要等的特点,提供更具针对性的照护。

2. 老年人的功能划分

以年龄为依据的划分方法存在不足之处，它没有考虑到个体功能上的差异。忽略个体的差异性，容易让社会对老年人产生刻板印象，这表现为年龄歧视；同时，老年人对自己的身体功能也会产生刻板印象，主观认为年纪大了就应该老态龙钟，各种功能减退甚至消失。

因此，有老年学学者提出"功能年龄"（functional age）的概念。功能年龄指个体与相同生理年龄的人相比，在自然和社会环境中发挥的功能，并将老年人分为初老人和中老人。其中，初老人形容身体健康、行为活跃的大多数老年人，中老人形容身体衰弱的少数老年人，而不管他们实际的生理年龄。

二、人的生命周期

1. 什么是生命周期

我们知道动物的寿命有长有短，如海龟有上百年的寿命，蝴蝶的寿命有一个月左右，而蜉蝣的寿命却仅有一天。无论寿命长短，动物都有自己的生命周期，都会经历出生、生长发育、繁殖、死亡四个阶段。人类个体也有自己的生命周期。

所谓生命周期，即人类个体从出生、成长、成熟、衰老直到死亡的全部生命过程，又称生命过程或人的发展阶段。人的生命产生于男女结合的受精卵，人的生命周期始于出生后的婴儿期，经历了幼儿期、儿童期、青春期三个生长发育阶段后，进入成熟的中年期，并最终经由老年期走向衰老死亡。

2. 人的生命周期特点

人类的生命周期是循环往复、世代更替的过程，具有阶段性和相对完整性；而个人的生命周期却是有起点，有终点，单向发展，不可逆的过程。

人的一生需要依次经历出生、成长、成熟，然后衰老、死亡的全过程，社会中仅有极少部分的人由于意外、战争或者疾病等原因夭折/早亡而没有完成生命周期。

在这个完整的生命周期中，人经历生理的变化，从幼小到强壮，再从强壮到衰弱；经历心理的发展，从幼稚到成熟，再到睿智；与此同时，还逐渐成为社会人，个人在社会中的各种关系从简单单纯到错综复杂，然后回归真挚，个人的权力、义务、角色、能力、知识等都会发生变化。可见，处于不同发展时期的个体是有其生理、心理和社会特点的，正如不能用成人的眼光看待小孩子一样，我们也不能忽略老年人所特有的生理、心理和社会方面的发展规律。

变化是不变的规律，若能抓住生命周期的发展规律，从过去到现在动态地看待个人的未来，从自然环境、社会、家庭中用联系的观点去理解个人行为，便可以看清楚一个复杂个体的本质，从"身、心、社、灵"四个层面整体地了解和接纳一个人。

3. 人的生命周期的阶段性及其发展任务理论

（1）传统发展理论。

传统发展理论，以身体和社会变化为标记，将人的一生大致划分为五个阶段：第一阶段是婴儿期（0～1岁），始于出生；第二阶段是幼儿期（2～6岁），始于儿童能独立行走和进行口头交际；第三阶段是青少年期，包括学龄初期（7～11岁）、少年期（12～15岁）和青年期（16～20岁）；第四阶段是成年期，它是生命周期中的主体部分，始于身高停止增长和独立性增强，包括成年早期（21～25岁）、成年中期（26～40岁）、成年晚期（41～60岁）；第五阶段是老年期（61岁及以上），始于生理和心理活动的衰退。人的生命周期的阶段性见图2-1。

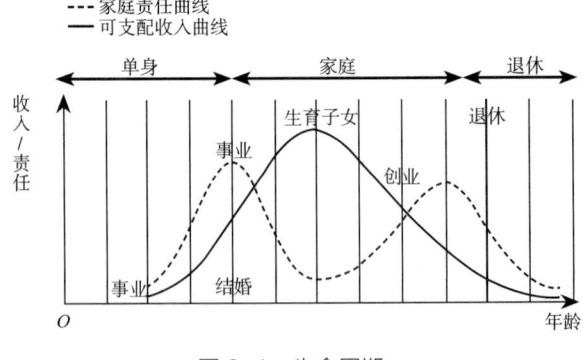

图2-1 生命周期

（2）毕生发展观。

根据毕生发展观，个人的发展应该综合考虑个人、家庭和社会文化环境等的影响，涵盖个体的生物基础、认知过程、情绪与社会性发展等不同发展领域。毕生发展理论认为人的生命周期始于精卵结合，结束于死亡，具体发展阶段的划分及发展特点与任务见表2-1。

表2-1 毕生发展理论中人的发展阶段及其阶段任务

分期	年龄段	发展特点和发展任务
产前期（prenatal）	受精~出生	生理发展
婴幼儿期（infancy）	出生~3岁	1. 生理：身体的成长和动作的发展 2. 认知：初步的认知能力和语言发展 3. 社会性：依恋、亲子关系
学前期（preschool years）	4~6岁	1. 生理：身体力量增加、粗大和精细动作发展 2. 认知：创造力、想象力等认知发展 3. 社会性：自我意识
儿童中期（middle childhood years）	7~12岁	1. 生理：身体的力量和运动技能的发展 2. 认知：有逻辑的具体思维、书面语言、记忆等认知发展 3. 社会性：同伴关系、自我概念与自尊
青春期（adolescence）	13~20岁	1. 生理：身体迅速改变、生理成熟 2. 认知：抽象思维等认知发展 3. 社会性：人格独立、两性关系建立
成年早期（early adulthood）	21~40岁	1. 生理：走向职场，建立家庭 2. 认知：认知能力达到巅峰，之后开始逐渐下降 3. 社会性：担任父母、社会职业等角色
成年中期（middle adulthood）	41~65岁	1. 生理：身体功能开始出现衰退、活力下降 2. 认知：认知技能复杂化，解决实际问题的能力提高，学习新知识的能力下降 3. 社会性：性格会发生一定改变
成年晚期（late adulthood）	66岁及以上	1. 生理：身体功能衰退 2. 认知：智力和记忆力开始衰退，反应变得缓慢 3. 社会性：需要调适多方面的损失

资料来源：罗伯特·费尔德曼：《发展心理学——人的毕生发展（第6版）》，苏彦捷、邹丹等译，世界图书出版公司，2013。

第二节 老年人的正常生理改变

老年期最明显的特点就是生理上的变化，即老化。古往今来，由于无法接受人将老去，生命总有消逝之日，不少王侯将相、达官贵人因此追寻不老，结果往往不遂人意，反而英年早逝。那人为什么会变老？老化是怎样一个过程呢？

一、什么是老化

目前，从生物学角度看，用以解释老化现象的理论主要有基因程控理论和变速理论两大类，并发展出近十种理论学说（表2-2）。各种学说有各自对老化机制的解释。

表2-2 老化的生物学理论

理论		老化机制
基因程控理论	程控衰老理论	老化是特定基因有序开关的结果，衰老期是和年龄有关的缺损变得显著的时期
	内分泌理论	生物钟通过激素控制老化过程
	免疫理论	机体免疫功能下降导致个体对疾病的免疫力降低，导致衰老和死亡
	进化理论	老化是进化的属性之一，这使一个物种的成员活到繁殖后代就足够长了
变速理论	磨损理论	细胞和组织的关键部分发生耗损
	自由基理论	氧自由基累积损伤造成细胞和器官失去功能
	活动速率理论	器官新陈代谢的速度越快，寿命越短
	自我免疫理论	免疫系统变得混乱并且破坏身体细胞

资料来源：黛安娜·帕帕拉、萨莉·奥尔兹、露丝·费尔德曼：《发展心理学——从成年早期到老年期（第10版）》，李西营、冀巧玲等译，人民邮电出版社，2013。

目前，有很多学者在研究老化的生理原因，了解生命的规律，把握生命的节奏，让我们可以更好地生活。然而，亦有很多学者试图在这些理论的基础上寻找种种抗衰老的方法。市面上抗衰老的化妆品、营养品、保健品等遍地开花，这事实上是利用了人们对衰老和死亡的恐惧。这些抗老化治疗的基本假设都是老化就是一些部位出了问题，也就是说，老化是一种疾病；事实上，老化不是一种疾病，老化是生命的一部分。

二、老年人的正常老化过程

1. 老年人的身体特征改变

人类进入老年期，衰老随之而来，老年人常表现出一些典型的生理变化：头发变白变少，体毛变白变稀疏；脊柱椎骨凸起萎缩，身高变矮，甚至需要使用拐杖助行；全身皮肤变薄、缺乏弹性，皮肤上布满皱纹，皮肤变苍白，出现各种老年斑；随着脂肪和肌肉的萎缩，腿部静脉曲张变得更加普遍。

2. 老年人的大脑改变

一般情况下，成人30岁之后大脑质量明显下降，速度先慢后快，到了90岁，大脑质量下降达10%，流向大脑的血流量和氧气减少。老年人的大脑体积变小，在正常情况下，健康老年人大脑的变化是适度的。与此同时，大多数老年人的脑血管硬化，血流阻力变大，致使脑的氧气和营养物质的利用率下降，从而使脑功能逐渐衰退，出现记忆力减退、健忘、失眠、情绪变化等神经系统症状，更有甚者会产生某些精神症状。

然而，有动物实验结果显示，适当的运动和健康的生活方式不但可以减缓大脑量的缩小，还可以减缓大脑质的变化。研究显示：有氧锻炼可以减缓脑组织的萎缩；食用抗氧化的食物并结合规律的身体活动和适度的心理刺激，大脑的老化可以降到最低甚至阻断。

这些研究结果显示，因大脑器质性改变引起的功能变化或者疾病是可以有效预防的，借助大脑自身的复原力来治愈像阿尔茨海默病等脑部疾病成为可能。

3. 老年人的运动功能改变

老年人运动功能的改变是大脑老化的结果之一。随着大脑质量的减轻，老年人身体的协调性和认知活动也会受到影响，具体表现为大脑维持平衡的感受细胞的敏感性降低、大脑反应变慢和错误的深度知觉。加之老年人的肌肉萎缩，肌肉的力量、耐力变差，所以平衡感降低和反应时间延长，使得老年人看起来老态龙钟、步履蹒跚，跌倒和骨折成为老年人高发的意外。

研究者发现，虽然老年人大脑的老化规律差异很小，但是个体在感觉和运动功能上的差异随着年龄的增长而逐渐变大。每个人对大脑的开发利用方式不同。针对百岁老人的多项研究发现，学会科学用脑和健脑，可以延缓大脑功能的老化，减少大脑改变对运动功能的影响。

事实上，除了大脑的老化外，老年人的活动量减少和疾病因素也是老年人运动功能衰退的重要原因。国外针对60～90岁老年人的研究报道指出，经过8周到2年的举重训练、力量训练和耐力训练，可以提高参与者的肌肉力量、肌纤维大小和灵活性。频率适度、强度较低的有氧舞蹈和运动训练可以改善肌肉质量，同时促发大脑激活和协调肌肉活动的适应力。

研究证明，大部分的跌倒和骨折可以通过提高肌肉力量、平衡感和训练步伐速度来预防，如中国传统的太极拳、八段锦便对此有一定的效果。

4. 老年人的眼睛与视力改变

老年人的眼睛变化最主要是晶状体弹力下降、睫状肌调节能力减退，出现老视（俗称"老花眼"）。老视是一种生理现象，老视的发生和发展与年龄直接相关，大多出现在45岁以后，本身眼睛无近视、远视的人，45岁时眼睛老视度数通常为100度，55岁提高到200度，60岁左右度数会增至250～300度，此后老视度数一般保持不变。老视的发生时间和严重程度还与其他因素有关，如全身健康状况、身高、阅读习惯、居家照明等。

此外，老年人更容易罹患白内障、老化相关性的黄斑退化、青光眼等视力损害疾病。视觉方面，老年人普遍表现为近距离视物模糊、深度知觉和颜色知觉的改变，使得日常阅读、缝纫、购物和烹饪活动出现困难。针对老年人的这些特点，在家居布置方面需注意，且对光线强度应严格控制，具体要求请参考第三章第一节。

5. 老年人的听力改变

根据美国的研究报道，大约有47%的老年男性和30%的老年女性患有听力障碍。老年人由于遗传、全身营养情况、疾病及环境与噪声污染等影响不同，听力存在很大的个体差异，有些老年人80多岁还能听清楚很微弱的声响，而有些60多岁的老年人连门铃声也听不到。目前，老年人一般可以通过自我保健、改善营养状况等方法预防听力的恶化。如听力的丧失已经影响老年人的日常沟通交流，妨碍日常生活，影响家庭幸福甚至带来安全隐患，可以借助助听器、植入式电话扩音器等医疗设备，在一定程度上提高老年人的生活质量和幸福感。

以上的生理变化特点属于老年人的一般生理变化规律，但是因为个体差异很大，故没有相应症状表现的老年人无须对号入座。美国《时代》周刊曾做过针对百名健康百岁老人的生活方式的调查研究，最后总结出：每天规律的体育锻炼（如每天散步到出汗）、拥有充足的睡眠、每天晒太阳、烹饪食物尽量保持原汁原味、生活有所期有助于延年益寿。目前，得益于养老市场的快速发展以及人们对养生延寿的重视，老年人的健康水平和生活质量有所改善，衰老失能的情况已经有所延缓。

第三节 老年人生理上的老化刻板印象

本章第一节探讨了老年人的定义及老年人在生命周期中的位置，第二节简单介绍了老年人正常的生理变化特点。正如上文提及的，对老年人的阶段划分以及规律的探寻，有利于我们概括性地掌握老年人的特点，便于进行日常护理，同时，也会导致社会忽略个体差异性，导致老化刻板印象的产生。

本节将向大家介绍：什么是老化刻板印象？老化刻板印象对老年人健康的影响有哪些？常见的老化刻板印象有哪些？

一、什么是老化刻板印象

1. 刻板印象

人类在认知发展的过程中，会将某一类人或者事物的特征提炼、概括，并形成一种比较固定而笼统的看法，我们称之为刻板印象。常见的刻板印象有女生温柔善良，男生强壮勇敢，年轻人强壮并充满活力和朝气，老年人身体不强壮、记忆力差但是社会经验较丰富。

刻板印象的形成一方面有利于人们简化认知过程，节省大量的时间、精力以应对周围的复杂环境；另一方面又易于使人们忽略个体差异性，因先入为主的观点而造成知觉上的错误及对他人错误的评价。

2. 老化刻板印象

关于老年人所具有的特点或属性的内化信念，即人们对老年人这一特定社会群体所持有的观念与预期，称为老化刻板印象（aging stereotype）。老化刻板印象的内容包括身体特征、人格特质、社会地位和行为倾向。

关于老化刻板印象形成的解释，有学者提出老化刻板印象的终身内化观。老化刻板印象的终身内化观认为：个体在童年时期就开始将老化的观念内化到自身的认知体系中，并在成年时期得到积累和强化，从而一直保持到老年时期；当人们进入老年时，早年内化的老化刻板印象便会成为自我老化刻板印象。

老化刻板印象的产生是不可避免的，消极或者不恰当的老化刻板印象会显著影响老化刻板印象持有者的生理功能、认知功能和行为结果，也就是说无论是年轻人还是老年人，持有消极和严重的老化刻板印象，均会影响老年期的各种生理功能、心理功能。

二、老化刻板印象的影响

老化刻板印象在老年期会成为一种自我身份认同，老年人会将老化刻板印象通过老年时期"可能自我"内化到自我概念中。这种内化的信念可能会影响老年人面对困境时的努力程度和策略的使用，能显著影响老化刻板印象持有者的生理功能、认知功能和行为结果。

1. 老化刻板印象对老年人健康的影响

学者对老化刻板印象的研究发现：在人们对老年人的消极信念和积极信念中，消极刻板印象多于积极刻板印象；消极刻板印象的存在会影响老年人的努力程度和策略的使用。

相关研究显示，个体在年轻时持有的消极老化刻板印象越多，他在老年时的健康越差。在日常生活中，那种持有老年人就是"多病多痛、不中用"等老化刻板印象的人，往往最终重病缠身，生活悲观厌世，甚至出现明显的心理精神症状。这是一种"自我实现预言"的现象。

2. 老化刻板印象对老年人认知的影响

多项面向大学生的调查研究结果显示，大学生对老年人人格特质的印象多表现为：保守、墨守成规、小心谨慎、健忘、和善、知足、从容、沉着、孤零零、守规矩。一般情况下，年轻人出门忘记带钥匙或者手机时会认为自己马大哈，而老年人偶然忘记带钥匙或者手机，却会一整天都疑心自己年纪老、记忆力不好、不中用了。

事实上，在现实生活中，很多70岁的老年人，他们的行动、思维和感觉与50岁左右的中年人一样好。

老年人对于衰老的自我刻板印象潜意识地影响着自己行为的期望，发挥着自我实现预言的作用。本书重视阐释老年人的生理变化规律、心理成长规律、社交变化特点及灵性思考四方面的一般规律，目的是让读者简单了解大部分老年人发展的一般规律。同时，不得不提醒，切忌按图索骥，照本宣科，全人护理更强调人的个体化，不能离开当事人而对理论中的老年人进行护理。

三、常见的老化刻板印象

因老化刻板印象而产生的年龄歧视，已经成为继种族歧视和性别歧视之后新的社会歧视。本章第二节"老年人的正常生理改变"中介绍了老年人生理改变的一般规律，但是该节介绍的老化现象的个体差异很大，这与相关研究的结果相一致。对老年人的消极刻板印象越多，对老年人的身份越排斥和抗拒的个体，其生理老化现象越明显。

1. 老年人与记忆

对老年人的老化刻板印象主要集中在老年人的认知功能，特别是记忆方面，比如很多人（包括老年人自身）都认为老年人比较健忘、学习新东西总是记不住。

生理上，老年人的记忆能力会随着年龄增长而有所下降，然而，老化刻板印象会显著影响老年个体的记忆能力。有研究显示，启动消极的老化刻板印象会让老年参与者的记忆能力下降，启动积极的老化刻板印象会在一定程度上提高老年参与者的记忆能力。很多研究证明：老化态度的改变可以影响记忆作业机制，对老化持积极的正面态度，可以使老年人的记忆自我效能提高，从而明显改善记忆力，反之，记忆成绩明显降低；老化态度的改变通过态度本身、记忆自我效能和情绪改变三条途径影响记忆作业。

以上是老年人记忆能力的一般改变，如老年人出现明显的记忆衰退，则需要考虑是不是疾病的表现，如阿尔茨海默病，相关内容请参阅第四章第一节和第六章第二节。

对老年人记忆能力及其影响因素的研究结果提示我们，在全社会推动并加强积极老化态度的教育，有助于延缓认知老化过程，对老年人的身心健康有重要意义。

2. 老年人与疾病

老年人常将"人老了总是多病痛"挂在嘴边，事实上，还有很多老年人是疾病的幸免者，直至寿终正寝。

权威的老年病学家在美国和加拿大进行了一项针对百岁老人的健康与疾病的相关研究（表2-3）后发现，百岁老人中几乎没有肥胖或严重吸烟者，其健康史可分为三种模式，即疾病幸免者、疾病幸存者和疾病延迟者。其中：疾病幸免者即没有患病的百岁老人；疾病幸存者即在80岁以前就患有老化相关疾病，但仍然活着的人；疾病延迟者即80岁或以后才出现老化相关疾病的人。

表2-3　百岁老人健康史模式

模式	比例/% 男性	比例/% 女性	特点
疾病幸免者	32	15	没有患病
疾病幸存者	24	43	80岁前被诊断患有老化相关疾病*，但仍然活着
疾病延迟者	44	42	成功将老化相关疾病的发病年龄延迟到80岁或以后

注：* 相关疾病如脑卒中、心脏病、癌症、高血压、骨质疏松、甲状腺功能紊乱、帕金森病、糖尿病、慢性阻塞性肺疾病、白内障等。

由此可见，疾病不是衰老的必然结果，规律的体育锻炼和有益健康的生活方式对延长寿命能起到一定的作用。

疾病虽然不是衰老的必然结果，但是随着人类预期寿命的不断延长以及老年人总体免疫能力的下降，他们更容易罹患慢性疾病。在日常生活中如何预防与处理疾病，将在第三章相关各节详细介绍。

3. 老年人与性生活

性是人类最自然的本性之一，性生理需求是人类最普遍的需求之一。对于老年群体的性生理需求，很多年轻人（甚至老年人）都会有"老不正经"这样的刻板印象。

然而越来越多证据证明，到了八九十岁，人们在性生活方面仍然十分积极，且性生活可能会起到一些预料不到的作用，如研究发现，有规律的性生活可以降低死亡风险，提高生活幸福感。

老年人的性生理需求普遍存在，这方面的需求需要得到子孙辈的理解与接纳，需要医疗卫生人员制定合适的老年人性健康教育策略。

老年人参与性生活需主要考虑两个因素：①身体和心理是否健康；②先前的性活动是否规律。此外，老年人的性生活还受到外界因素的影响，如住宿条件受限、子女赡养导致的分居以及人们对老年人性生活的偏见。

身体上，老年人的性功能随着年龄的增长而出现一些相应的变化：男性在50岁以后血浆游离睾酮、白蛋白结合睾酮和总睾酮均呈逐年下降的趋势，勃起需要更长的时间和更多的刺激，硬度降低，性交时间缩短，不应期阶段可能会持续一天甚至几天；女性阴道变窄，弹性降低，自然分泌的润滑液变少，性交更困难。

老年人同房的频率取决于健康状况和生活习惯，没有固定的限制。一般在身体状况良好的情况下，60岁以上的老年人可根据自己的情致顺其自然，65岁时可每周1~2次，75岁以上可1~2周1次，80岁以上可每2个月1次。在患病情况下，急性发作期或治疗期应暂停同房，多数慢性病恢复期可采取适当保护措施后同房，而重病患者绝对禁止性生活。

老年人的性生活除了直接性交获得性满足之外，大多表现为语言、爱抚、接吻、依偎、抚摸、身体的相互接触和摩擦等。此外，应特别注意，老年人免疫能力普遍较弱，性活动必须注意卫生安全，避免染上性病。

（吴 珍）

◎ 参考文献

［1］帕帕拉，奥尔兹，费尔德曼. 发展心理学：从成年早期到老年期：第10版［M］. 李西营，冀巧玲，张恒升，等，译. 北京：人民邮电出版社，2013.

［2］费尔德曼. 发展心理学：人的毕生发展：第6版［M］. 北京：世界图书出版公司，2013.

［3］贺庆利，余林，马建苓. 老化刻板印象研究现状及展望［J］. 心理科学进展，2013，21（3）：495-505.

［4］郭庆伟. 谈谈老年人性生活的问题［J］. 现代养生，2011（5）：58.

［5］唐丹，燕磊，王大华. 老年人老化态度对心理健康的影响［J］. 中国临床心理学杂志，2014，22（1）：159-162.

［6］LEVY B R, ZONDERMAN A B, SLADE M D, et al. Memory shaped by age stereotypes over time［J］. The Journals of Gerontology Series B: Psychological Sciences and Social Sciences，2012，67（4），432-436.

第三章
老年人身体上的照护

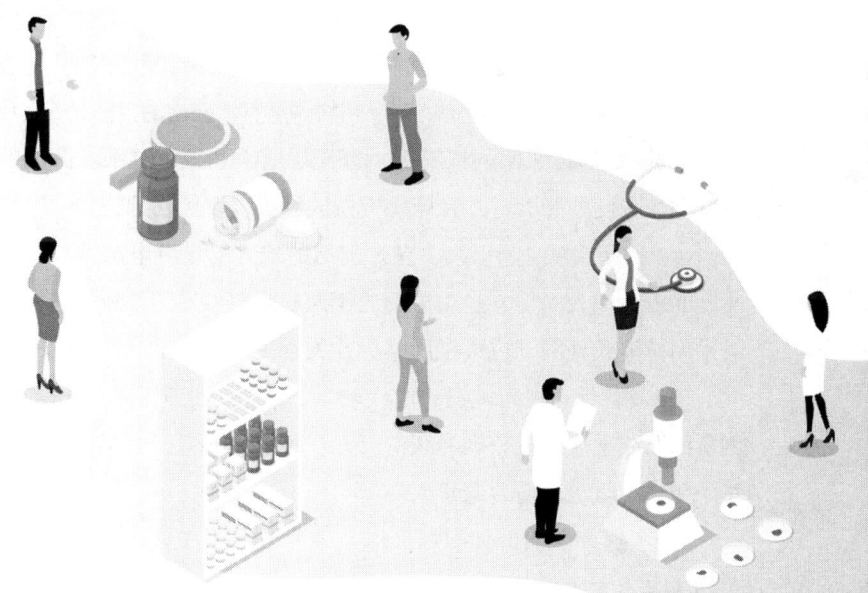

第一节 · 家居布置注意事项

一、室内整体要求

1. 室温

室内光线良好，有自然通风，每天2~3次开窗通风，以保持空气清新及流通。室内最佳温度：22~26 ℃。保证室内温度适合老年人更换衣物，尽量避免暴露老年人躯体，以防受凉。

2. 湿度

最佳湿度为65%~75%。湿度过大时可使用空气除湿器，湿度过小时可采用湿化器，保持空气的最佳湿度。

3. 声音

家人或来访者交谈时保持适当音量，提供舒适、安静的良好生活环境，避免大声喧哗谈笑，控制电视机、收音机的音量，并且通过定期检查各项设备的使用状况，消除安全隐患，减少设备的噪声。

4. 光线

（1）老年人房间的色彩、光、热协调适宜，房内的自然光一定要充足。

（2）在满足照明的情况下，灯光尽量柔和，不刺眼。卧室的灯宜采用可调节亮度的开关，并在床头方便的位置设置照明开关。

（3）为了方便老年人，在一进门的地方要设置电源开关。电源开关高度的设计因人而异。坐轮椅的老年人的卧室可专门设置低位置的开关，或采用拉绳式开关，也可采用感应开关。

（4）老年人视力减退，起夜较勤，晚上灯光强弱要适中。从卧室到厕所的路线上应设置较弱光线的灯光。不要装彩灯，明暗对比强烈或颜色过于明艳的灯也不适合老年人。

（5）选择照明器具和灯泡时，应考虑安全性及方便性。所有照明开关均应采用大面板。

二、卧室

1. 色彩

老年人进入暮年以后，总是喜欢沉湎于回忆往事，所以在卧室色彩的选择上，古朴、平和、沉着的室内装饰色会比较适合老年人。

2. 空间

非自理老人受疾病影响，长期卧床，不能参与各项活动，几乎没有室外活动，室内空间相对大一些将便于轮椅在室内回旋移动。当阳光明媚时，可以将老年人推到窗前，晒晒太阳，呼吸新鲜空气。

3. 卧室地面材质

卧室地面建议使用聚氯乙烯（polyvinyl chloride，PVC）地板，其特点是防火、防滑、阻燃，具有高弹性和超强抗冲击性，玻璃杯、瓷碗掉落在地不易破碎，否则玻璃渣清扫不干净，易刺伤老人。PVC地板表面经过特殊抗菌处理，有抑制细菌繁殖的能力。且此地板接缝小，可避免藏污纳垢。为了美观，地面的设计可以选择老人喜欢的图案。最好不要选择石材，石材遇水易滑，老年人的动作反应缓慢，易滑倒受伤。应保持地面干爽，及时清理地面杂物。切勿用旧布做成地毯使用，因为它易滑动或卷边，易致老年人绊倒或滑倒。

4. 家具摆放

家具摆放要安全、整齐，避免安全隐患的发生。尽量避免选用方正、见棱见角的家具。老年人可配备专用座椅，如有扶手的藤椅或木椅，它们高度适宜，稳固牢靠，方便起身站立。特别是对于髋关节置换手术后的老年人，座椅高度应高于膝关节位置，如座椅不够高，可放置软枕垫高。避免使用软沙发。常用物品放于方便取用的位置，尽量避免老年人弯腰取物。

5. 门与窗

院舍的出入门口，应该留有不小于轮椅回旋的面积，便于出入。窗帘布最好是根据老年人的喜好及习惯去选择。烦琐厚重的窗帘布因不易于清洗，故不建议选择。

6. 出入口及走道

浴室、卧室等应选择无障碍设计。楼梯应设连续的栏杆与扶手。不设门槛，以防绊倒老人。地面应该平整，没有落差。走道上不允许放置任何障碍物，避免绊倒老人，也便于轮椅的回旋、推进或推出。出入口的平台、台阶应选用坚固、防滑的材料。地面有水渍时应及时清理，避免滑倒。

7. 卧室的清洁

（1）卧室内每天通风换气2~3次，以保持空气清新。

（2）老年人的卧室要勤清洁，保持地面干洁。

（3）枕芯、棉褥、床垫应定时拆洗，并采取日光曝晒，遇有污染时须及时更换。

三、卫生间

1. 空间

卫生间应尽量宽敞，便于轮椅的回旋，方便照护者操作。卫生间安装通风系统，可保持空气流通，使屋内空气清新。

2. 洗脸盆台面

（1）洗脸盆的高度：洗脸盆的高度应根据自理与非自理老年人来设计。

自理老年人通常是站立洗漱，所以洗脸盆的高度要适宜。洗脸盆后面的下方可设计柜子，以放置一些洗漱用品，便于老年人取用。台面宽度要超出下方的柜子，以保障老年人站立洗漱时的安全。

非自理老年人多是坐轮椅的老年人，洗脸盆台面的高度要适中，以双上臂能够平放在洗脸盆台面为宜。台面下方不设计柜子，因为坐轮椅的老人在洗漱时，双腿要放入洗脸盆台面下方，身体才有可能尽量贴近洗脸盆进行洗漱。

（2）毛巾杆：在北方地区，建议毛巾杆设在可通暖气的地方。在冬季或南方的雨季，毛巾不易晾干，常处于潮湿状态，细菌容易生长繁殖。毛巾应晾于通风处，便于取用及保持干洁。

（3）水龙头：冷热水混合式水龙头宜选用杠杆式或掀压式开关，便于老年人使用。

3. 马桶

（1）老年人不适宜使用蹲厕，因为蹲的时间过长，突然站立，易发生晕厥。

（2）坐厕的高度要适中，坐便器高度不应大于0.4 m，方便老年人坐下及便后站立。

（3）髋关节置换手术后的老年人需使用马桶增高器，并配置扶手，方便起身。

（4）大小便失禁者，可选择便后冲洗器。这样可以保持身体干净，无异味。

4. 沐浴设施

不主张老年人使用浴缸，因为：老年人进出浴缸时，抬腿会很吃力，腿抬得过低，易碰伤身体局部；站姿不对，易扭伤或拉伤软组织；站立不稳，易跌倒。在浴缸洗浴时，如果坐姿出现问题，一旦身体滑向浴缸，因反应迟缓，就可能发生溺水等意外。老年人最好选择淋浴。对于非自理老人，建议最好采用擦浴方法或有1~2个家人协助进行淋浴冲洗。对于大小便失禁者，应注意保持肛周会阴部皮肤干洁。沐浴间最好配浴霸和烘干机。沐浴时要保证沐浴间的温度，不让老年人受凉感冒。如沐浴间温度过低，老年人会因担心感冒而不愿意接受沐浴。长期不沐浴者，身体易产生异味，会影响自己与他人接触时的形象。

5. 卫生间地面

地面一定要做好防滑处理，进出口不可有门槛。更衣时的坐凳必须安全、稳固。沐浴后可使用烘干机将地面烘干，不可有水渍，防止老年人跌倒。

第二节 老年人急性伤害的识别与处理

一、骨折的防治与处理

随着年龄的增长，老年人骨折的发生率不断上升，骨质疏松性骨折已经成为威胁老年人健康的主要疾病之一,老年人发生骨折的风险需要引起我们足够的重视。

1. 老年人骨折的特点

老年人发生的骨折常常是自发性骨折,即不需要暴力作用就能发生的骨折,它也叫病理性骨折,是由老年人骨质疏松症引起的骨折。65岁以上老年人的骨折有50%要考虑是病理性骨折,80岁以上高龄老年人的骨折100%要考虑是病理性骨折。

老年人常见的自发性骨折主要有六种:①脊柱椎体压缩性骨折造成脊柱弯曲驼背,无须外力作用即可发生;②咳嗽压力导致自发性肋骨、椎体压缩性骨折;③上身倾倒时手掌撑地可致肱骨外科颈自发性骨折或者腕部Colles(克雷氏)骨折;④站立位转身或跌倒可致股骨颈骨折;⑤站立位侧身倾倒可致股骨大粗隆粉碎性骨折;⑥绊倒时臀部着地可致脊椎或者骨盆骨折等。

由于自发性骨折具有外伤暴力微小或不明确、局部症状不剧烈、运动障碍不明显等特点,容易让人忽视。

2. 为什么老年人容易发生骨折

有研究显示,50岁以上的老年人每增加5岁,发生骨折的危险就会增加一倍。老年人容易发生骨折主要与以下因素有关:

第一,骨质成分改变。随着年龄的不断增长和体内激素的变化,老年性骨质疏松症越来越严重,骨质疏松症使老年人骨骼的骨量丢失,骨皮质变薄,骨小梁稀疏、变小,骨的坚韧性下降,脆性增加,负重及对抗外力的能力大大降低,在很小外力或无明显外力的情况下即可发生骨折。

第二,肌肉功能改变。老年人肌肉功能衰退,肌肉的力量下降,肢体活动灵活性和平衡能力降低,下肢负重时的稳定性较差。因此,行走时跌倒的机会增多,致使受外伤的机会增多。

第三,大脑功能改变。老年人大脑功能衰退,周围神经电生理传导弱而且缓慢,动作不够协调,加之视力下降,对突变事物的反应能力下降。因此,老年人容易受外伤,发生骨折的机会亦多。

第四,疾病史。一些老年人患有慢性疾病(如脑血管疾病、糖尿病、心脏病等）和一定程度的智力和运动功能障碍等，这些疾病在不同程度上使上述三方面因素加重，骨折的发生率将更高。

在老年骨折患者中，髋部骨折（包括股骨颈骨折和股骨粗隆间骨折）和胸腰椎部骨折的患者较多。这些骨折严重影响老年人的日常生活，甚至使老年人长期卧床，导致严重并发症，危及生命。因此，预防骨折发生对于老年人来说格外重要。

3. 怎样预防老年人骨折

预防老年人骨折，必须做好以下两方面工作：

一方面，老年人要预防或延缓骨质疏松的发生。在日常饮食中，老年人应该多吃些富含钙质的食物，如虾皮、豆制品、芝麻、牛奶等。特别是牛奶，它含钙量比较高。人们若坚持每天喝一杯牛奶，效果将优于单纯补钙。另外，老年人还应经常进行一些力所能及的体育锻炼。冬季锻炼时最好能与"日光浴"结合起来，如到户外散步，同时接受阳光的照射。这样可促使人体内合成更多的维生素D。维生素D可促进钙质的吸收。老年人还要改掉一些不良的生活习惯，如吸烟、过量饮酒、少动多坐及嗜好低钙饮食等，这些不良习惯都容易诱发骨质疏松症。

另一方面，老年人要防止外伤的发生。临床资料表明，跌跤是很多老年人发生骨折的最直接原因。而老年人跌跤并非都发生在冰天雪地的室外。恰恰相反，大多数老年人冬季在室内活动，因此跌跤也多半发生在室内。所以，老年人要特别注意"室内防摔"。防止老年人在室内跌跤应做到以下六点：①老年人居室的温度应保持在18 ℃左右，这样可使老年人减少穿衣，活动轻便；②居室里物品的摆放，要以不妨碍老年人行走为原则；③居室里桌椅等家具应稳固，不能摇摆晃动；④居室里的地板和鞋子要防滑，老年人最好不要穿拖鞋；⑤楼梯、过道、卫生间的照明要充足，地面要保持干燥，不要有积水；⑥浴室和坐便器旁边要安装可供老年人方便使用的把手。

做好以上两方面工作，可有效降低多数老年人骨折的发生率。

4. 如何判断老年人是否发生了骨折

由于老年人对痛觉不太敏感，发生骨折后疼痛症状较轻，容易使骨折加重，造成严重的后果。照顾老年人时，要警惕老年人可能发生骨折的信号。

第一，询问老年人有无外伤史。若怀疑老年人发生骨折，家属应询问其近日有无滑倒或跌伤的情况。如果有，一定要倍加小心。因为有时老年人所受的外伤虽然非常轻微，却往往会导致严重的骨折。如老年人从33 cm高的床上跌落，就可能导致其髋部骨折；如老年人在楼梯上滑倒，臀部着地，也可能发生腰椎骨折等。

第二，观察局部症状。局部疼痛、肿胀、活动受限是骨折最常见的表现。患者在受伤时，其疼痛、肿胀的症状可能较轻，甚至可以忍痛进行日常活动。患者一般在骨折2～3天后其症状才开始明显，受伤的局部皮肤会变得青紫，受伤部位肿胀明显，不能触碰，局部不能活动。

第三，观察身体有无畸形或行动有无异常。如果老人跌跤后身体出现畸形，一般可以肯定有骨折的存在。老年人常见的髋部骨折有时表现为脚部外翻或肢体缩短；前臂骨折常使其腕部呈"餐叉样"畸形（从侧面看）。但若受伤的程度相对轻微，有时畸形并不明显，因此也会有疏漏，需要借助医院的影像检查（X线片）才能判断。

5. 老年人发生骨折后的紧急处理

如果老年人发生骨折，患者和家属不要惊慌。如果患者没有大出血，没有心脑血管疾病，一般不会危及生命，但须做紧急处理。处理方法：①不要随意牵拉骨折部位，以防止损伤血管和神经；②迅速使用夹板固定患者的骨折部位，家属可把两块木板垫上棉布或软毛巾，用绷带或软绳对患处加以固定；③应及时将患者送往医院诊治，中途要注意局部保暖。

老年人发生骨折后，如果不加以固定，可能会引起骨折断端的错位，使局部的神经和血管受到损伤，甚至会造成肢体的麻痹。同时，对患处的固定不应过紧。由于骨折部位常有内出血和不断肿胀的情况，如固定过紧，则容易压迫血管，引起肢体缺血，造成淤血阻滞。

二、误吸的识别与处理

误吸是指进食（或非进食）时在吞咽过程中有数量不一的液体或固体食物（甚至还可能包括分泌物或血液等）进入声门以下。65岁以上的老年人由于吞咽运动的时间明显比年轻者延长，咽喉部感知觉减退，协调功能不良，吞咽反射降低，减弱了防止异物进入气道的反射性动作，因此更容易发生误吸。老年人发生误吸时，轻者仅一阵呛咳，重者可引起致命性的下呼吸道感染或气道堵塞。对老年人社区获得性肺炎进行研究发现，70%肺炎发病是由误吸引起的，而正常人群只有10%。误吸严重者可导致死亡，国内外均有因严重误吸而直接引起窒息死亡的案例报道。

1. 居家老年人预防误吸的方法

第一，做好老年人进食情况评估。老年人如有咀嚼及吞咽功能障碍、假牙不合适、口腔的卫生状况较差，他发生误吸和窒息的可能性较高。照顾者需协助老年人进行咀嚼及吞咽功能的锻炼（详见第四章第二节），戴合适的假牙，保持良好的口腔卫生状况。

第二，创造良好的进餐环境和氛围。老年人的进餐环境应安静，减少让其分心的事物，如关闭电视机，避免与小孩子同台进食；老年人进食应在安定的状态下缓慢进行，精力集中，避免与人谈话及思索与进食无关的问题，以免精力分散，引起呛咳；特别注意老年人进食后不宜立即刺激咽喉部，以免引起恶心而致误吸；刚清醒的老年人因其味觉、运动都较为迟钝，咽下反射减弱，更易引起误吸，应给予适当的刺激，使其在良好的觉醒状态下进餐。

第三，对需要喂饭者，注意喂饭的技巧。喂饭时，态度要和蔼亲切，不急不躁，动作轻柔，鼓励老年人进食时细嚼慢咽，出现恶心、呕吐反应时，要暂停进食。为视力障碍的老年人喂食时，每喂一口都要先用餐具或食物碰触老年人的嘴唇，以刺激其知觉，促进舌的运动，然后将食物送进口腔。每勺饭量不宜太多，速度不宜太快，要给老年人充足的时间进行咀嚼和吞咽。对一些口唇不能紧闭、颊肌收缩无力的老年人，应将调拌后的食物直接放入舌根附近，等待咽下反射。

2. 留置鼻胃管的老年人预防误吸的方法

第一，鼻饲前清理痰液并检查鼻饲管位置。鼻饲前，将呼吸道痰液、分泌物等吸净，以免咳嗽引起胃内容物反流。鼻饲前，检查鼻饲管的位置是否正确，确定在胃内后方可注入，以防误灌入呼吸道，引起窒息。

第二，注意老年人的进食体位。鼻饲时，应将床头抬高60°，或取右侧卧位。鼻饲后，抬高床头30~60 min，并保持安静，以利食物消化，防止因体位过低、食物逆流而发生误吸。

第三，掌握鼻饲食物。鼻饲食物的量每餐不宜过多，一般以350~4 000 mL为宜；注入的速度不宜过快，以15~30 min喂完为宜；温度在40 ℃左右较合适，以免冷热刺激而致胃痉挛，造成呕吐。注意每次注食前检查胃内残留液，保证残留液少于1 000 mL，残留液多时应暂停进食。

此外，对长期卧床的老年鼻饲患者，要鼓励并协助其做一些主动或被动的活动，如床上肢体活动、下床坐沙发、坐轮椅到室外活动等，以加速胃肠蠕动，促进食物消化吸收。

3. 特殊情况下预防误吸的方法

（1）因患有脑血管病、阿尔茨海默病等而吞咽困难的老年人，应尽早进行咽下训练，选择合适的食物，避免进食流质及干硬的食物，因为汤和水类食物易引起呛咳、误吸，而干饭类则难以吞咽。食物以半流质为宜，如蛋羹、粥类、菜泥、酸牛奶等，并尽量将水混入半流质食物中给予。注意食物应温热适宜、色香味美，以增进食欲，促进吞咽反射。进食不宜过快、过急，要咽下一口，再吃一口；进食后不宜立即平卧休息，而应保持坐位或半卧位30 min以上，以避免胃内容物反流。

（2）吃干食发噎者，进食时准备水或饮料，每口食物不宜过多。

（3）咳嗽、多痰、喘息的老年人，进食前要充分咳痰，最好吸氧15~30 min，以减轻喘息，防止进食中咳嗽，导致误吸。

（4）因隐性误吸易发生于夜间睡眠中，故脑卒中的老年人晚餐后不可再进食，应保持夜间睡眠时空腹。

4. 及时发现误吸情况

显性误吸：误吸发生后，患者即会有刺激性呛咳、气急，甚至发绀、窒息等表现，继而发生急性支气管炎、支气管哮喘、吸入性肺炎等并发症，可较快被发现。

隐匿性误吸：发生少量或微量误吸时，患者当时没有刺激性呛咳、气急等症状，但长期反复发生隐性误吸可导致慢性咳嗽、慢性复发性咽喉炎、慢性支气管炎、肺间质纤维化等病症，较难被发现。

怀疑误吸者，需尽快到医院行食道动态吞钡透视、电子喉镜、胃镜等检查配合诊断。

5. 误吸的紧急处理

照顾老年人的家属和陪护人员应了解误吸的一般急救措施。

一旦误吸发生，应立即检查口内是否有异物，用手帕包绕手指将异物取出（有假牙者先将假牙取出），鼓励并协助患者咳嗽咯痰，不要阻止患者排出异物。

口腔内有异物不能取出时，应拍背协助患者尽快咯出异物；阻塞呼吸道者，握拳放于患者的剑突下向膈肌方向猛力击打上腹部，造成气管内强气流，使阻塞气道的异物咯出，并及时拨打急救电话120寻求救助。

三、脑血管意外的识别与处理

脑血管意外又称脑卒中，俗称中风，是一组以急性起病、局灶性或弥漫性脑功能缺失为共同特征的脑血管病，通常包括脑出血、脑梗死、蛛网膜下腔出血。脑血管意外主要是由于血管壁异常、血栓、栓塞以及血管破裂等造成的神经功能障碍性疾病。老年人是发生脑血管意外的高危人群，75岁以上者发病率是45~54岁组的58倍。目前，我国每年新发的脑血管意外患者为200万人，死于脑血管意外的患者约为150万人，存活的脑血管意外患者为600万~700万人。在存活的脑血管意外患者中，约有75%的人丧失了劳动能力，其中重度致残者约占40%。脑血管意外具有高发病率、高病残率、高病死率的特点，已经成为影响国民健康的主要威胁之一。

1. 老年人如何预防脑血管意外

脑血管病是可以预防的。国内外的研究均证实，通过对脑血管病危险因素的干预，可以有效降低脑血管病的发病率。预防脑血管意外应注意从以下几方面入手：

（1）控制高血压：高血压是脑血管意外最主要的危险因素，对高血压的控制是预防脑血管意外的基础。通过监测血压，可改变不良的生活方式。如果经过3个月生活习惯的改变，血压仍高于140/90 mmHg

（1 mmHg≈0.133 kPa），或者从一开始血压就高于180/100 mmHg，则应加用抗高血压药。

（2）控制糖尿病：糖尿病是缺血性脑卒中的独立危险因素之一，此病不仅会增大脑卒中的发生率和严重程度，而且使脑卒中的发生年龄提前。适时发现糖尿病，定期检测血糖，严格控制血糖，意义重大。

（3）戒烟、适量饮酒：吸烟会增加血液中纤维蛋白的浓度和血小板的聚集，从而增加血液黏度，导致血栓形成。长期大量饮酒是脑卒中的危险因素，酒精可通过升高血压，导致血管痉挛和血液高凝状态，降低脑血容量，增加患脑卒中的风险。

（4）体力活动：体力活动可增加高密度脂蛋白胆固醇的水平，降低血压、减轻体重，促进血管扩张、改善糖耐量、缓解紧张、促进心脑血管系统的健康，降低患脑卒中的风险。适当的体力活动还可使管理全身肌肉的神经冲动不断传入大脑皮质，改善大脑皮质的兴奋状态，使大脑得到休息。消除疲劳，是脑卒中一级预防的理想方法。美国脑卒中协会建议，成年人每周应至少进行150 min中等强度有氧体力活动或75 min高强度有氧体力活动。心脏病等疾病的患者的体力活动应在医师指导下进行。

（5）合理膳食：每天的饮食应包含多种蔬菜和水果。减少脂肪及胆固醇的摄入量，补充多种维生素和矿物质，降低钠摄入量和增加钾摄入量，能有效预防脑动脉硬化，减少脑血管意外的发生。

（6）情绪调节：人体感受压力及情绪波动时，会使血管痉挛，血压升高，增加患动脉硬化和形成血栓的机会。过度劳累、生气、紧张、抑郁等刺激，不仅与脑卒中的发生发展有关，而且与脑卒中的预后有关。有研究报道，抑郁症能显著增加患脑卒中的风险。保持良好的情绪和充足的睡眠，适当减轻社会生活压力，可防止和减少脑卒中发生。

2. 老年人出现脑血管意外的表现

老年人照顾者掌握以下脑卒中常见症状，有利于及时发现老年人脑血管意外的发生：①症状突然发生；②一侧肢体（伴或不伴面部）无力、笨拙、沉重或麻木；③一侧面部麻木或口角歪斜；④说话不清或理解语言困难；⑤双眼向一侧凝视；⑥一侧或双眼视力丧失或模糊；⑦视物旋转或出现平衡障碍；⑧出现既往少见的严重头疼、呕吐；⑨上述症状伴意识障碍或抽搐。具有脑卒中危险因素，如高血压、心脏病、糖尿病等疾病的患者突然出现上述表现时，或突然出现意识模糊或昏迷者，应高度怀疑脑卒中。

3. 脑血管意外的紧急处理

发现疑似脑卒中的患者应立即拨打急救电话120，将其送往医院。同时，保持患者呼吸道通畅，将患者置于仰卧位，头偏向一侧，解开患者的衣领，有假牙者应设法取出，清除口腔的呕吐物或分泌物。转运途中注意车速平稳，保护患者头部免受振动。心脏呼吸骤停时，立即行心肺复苏术。

四、心脏呼吸骤停的识别与处理

心脏骤停（cardiac arrest）是指各种原因（如急性心肌缺血、电击、急性中毒等）引起的心脏突然停止跳动，有效泵血功能消失，全身严重缺血缺氧。

一般心脏骤停5~10 s，患者可因脑缺氧而昏厥；骤停15 s以上可导致患者发生抽搐（俗称"阿–斯综合征"）。如果心脏骤停超过4~6 min，则很可能对患者的中枢神经系统造成不可逆的损害，最终导致患者死亡。

【病因】

可分为心源性和非心源性两大类：

（1）心源性：约80%的心脏骤停患者患病前有心脏疾病。

①冠状动脉病变：冠状动脉粥样硬化性心脏病是导致成人猝死的最主要原因。其他冠状动脉病变（如先天性冠状动脉异常、冠状动脉栓塞等）也是导致患者心脏骤停的常见原因。

②心肌病：心肌病在心脏骤停的发病原因中占有相当重要的比重，心肌病引起猝死率为10%~15%，病毒性心肌炎患者猝死率较高。

③其他心脏疾病：如二尖瓣脱垂、主动脉瓣狭窄以及主动脉破裂、夹层动脉瘤、高血压心脏病等。

（2）非心源性：如气道异物、窒息、脑血管意外、哮喘、张力性气胸、肺动脉栓塞、药物导致等。

【临床表现】

（1）意识突然丧失或伴有短阵抽搐。

（2）呼吸断续，喘息，随后呼吸停止。

（3）皮肤苍白或明显发绀，瞳孔散大，大小便失禁。

（4）颈、股动脉搏动消失。

（5）心音消失。

【诊断标准】

（1）意识突然丧失。

（2）颈动脉搏动消失、心音消失。

（3）呼吸停止或叹息样呼吸。

（4）瞳孔散大、固定。

以上诊断标准以意识突然丧失和颈动脉搏动消失最为重要，在紧急状况下常依据这两项标准考虑心脏是否骤停。

【急救处理】

快速识别心脏骤停并启动急救系统，尽早进行心肺复苏。

心肺复苏（cradio-pulmonary resuscitation，CPR）是针对心脏呼吸骤停所采取的系列救治措施，可重建和促进患者的自主呼吸和循环功能，最终促进患者脑功能完全恢复。

（1）非医务人员的心肺复苏流程：

①判断意识：双手拍双肩，并在患者的双耳边呼喊。

②判断心跳和呼吸：摸患者的颈动脉（喉结旁开两横指），低头看患者的胸廓起伏。

③高声呼救：确定患者没意识、没呼吸、没心跳，马上高声呼救，让旁边的人帮忙打急救电话120。

④胸外按压：按压胸骨下半部的双乳头连线中点，深度至少5 cm，连续按压30次，见图3-1和图3-2。

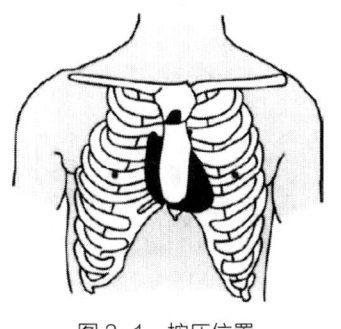
图 3-1　按压位置

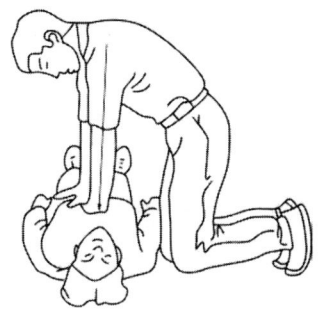
图 3-2　胸外按压

⑤人工呼吸：以仰头抬颏法打开气道，口对口人工呼吸 2 次，未经培训而不熟悉者可不做此步骤，见图 3-3 和图 3-4。

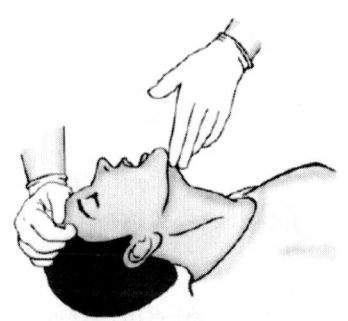
图 3-3　仰头抬颏法

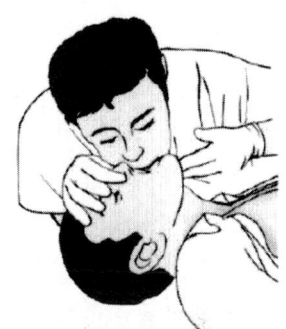
图 3-4　口对口人工呼吸

（2）心肺复苏的有效标志：

①瞳孔由散大变缩小。

②唇色由白紫变红润。

③瞳孔对光的反射由消失变重现。

④颈动脉搏动在停止胸外心脏按压间隙已能触摸。

⑤自主呼吸恢复。

凡有以上表现者，均为现场心肺复苏有效的标志。心肺复苏的成功与否，与抢救是否及时、有效有关，发病后的前 4 min 被称为"最宝贵的抢救时间"。目击者或急救人员都可以为患者实施心肺复苏。心肺复苏成功后,由专业的医务人员提供高级生命支持,积极治疗原发病。

(温瑞娟 饶丹灵)

第三节 老年人慢性疾患的居家照护

一、高血压

原发性高血压(primary hypertension)指病因未明的,以体循环动脉血压升高为主要临床表现,并伴或不伴有多种心血管危险因素的综合征。心、脑、肺、肾等脏器的损害是老年人高血压常见的并发症,如老年人脑卒中、冠心病、充血性心衰、主动脉瘤和肾衰竭等。

【病因】

病因主要分为遗传因素、环境因素及其他因素。

(1)遗传因素:高血压家族聚集性很明显,父母若患高血压,子女的发病率可达46%。

(2)环境因素:

①饮食喜咸者、长期高蛋白饮食者、嗜酒者,血压都会升高。

②精神应激:老年人退休前长期从事高强度脑力劳动、从事精神高度紧张的劳动、长期在高分贝环境中工作,都可能患上高血压。

(3)其他因素:肥胖和超重的老年患者、有睡眠呼吸暂停低通气综合征的老年患者都是高血压的高危患者。

【临床表现】

(1)起病缓慢,渐进性发展,临床表现不是很明显。老年人多在体检时或并发心脑血管疾病时发现。

(2)80%的患者常见头晕、头痛、心悸、胸闷、颈项强直等症状。

(3)休息后多数症状可自行缓解,紧张或劳累时症状加重,有些出现视力模糊、鼻出血的症状。

(4)老年人血压波动大,冬季较夏季血压高,清晨较夜间血压高,情绪激动时血压会上升,容易发生体位性低血压。

(5)随着年龄的增长,老年人的生理功能和器官逐渐衰退,易患心、脑、肾等器官或组织的并发症。

①高血压心脏病:由于左心室长期后负荷增加,心室肥厚、扩大,导致心力衰竭。

②高血压脑病:血压过高使脑血管自动调节失调,致使脑组织血流灌注过多而引起脑水肿。表现为剧烈头痛、呕吐、意识障碍、精神错乱,甚者引起昏迷、抽搐。

③高血压危象:老年患者突然出现头痛、心悸、恶心、呕吐、烦躁、眩晕、气急、视力模糊等症状,还伴有靶器官缺血症状(如血管痉挛),同时血压急剧上升,即高血压危象。

④主动脉夹层:严重的高血压使血液渗入主动脉壁中层,形成夹层血肿,延伸剥离主动脉壁,致死率极高。

⑤慢性肾衰竭:血压长期处于高水平状态使肾小球进行性硬化,并使肾动脉粥样硬化加速发生,进而出现蛋白尿、肾损害,晚期则引起肾衰竭。

⑥脑血管病:脑出血、脑血栓、短暂性脑缺血发作、腔隙性脑梗死。

【诊断】

高血压是老年人最常见的心血管病,我国60岁以上的老年人患高血压的概率为38.2%,且高血压并发脑卒中者占3/4,心肌梗死者占2/3。高血压的诊断标准见表3-1。

表3-1 血压水平的定义和分类

类别	收缩压/mmHg	舒张压/mmHg
正常血压	<120	<80
正常高值	120~139	80~89
高血压	≥140	≥90
1级高血压(轻度)	140~159	90~99
2级高血压(中度)	160~179	100~109
3级高血压(重度)	≥180	≥110
单纯收缩期高血压	≥140	<90

【治疗】

（1）老年高血压降压目标：多项研究显示，老年人降血压治疗目标是收缩压和舒张压分别降至150 mmHg和90 mmHg以下。教会老年人及家属使用血压计，每天早、中、晚规律地量血压，如有不适，随时量血压，并及时治疗。

（2）老年高血压降血压策略：高危者立即进行药物治疗；中危者根据患者的具体情况进行相应的药物治疗；低危者观察一段时间后再决定是否进行药物治疗。

（3）非药物治疗：改变生活方式，如帮助老年人戒烟酒、避免暴饮暴食、少食多餐、控制体重、低脂饮食、减少钠摄入、保证足够的钾摄入、多吃水果和蔬菜。有规律的体育锻炼、保持情绪稳定和心态平和，对于提高高血压药物治疗效果和减少高血压药物用量有很好的帮助。

（4）药物治疗：根据老年人的具体情况选择降压药物，如患有痛风、排尿困难、动脉硬化、糖尿病等疾病的高血压老年患者，应合理选择使用降血压药物。对患有并发症（如心肌梗死、心力衰竭、脑卒中、肾功能不全）者，必须给予有力且有效的干预治疗，最大限度地减少心脑血管事件的发生。使用他汀类药物并积极控制糖尿病患者的血糖，不但可改善老年高血压患者的动脉僵硬度，而且可降低心血管事件的发生。

（5）降压药物的种类：钙通道阻滞剂（calcium channel blocker，CCB）、利尿剂、β受体阻滞剂、血管紧张素转换酶抑制剂（angiotensin converting enzyme inhibition，ACEI）、血管紧张素Ⅱ受体拮抗剂（angiotensin receptor blocker，ARB）、α受体阻滞剂。

①钙通道阻滞剂（CCB）：降血压疗效确切，不良反应很少，安全性较高，长效制剂副作用极少，但老年高血压患者常出现踝部水肿等不良反应。常用药物有氨氯地平、硝苯地平、非洛地平、维拉帕米等。

②利尿剂：利尿剂对老年高血压患者疗效较好，有通过减少血容量达到降压的作用。老年患者易发生体液、电解质异常及代谢紊乱，应密切监测其代谢指标。常用药物有呋塞米、氢氯噻嗪、螺内酯等。

③β受体阻滞剂：老年高血压患者合并心绞痛、心肌梗死、快速性心

律失常应用此药物。合并阻塞性肺疾病、传导阻滞、隐性心功能不全者在用此药的过程中应密切观察。患者不可突然停药，否则会出现反跳现象。常用药物有美托洛尔、比索洛尔、阿替洛尔等。

④血管紧张素转换酶抑制剂（ACEI）：老年高血压患者合并冠心病、糖尿病、肾功能不全者优先选择此药，因为它可以减少心律失常、心力衰竭的发生。此药降压效果较温和，常与其他降压药联合使用。常用药物有卡托普利、依那普利、贝那普利等。

⑤血管紧张素Ⅱ受体拮抗剂（ARB）：最新的临床研究显示，ARB可替代ACEI治疗高血压及高血压合并其他心血管疾病，且副作用相对较少。和小剂量氢氯噻嗪联合使用，可明显增强降压效果。常用药物有氯沙坦、缬沙坦、伊贝沙坦等。

⑥α受体阻滞剂：适用于老年高血压合并前列腺增生导致排尿困难者，但会引起老年人直立性低血压。常用药物有哌唑嗪、盐酸特拉唑嗪（高特灵）等。

【预防】

难治性高血压即顽固性高血压，指通过至少3种抗高血压药物联合治疗和改善生活方式，疗程超过3个月，血压仍不能降到目标值，或使用4种降压药物才能控制的高血压。

（1）排除一些干扰因素：

①测量血压方式不对。

②单纯性白大衣高血压。

③药物应用相关因素：患者依从性差（少服、漏服、多服）、联合用药不合理、同时服中药、食用补充剂等影响血压的药物。

④摄入过多钠、肾脏疾病引起的体液潴留、利尿剂使用不足等引起容量负荷过重和假性耐药。

⑤无限制的抽烟、饮酒、肥胖。

（2）处理：

①提高患者的依从性，特别是老年患者，不管医务人员还是家属都要与老年患者多沟通，监督其服药情况。

②加用小剂量的噻嗪类利尿剂可使降压效果增加50%。

③调整联合用药的方案，CCB+ACEI（或ARB）+利尿剂+依普利酮是对难治性高血压的优化组合方式。

二、冠心病

冠状动脉粥样硬化性心脏病（coronary atherosclerotic heart disease，CAHD）是指冠状动脉粥样硬化使管腔狭窄或阻塞，或（和）因冠状动脉功能性改变（痉挛）导致心肌缺血缺氧或坏死而引起的心脏病，简称冠心病，临床类型包括心绞痛和心肌梗死。我国每年新发心肌梗死50万人，现患心肌梗死200万人。心血管疾病一直是占居民病死率首位的疾病，且病死率呈不断上升趋势。女性≥55岁、男性≥45岁可作为冠心病的危险因子，年龄越大，患冠心病的概率越大。

（一）心绞痛

稳定性心绞痛（stable angina pectoris）指在冠状动脉粥样硬化严重狭窄的基础上，由于心肌负荷增加而引起心肌急剧、暂时的缺血与缺氧的临床综合征。它多发于40岁以上的男性，多在情绪激动、饱食、劳累、受寒、急性循环衰竭等情况下发生。

【临床表现】

胸痛：发作性胸痛，主要在胸骨体中段或上段之后及心前区疼痛，发作时胸口常有压迫感、发闷、紧缩感，有时有烧灼感，往往要停止正在进行的活动，就地休息。胸痛出现后逐步加重，3～5 min后渐减弱，数天或数周发作一次，一天内也可发作几次。休息后或舌下含服硝酸甘油可缓解。发作时，常伴有血压升高、心率加快、皮肤湿冷、大汗淋漓、情绪焦虑。常见诱因为过度体力劳动、情绪波动大、受寒、饱食、吸烟、心动过速。

【诊断】

（1）心电图：是最常用的检查方法，可发现心肌缺血，诊断心绞痛。

（2）心脏彩超：有助于了解患者心肌缺血的范围和程度、心脏各腔室的大小、心肌收缩和舒张的状态及心室壁的厚度。

（3）放射性核素检查：有助于了解患者有无心肌明显的缺血。

【治疗】

老年人的治疗原则是控制心绞痛的发作，改善冠状动脉的血供和降低心肌的氧耗，并治疗动脉粥样硬化。

1. 休息

老年人发作时应马上就地休息，一般休息后症状可缓解。尽量避免已知的诱发因素，有高血压和糖尿病的老年患者要控制好血压和血糖，按时吃药。

2. 药物治疗

（1）缓解症状、减轻缺血药物。

① 硝酸酯类：急性发作患者疼痛严重时，硝酸酯制剂可较快地缓解疼痛症状。这类药物的作用是扩张冠状动脉，改善心肌灌注和减少心肌的需氧，从而缓解心绞痛。常用硝酸甘油，发作时舌下含服一片，1~2 min起效，30 min左右药效消失。因硝酸甘油会引起患者面红、心悸、头晕、头痛，且头部跳动感明显，服药时嘱老年人平卧，不可站立，旁边需有家属陪伴，预防体位性低血压。

② β受体阻滞剂：通过抑制心脏的β受体，减慢心率，减弱心肌收缩力，从而降低血压，减少心肌耗氧量，达到减少心绞痛发作及增加运动耐量的目的。无心动过缓的严重心绞痛老年人用药后，静息心率可降至50次/min，一般老年人要求降至55~60次/min。β受体阻滞剂可降低心肌梗死后稳定性心绞痛患者死亡及再梗的风险。常用美托洛尔、阿替洛尔、比索洛尔等。

（2）改善预后药物。

① 降血脂治疗：低密度脂蛋白胆固醇（low density lipoprotein cholesterol，LDL-C）浓度是心绞痛危险程度最重要的指标，冠心病事件与总胆固醇（total cholesterol，TC）浓度呈正比关系。他汀类药物可有效降低LDL-C浓度及TC浓度，降低心血管事件发生率，延缓斑块进展，稳定斑块和抗炎。常用辛伐他汀、洛伐他汀等。用药期间，老年人应定期检测转氨酶及肌酸激酶等指标，以便及时发现肝脏损害及肌病。

② 抗栓治疗：阿司匹林每天一次，每次75 mg，有阿司匹林过敏或不耐受、消化道活动性出血者改用氯吡格雷。嘱老年人饭后服用，可减少对胃肠道的刺激。

③ 血管紧张素转换酶抑制剂（ACEI）：应用于伴心力衰竭、高血压、左心室功能障碍、既往心肌梗死伴左心室功能障碍或糖尿病者。常用卡托普利、依那普利等。

④ 血管紧张素Ⅱ受体拮抗剂（ARB）：不能耐受ACEI的患者可服用此类药物。

⑤ 中药治疗：活血化瘀，有丹参滴丸、丹参、脑心通、红花、郁金、川芎等。祛痰通络，有通心络等。芳香温通，有保心丸、麝香保心丸等。

3. 经皮冠脉介入术

经皮冠脉介入术（percutaneous coronary intervention，PCI）是新型的微创手术，具有风险小、伤口小、恢复快等特点，是治疗冠心病的重要手段。对大面积心肌缺血的高危患者，PCI不但可以改善他们的生活质量，而且可以明显降低心肌梗死的发生率和死亡率。

4. 运动治疗

选择有助于提高体力活动的耐受力和促进侧支循环的运动。老年人可以选择散步、打太极、舞剑、打八段锦或骑自行车、跳广场舞等方式，运动的时间和强度要安排适宜。

5. 饮食治疗

戒烟戒酒，进食控制为八成饱，不吃油腻、煎炸食物，多喝水，多吃青菜、水果和粗粮，保持大小便通畅。

6. 健康宣教

冠心病严重的老年人外出必须有同伴陪着，病情发作时和天气变化时避免外出；随身携带急救药物硝酸甘油和病历卡，病历卡的内容包括老年人的姓名、年龄、诊断、常用药名、地址和联系电话。外出时，若心绞痛发作，应立即就地休息，舌下含服硝酸甘油。若疼痛不能缓解，应立即前往医院治疗。

【预防】

老年心绞痛患者要预防急性心肌梗死和猝死的发生，发病时要积极治疗，阻止及逆转粥样硬化病情进展并预防心肌梗死的发生。做好三级预防方案的宣教，包括以下五个方面：A. 用阿司匹林和血管紧张素转换酶抑制剂（ACEI）抗血小板聚集；B. 用β受体阻滞剂预防心律失常，减轻心脏负荷；C. 控制胆固醇和戒烟；D. 控制饮食和糖尿病；E. 健康宣教和运动。

（二）心肌梗死

心肌梗死（myocardial infarction，MI）是心肌缺血性坏死，急性心肌梗死是在冠状动脉病变的基础上，发生冠状动脉血供急剧减少或中断，使相应的心肌严重而持久地急性缺血，导致心肌坏死。临床表现有持久的胸骨后剧烈疼痛、发热、白细胞计数和血清心肌坏死标记物增高以及心电图进行性改变；可发生心律失常、休克或心力衰竭，是急性冠脉综合征的严重类型。

心肌梗死常见的诱因：情绪激动、剧烈运动、发热、心动过速、主动脉瓣狭窄、出血性或感染性休克等。呼吸道感染，各种原因引起的低氧血症、肺栓塞、低血糖等都会发展为急性心肌梗死。

【临床表现】

（1）疼痛：首先出现，多发于清晨，疼痛剧烈，程度较重，持续时间较长，休息和舌下含服硝酸甘油片不能缓解。患者常伴有出汗、烦躁不安、胸闷，或伴有濒死感、恐惧。部分老年人心肌梗死发作时胸痛症状不典型。

（2）全身症状：心动过速，因坏死物质被吸收而引起，出现发热、白细胞增高和红细胞沉降率增快等。发热在疼痛发生后24～48 h出现，体温多在38 ℃左右。

（3）心律失常：最多见室性心律失常，室颤是急性心肌梗死早期，特别是入院前主要死因。

（4）胃肠道症状：疼痛剧烈时常伴有频繁的恶心、呕吐和上腹痛，由迷走神经受坏死心肌刺激及心排血量降低组织灌注不足等所致。

（5）低血压和休克：疼痛缓解而收缩压仍低于80 mmHg，并伴有面色苍白、皮肤湿冷、大汗淋漓、脉细而快、烦躁不安、尿量减少（<200 mL/h）、神志迟钝、晕厥者，即可判断为休克。

（6）心力衰竭：老年冠心病患者由于器官日益衰退，心脏储备能力下降，心肌收缩功能减弱，心脏梗死的面积大，易出现心功能不全和心力衰竭症状。急性左心衰竭是其主要表现，多在起病最初几天内或在疼痛、休克好转阶段出现，由梗死后心脏舒缩力显著减弱或不协调所致，32%~48%的发生率，表现为咳嗽、发绀、呼吸困难、烦躁等，重者肺水肿，随后出现右心衰竭表现，如颈静脉怒张、肝大、水肿等。

【诊断】

（1）心绞痛和急性心肌梗死的鉴别诊断（表3-2）。

表3-2　心绞痛和急性心肌梗死的鉴别诊断

鉴别诊断项目		心绞痛	急性心肌梗死
疼痛	1. 部位	胸骨上、中段之后	相同，但可在较低位置或上腹部
	2. 性质	压榨性或窒息性	相似，但更剧烈
	3. 诱因	劳动、情绪激动、受寒、饱食	不如前者常见
	4. 时限	短，1~5 min或15 min以内	长，数小时或1~2天
	5. 频率	频繁发作	不频繁
	6. 硝酸甘油疗效	显著缓解	作用较差
气喘或肺水肿		极少	常有
血压		升高或无显著改变	常降低，甚至发生休克
心包摩擦音		无	可有
坏死物质吸收的表现	1. 发热	无	常有
	2. 血白细胞增加	无	常有
	3. 血沉增快	无	常有
	4. 血清心肌标志物增加	无	有
心电图变化		无变化或暂时性ST段和T波变化	有特征性和动态性变化

（2）辅助检查。

①心电图：动态观察心肌梗死的部位和范围，部分老年人心肌梗死心

电图无Q波出现。

②生化检查：监测血清心肌标志物的变化，其变化可反映心肌急性坏死情况。

③选择性冠状动脉造影：帮助准确了解冠状动脉闭塞的部位。

④核磁共振检查：可评价心肌梗死的区域。

【治疗】

早发现、早诊断、早住院治疗，并加强住院前的就地处理。全民普及心肺复苏急救知识（参考第三章第二节第四点）。治疗原则：及时挽救濒死的心肌，防止心脏梗死面积扩大是老年急性心肌梗死患者的治疗原则。尽快恢复心肌的血液灌注（到达医院后30 min内开始溶栓或90 min内开始介入治疗）以挽救濒死的心肌，防止梗死扩大或缩小心肌缺血范围，保护和维持患者的心脏功能，及时处理严重心律失常、泵衰竭和各种并发症，防止猝死。让老年患者不仅渡过急性期，且康复后还能保持尽可能多有功能的心肌。

1. 院前治疗

（1）老年人心梗发作时应卧床或就地休息，呼叫家人或旁边的人马上打急救电话120或送医院治疗；安全、快速地转运老年人到达医院。

（2）胸外按压：若老年人突然晕倒在地，心脏呼吸骤停，旁边的人应马上进行胸外按压抢救。

2. 院内治疗

（1）一般治疗：卧床休息、心电监护、吸氧、建立静脉通道给药对症处理。

（2）抗凝治疗：口服阿司匹林及波立维抗凝治疗。

（3）疼痛治疗：根据老年人的疼痛程度尽快选择止痛药物，常用哌替啶、吗啡，必要时可重复使用止痛药物。

（4）再灌注治疗。

应在心梗发作6～12 h内对闭塞的冠状动脉进行再通，再灌注心肌，防止心脏梗死面积扩大，缩小心肌缺血范围。

①溶栓治疗：对急性ST段抬高心肌梗死患者在发作6 h内进行溶栓治疗，使用纤维蛋白溶解药物溶解冠脉血栓，再通闭塞的冠状动脉，再灌注

心肌，使濒死心肌得以存活或使坏死心肌范围缩小，改善预后。

②介入治疗［经皮冠脉介入术（PCI）］：是公认治疗急性心肌梗死最安全有效的方法，也是首选的治疗方法。尽早进行PCI，尽快恢复心肌再灌注，不仅可降低近期病死率，而且可预防远期心衰的发生。适应证为恶性心律失常、溶栓禁忌者、血流动力学不稳定者、需安装临时起搏器或需要反复电复律者。

（5）消除心律失常：必须及时消除，以免演变为严重心律失常，导致猝死。常见室性心律失常，应根据心律失常的类型选择抗心律失常的药物。

（6）控制休克：急性心肌梗死发作时常伴有低血压和心源性休克，可通过补充血容量、应用升压药及血管扩张药等使心肌细胞恢复运作，控制休克。

（7）治疗心力衰竭：急性心肌梗死老年患者易出现急性左心衰竭，24 h内不可使用洋地黄类药物。

（8）饮食指导：指导老年人戒烟酒，控制体重，低盐、低脂、低胆固醇饮食，多吃水果、蔬菜，食用易消化的食物，避免饱餐，防止便秘。

（9）心理护理：老年人突发心肌梗死，濒临死亡的疼痛让老年患者变得悲观、焦虑，要亲切地介绍环境和讲解目前先进的技术，让老年患者放心和安心地接受并配合治疗。医护人员耐心、细心的治疗和护理，可让老年患者对自己的疾病治疗有信心，并保持乐观、积极的心态。

【预防】

一级预防是指预防动脉粥样硬化和冠心病。二级预防是指已有冠心病者还要预防再次梗死和其他心血管事件。三级预防应全面综合考虑，包括以下五个方面：

A．用阿司匹林抗血小板聚集。
　　抗心绞痛治疗。
B．用β受体阻滞剂预防心律失常，减轻心脏负荷。
　　控制血压。
C．控制血脂。
　　戒烟。

D. 控制饮食。
治疗糖尿病。
E. 对患者及其家属进行有关冠心病的教育。
鼓励有计划地、适当地运动锻炼。

三、糖尿病

糖尿病（diabetes mellitus，DM）是一组以慢性血糖水平增高为特征的代谢性疾病，是由于胰岛素分泌和（或）作用缺陷所引起的。据WHO估计，目前全球有超过1.5亿糖尿病患者，到2025年这一数字将增加一倍。我国现有糖尿病患者超过4 000万人，居世界第二；随着人口的老龄化，我国老年人糖尿病患病率为16%，而且呈逐年上升的趋势。糖尿病临床分型包括1型糖尿病、2型糖尿病和其他特殊类型糖尿病，老年人多发2型糖尿病。糖尿病患者体内长期碳水化合物以及脂肪、蛋白质代谢紊乱，可引起多系统损害，导致眼、肾、神经、心脏、血管等组织器官的慢性进行性病变、功能减退及衰竭；病情严重或应激时可发生急性严重代谢紊乱，如糖尿病酮症酸中毒、高血糖高渗状态等。老年糖尿病患者并发症发生率高，生活质量随之降低、寿命缩短，病死率增高，应该积极防治。

糖尿病的分型包括：

（1）1型糖尿病：可能发生于任何年龄阶段，儿童、青少年多发。

（2）2型糖尿病：中、老年人多发。

（3）其他特殊类型糖尿病：由胰岛β细胞功能遗传性缺陷、胰岛素作用遗传性缺陷等引起。

（4）妊娠糖尿病。

【临床表现】

代谢性紊乱状群："三多一少"，即多尿、多饮、多食、体重减轻。不到40%的老年糖尿病患者出现"三多一少"的症状，早期症状多不明显。

（1）多尿：肾小球滤出糖而不能完全被肾小管重新吸收，以致形成渗透性利尿。排尿次数及尿量明显增多。血糖越高，排出的尿糖越多，尿量也越多。

（2）多饮：多尿引起体内水分丢失过多，发生细胞内脱水，刺激口渴中枢，出现频渴多饮的情况。

（3）多食：大量尿糖丢失，机体处于饥饿状态，出现食欲亢进。

（4）体重减轻：胰岛素不足，机体不能充分利用葡萄糖，患者体重减轻、形体消瘦。病程时间越长，血糖越高，病情越重，消瘦也就越明显。

【诊断】

根据糖尿病诊断新标准，符合表3-3中任意指标即可以诊断为糖尿病。

表3-3　糖尿病诊断新标准

1. 糖尿病症状+任意时间血浆葡萄糖水平≥11.1 mmol/L
2. 空腹血浆葡萄糖（FPG）水平≥7.0 mmol/L
3. 口服葡萄糖耐量试验（OGTT）中，2 h血浆葡萄糖≥11.1 mmol/L

【并发症】

依从性较差的老年糖尿病患者若不按规律吃药，或自己调节药量，或急性感染，则易导致各种并发症。

（1）感染：高血糖状态有利于细菌在体内生长繁殖，同时抑制白细胞吞噬细菌的能力，使老年患者抗感染能力下降，感染也会加重糖尿病的代谢紊乱，诱发酮症酸中毒。

（2）酮症酸中毒：多饮、多尿明显，疲乏无力、食欲不振、恶心、呕吐，有时伴有剧烈腹痛、腹肌紧张，无反跳痛，似急腹症；严重者神志模糊，甚至昏迷。呼吸深而慢，呼出气体中带有丙酮，类似烂苹果味。还有明显的脱水体征，如皮肤、黏膜干燥，皮肤弹性差，尿量显著减少等。

（3）糖尿病足：老年患者因末梢神经病变、血管硬化、斑块形成、肢端神经损伤，从而血管容易闭塞。而人的足离心脏最远，下肢供血不足及细菌感染常会引起足部疼痛、水肿、溃疡、坏死，形成坏疽，即糖尿病足。

（4）糖尿病肾病：是常见而难治愈的微血管并发症，表现为蛋白尿、渐进性肾功能损害、高血压、水肿，晚期出现严重肾衰竭，是老年糖尿病患者主要死因之一。

（5）糖尿病性视网膜病变：年龄增大，患糖尿病超过10年，视网膜会发生不同程度的病变，常见虹膜炎、青光眼、白内障，重者失明。

（6）糖尿病性脑病：长期慢性高血糖使毛细血管基底增厚，管腔狭窄，加上脂代谢紊乱，血液的黏稠度升高，血流缓慢，脑血流量减少，易发生脑血栓、腔隙性脑梗死、阿尔茨海默病。

（7）糖尿病性心脏病：糖尿病使脂代谢明显异常，致动脉粥样硬化，常见心脏扩大、心力衰竭、心律失常、心绞痛、心肌梗死等。

（8）糖尿病性神经病变：高血糖状态神经细胞、神经纤维易发生病变，表现为四肢自发性疼痛、麻木、感觉减退、肌无力及肌肉萎缩；自主神经功能紊乱，表现为腹泻、便秘、尿潴留等。

（9）糖尿病性皮肤病：表现为皮肤感染、皮肤瘙痒、皮肤感觉异常、糖尿病性大疱病。

【治疗】

1. 运动干预

鼓励老年患者适当参加运动，循序渐进，从短时间、低强度的运动开始，锻炼时要有家属陪同，切忌单独运动。如打太极、打八段锦、舞剑、慢跑、散步，适量的运动可达到降脂、减肥的效果；睡觉时下肢垫枕头抬高，有利于下肢血液循环及下肢代谢产物及时排出。

2. 饮食干预

让老年患者了解饮食治疗的意义，才能增强依从性。指导老年患者少食多餐，饮食均衡，不暴饮暴食，限制食盐的食用量，每天食盐食用量控制在5 g左右。少吃含糖量高的食物，如龙眼、西瓜、哈密瓜、蛋糕、苹果、橙；避免高脂肪饮食，如肥肉、内脏、蛋黄、油炸食物；多吃绿叶菜；可吃鱼类、瘦肉、去皮家禽、脱脂牛奶、豆奶、鸡蛋白、粗粮等。

3. 血糖监测

积极控制血糖，将血糖保持在正常水平，教会老年患者及家属使用血糖仪自我监测血糖，有助于调节饮食、运动和药物的使用等情况。

4. 药物治疗

遵医嘱规律服药，不漏服、多服，定期进行门诊复查。避免老年患者服用经肾脏排出、半衰期长的降糖药；进行胰岛素治疗的老年患者应从小剂量开始，逐步加量，空腹血糖控制在9 mmol/L以下，餐后2 h血糖控制在12.2 mmol/L以下。

5. 健康宣教

（1）戒烟：尼古丁不但使血管收缩，而且使脂肪和胆固醇沉积在血管壁上，使血管变细，从而加快血栓的形成。戒烟后2～3年，心血管事件发生率明显降低。指导老年患者成功戒烟非常重要，必要时可强制戒烟或使用辅助药物戒烟。

（2）老年人的鞋袜要松软合适，过紧、过硬将影响下肢血液循环，出现足部问题。

（3）老年人冬天不宜用热水袋、电热毯，有感觉障碍的老年糖尿病患者容易烫伤。

四、高脂血症

高脂血症（hyperlipidemia）指血清总胆固醇（TC）、甘油三酯（triglyceride，TG）、低密度脂蛋白胆固醇（LDL-C）过高，高密度脂蛋白胆固醇（high density lipoprotein cholesterol，HDL-C）过低的一种全身性的脂代谢异常。随着全世界的人口老龄化和生活方式的改变，高脂血症的发病率越来越高。在中国，高脂血症被称为"富贵病"。高脂血症加速全身动脉粥样硬化，硬化的斑块堵塞血管会导致严重的心、脑、肾疾病。

【病因】

（1）原发性：多为先天性和遗传，由于环境因素（饮食、药物）和未知的机制所致，或由于单基因或多基因的缺陷，使参与脂蛋白转运和代谢的受体、酶或载脂蛋白异常。

（2）继发性：多为代谢性紊乱疾病（肥胖、肾上腺皮质功能亢进、甲状腺功能低下、高血压、糖尿病、肝肾疾病、黏液性水肿等），或与其他因素（饮食、饮酒、抽烟、年龄、季节、性别、情绪波动、体力活动等）有关（图3-5）。

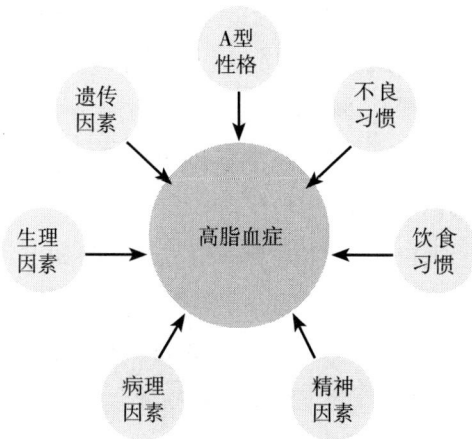

图 3-5 高脂血症的常见病因

【临床表现】

（1）一般症状为头晕、疲倦、乏力、失眠、健忘、肢体麻木，重者出现胸闷、心悸、气促、口角歪斜、口齿不清，可引起冠心病、脑卒中等并发症。

（2）轻度者，高血脂症状不明显，仅表现为血脂指标改变。

（3）少数出现角膜弓或脂血症眼底改变。

【诊断】

（1）血清总胆固醇：正常值2.9～6.0 mmol/L；临界阶段5.2～6.2 mmol/L；≥6.2 mmol/L即高胆固醇症，是导致冠心病、心肌梗死的高危因素之一。

（2）血清甘油三酯：正常值0.56～1.7 mmol/L；临界阶段1.7～2.3 mmol/L；≥2.3 mmol/L多见于动脉粥样硬化、糖尿病、脂肪肝、肾病综合征患者。

（3）低密度脂蛋白胆固醇（LDL-C）：正常值0～3.1 mmol/L。LDL-C升高使冠心病、脑血管疾病的发生率增加。

（4）高密度脂蛋白胆固醇（HDL-C）：正常值，男性1.16～1.42 mmol/L，女性1.29～1.55 mmol/L。HDL-C升高有利于防止动脉粥样硬化的发生。

【治疗】

（1）药物治疗：他汀类药物主要降低血清总胆固醇和LDL-C，贝特类药物主要降低血清甘油三酯。

（2）加强运动：体育锻炼不但可以使老年人体重减轻，降低血清中甘油三酯和总胆固醇的水平，升高血清HDL-C水平，而且还可以增强老年人的心肺功能，改善胰岛素抵抗和葡萄糖耐量。让老年人选择适合自己的体育运动，可增加运动的依从性。

①运动强度：老年人主要以慢跑、散步、打八段锦、打太极、骑自行车等有氧运动为主，循序渐进，切忌做剧烈运动。

②运动时间：老年人运动前先做10 min热身运动，运动时间以20~30 min为宜，运动完后要进行10 min的放松运动，一周至少运动4次，持之以恒方能见效果。

③安全保护措施：老年人运动时应有家属陪伴。运动时携带手机，有心绞痛病史患者一定要随身携带硝酸甘油。

（3）饮食治疗：限制胆固醇和饱和脂肪酸含量高的食物，少吃肥肉、鸡蛋、内脏、动物性油、高蛋白海鲜，多吃青菜、水果、深海鱼，食用油以植物性油为主。改变做菜方式，少煎炸，多蒸煮，但不能过分强硬地改变老年人多年的饮食方式，要循序渐进，增加老年人的依从性，否则会严重影响老年人的生活质量，使老年人更加抗拒饮食的改变，引起更多的问题。

（4）戒烟：吸烟患者血清中的总胆固醇和甘油三酯的水平明显升高，HDL-C水平降低。戒烟1年以上的患者，HDL-C的水平明显上升至正常水平。同时，发生冠心病的概率降低50%。

五、慢性阻塞性肺疾病

慢性阻塞性肺疾病（chronic obstructive pulmonary disease，COPD）是一组以气流受限为特征的肺部疾病，气流受限不完全可逆，呈进行性发展，是可以预防和治疗的疾病。COPD主要累及肺部，对肺部以外的器官也会造成伤害。WHO提出，COPD是全球第三致死病因，并居世界疾病经济负担第五位。COPD对我国老年人身体健康有严重危害，它病程长、疾病晚期生活质量差，给家庭和社会带来严重的经济负担。

【病因】

（1）空气污染：工业发达的城市往往空气污染很严重，使居住在这些城市的居民发生COPD的概率增加，并且使病情加重。

（2）吸烟：是最主要的危险因素，香烟中的尼古丁使支气管上皮纤毛变短，排列不规则，从而使纤毛运动发生障碍，降低气道局部的抵抗力；同时使细胞吞噬能力下降，并使支气管痉挛，从而增加气道阻力。

（3）生物燃料：农村的生活燃料多为煤球、木柴、农作物秸秆等生物燃料，在厨房通风条件不好的情况下，将增加COPD的发生。

（4）吸入职业粉尘和化学物质：棉尘、烟尘、刺激性气体、某些颗粒性物质和其他有机粉尘等是诱发COPD的病因，比吸烟对肺功能的影响还大。

（5）呼吸道感染：是导致COPD急性发作的重要因素，并加剧病情。

【临床表现】

（1）症状：咳、痰、喘是COPD最重要的三大症状。

①慢性咳嗽：首发症状，晨间明显，多发于冬、春季节或气温突变时。

②咳痰：白色黏液痰，清晨较多。急性期伴有细菌感染时为脓性痰。

③气促、呼吸困难：标志性症状，早期劳动时出现，慢慢加重后轻微活动甚至休息时也会感到气促。

④喘息、胸闷：急性加重时或部分重度患者会出现喘息和胸闷感。

⑤全身症状：食欲减退、体重减轻等。

（2）体征：桶状胸，低氧血症者出现皮肤、黏膜发绀。早期体征不明显，随着疾病进展，体征越加明显。

COPD患者按病程分为急性加重期患者和稳定期患者。急性加重期患者短期内咳嗽、咳痰、呼吸困难加重，痰液颜色或黏度改变，咳脓性或黏液脓性痰，可伴有发热、发绀或原有发绀加重、外周水肿、右心室功能不全、意识改变等。稳定期患者咳嗽、咳痰、呼吸困难等症状稳定或轻微。

【治疗】

（1）长期家庭氧疗：低流量吸氧 $1 \sim 2 \, L/min$，每天吸氧时间 $10 \sim 15 \, h$，双鼻导管吸氧，可提高COPD合并慢性呼吸衰竭老年患者的生活质量和生存率。

（2）抗生素：COPD急性期最常见的诱发因素是细菌感染。当患者咳黄色脓性痰时，予留痰培养，并及时给予抗生素治疗。

（3）支气管扩张剂：主要用于老年COPD稳定期患者，可缓解老年患者气短症状，改善生活质量。

（4）糖皮质激素：糖皮质激素治疗可加快病情的恢复，改善肺功能和低氧血症，还可减少老年患者疾病早期复发的情况，降低治疗失败率，缩短住院时间。

（5）健康教育：劝导老年患者戒烟是首要目标，解释戒烟可减轻咳嗽、咳痰症状，鼓励其与成功戒烟的病友交流经验，增加老年人戒烟的依从性。必要时使用辅助药物帮助老年患者戒烟，是减缓肺功能损害的有效措施。远离粉尘工作环境；指导稳定期老年患者进行缩唇训练、有效深呼吸训练、肌肉训练；提供营养支持，改善活动能力并提高老年患者生活质量。

（6）提高免疫力：锻炼身体，增强体质。提高耐寒和抗病能力。

（7）注意保暖、预防呼吸道感染，特别是寒冷季节和气候骤变时，及时提醒老年人增添衣服，不要让老年人的后背和前胸受凉。

（8）观察并及时发现并发症。

【并发症】

（1）呼吸衰竭：急性加重期老年人呼吸道感染导致痰液引流不畅，从而造成呼吸衰竭。

（2）自发性气胸：是常见并发症，典型症状是突然加剧的呼吸困难，伴有明显的胸痛、发绀，胸部X线检查可明确诊断。

（3）慢性肺源性心脏病：老年晚期COPD患者可激发慢性肺源性心脏病。

六、脑卒中

脑卒中（即中风）是指由于脑部血管发生损伤，导致脑神经细胞受到伤害，进而骤然间出现偏瘫和偏麻等神经症状的疾病。脑部其实就是神经细胞组成的器官，是掌管人体所有功能的中枢。它通过血液提供氧气和营养，维持功能。如果脑部血管阻塞、破裂出血，脑部部分血流就会停滞，氧气和营养无法到达神经细胞，导致神经细胞陷入坏死状态，从而丧失部分功能。

脑血管病的存活者中大部分有明显的活动、认知和心理方面的残疾。对这些患者，需要利用各种手段，进行早期住院和出院后延续性的康复，减轻残疾造成的影响，使其尽快适应环境，以便重返社会。

【病因】

（1）出血性脑卒中（颅内出血）：①脑出血：指脑内血管破裂出血的现象。②蛛网膜下腔出血：在脑表面和蛛网膜之间出血（多数为先天性动脉瘤破裂）。

（2）缺血性脑卒中（脑梗死）：①动脉粥样硬化血栓形成性脑梗死：指粗大动脉中形成的动脉粥样硬化破裂，血小板积聚所形成的血栓阻塞血管的疾病。②心源性脑栓塞症：指心脏中形成的血栓游离脱落到脑血管，从而造成阻塞的疾病。心房纤颤等心脏病是主要原因。③腔隙性脑梗死：指脑内小动脉微小血管管腔狭窄造成阻塞。高血压是其主要原因。

由于这些原因，一旦引起脑卒中，活动身体、看、听、说等功能就会出现障碍，并留下偏瘫、言语障碍等后遗症。这时候，就需要对患者进行康复治疗了。

【治疗】

1. 院内尽早接受康复治疗

在疾病的急性阶段，脑血管病的康复应在康复机构进行，由于脑卒中的临床表现多种多样，康复训练最好在康复专业人员的指导下进行。患者需要尽早开始，从床上训练开始，保持良好的姿势，主动运动与被动运动相结合，循序渐进。在患肢无活动时，应使患肢保持良好的抗痉挛体位；平卧位和患侧卧位时，应使肘关节伸展，腕关节背屈；健侧卧位时，肩关节屈曲约90°，肘关节伸展。患者返回家中后仍需继续进行康复训练。

2. 预防深静脉血栓形成

脑卒中导致卧床或者肢体瘫痪，使患者活动减少，容易形成深静脉血栓。在脑卒中的病死原因中，深静脉血栓导致的肺栓塞约占10%。因此只要病情允许，应鼓励患侧肢体运动。

3. 预防并发症

保持呼吸道通畅，注意口腔卫生，拍背、吸痰等可预防呼吸道感染，定时翻身，保持床面平整，保持皮肤干燥清洁，按摩关节突出部位。

4. 防止患者跌倒摔伤

若患者有肢体活动障碍、头晕等表现，需做好安全防护，不可让患者单独出门或外出旅游，以防出现意外。患者在出现头痛头晕时，应停止一切活动，平躺或坐在固定且有靠背的椅子上，防止跌倒摔伤。症状消失后，切忌立刻坐起或行走。平躺的患者应遵循先扶好稳定的扶手坐起、在床边坐起、在床边站立、在床边走动的顺序，每个环节都适应至少30 s后才能进行其他活动。

5. 预防胃潴留

意识不清的患者不可经口进食，为保证营养供给，患者应在医院留置胃管。留置胃管患者每次鼻饲前应回抽胃管内液体，确定是否胃潴留；还应确定胃管位置，保证正确鼻饲。患者在康复过程中饮食应遵循流食、半流食、软食、普食的过程，即从水、果汁到烂面条、粥，到稀饭，再到正常饮食。给患者喂饭时，速度不可过快，一次量不宜过多，尽量少食多餐，进食期间及进食后30 min内避免平卧位。患者发生呛咳时，平卧患者要将头偏向一侧，鼓励患者咳出。能坐起的患者应协助拍背，防止发生误吸。

6. 心理康复

脑卒中患者抑郁的发生率为11%~68%，严重抑郁者有10%~27%，抑郁会导致许多认知功能问题。预防和治疗抑郁是心理康复的重点，需针对患者不同的心理状态和表现，进行耐心且细致的心理康复工作。

【康复技能】

1. 采取良好姿势

训练目的是防止患者因身体局部长时间受压而出现皮肤压疮及其他并发症。

（1）健侧卧位：患侧在上，身前用枕头支撑，背后也用枕头依靠，患侧上肢自然伸展，患侧下肢屈曲（图3-6）。

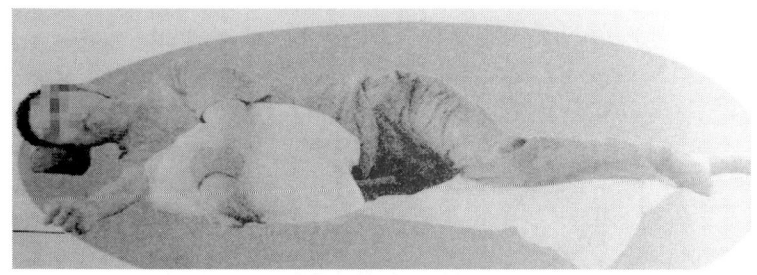

图 3-6 脑卒中患者健侧卧位

（2）患侧卧位：患侧在下，患者背后用枕头支撑，患侧上肢伸展并垫软枕，患侧下肢微屈，健侧上肢自然位，健侧下肢呈迈步状态，双下肢之间放置软枕（图3-7）。

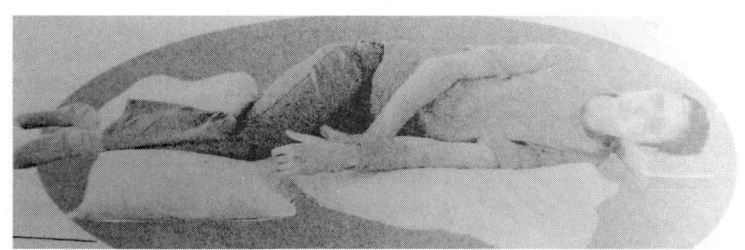

图 3-7 脑卒中患者患侧卧位

（3）仰卧位：头稍转向患侧，患侧臀部和肩胛部用枕头支撑，患侧上肢伸展，患侧下肢屈膝，在腘窝处垫软枕（图3-8）。

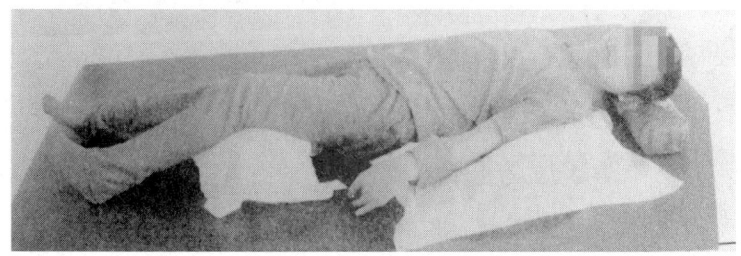

图 3-8 脑卒中患者仰卧位

（4）半卧位：患者患侧后背、肩部、手臂、下肢用枕头支撑，患侧上肢伸展，下肢微屈（图3-9）。

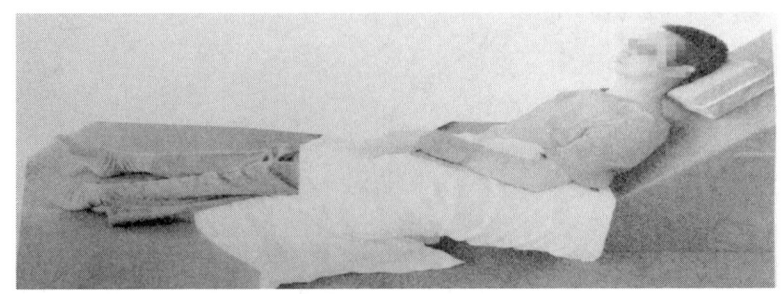

图3-9 脑卒中患者半卧位

（5）被动关节活动训练。平卧位时可对患者进行被动关节活动训练，以保持瘫痪肢体的关节功能，防止关节僵硬和畸形。训练时可以由家人帮助进行，训练顺序为手指、足趾各关节→上肢肩、肘关节→下肢髋、膝、踝关节，运动方式包括屈、伸、内收、外展等，每天2~3次，每次15~20 min。

2. 翻身训练

（1）向患侧翻身训练：第一步，患者取仰卧位，双手交叉，患手拇指在健侧拇指上方；第二步，双上肢伸展并向头部上方举起，双下肢屈膝（图3-10A）；第三步，双上肢伸展，在头上方摆动，利用健侧上肢带动患侧上肢，借助摆动的惯性，带动身体翻向患侧（图3-10B）。

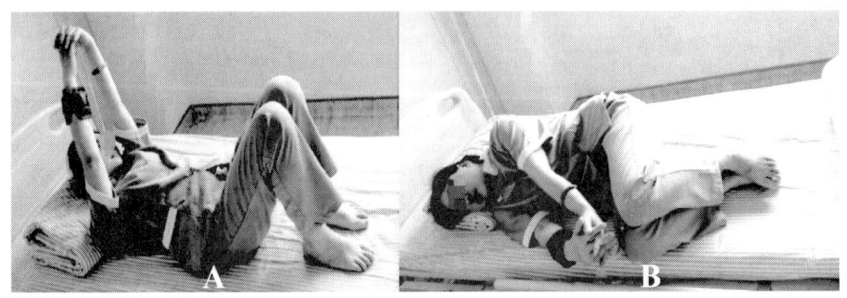

图3-10 脑卒中患者向患侧翻身训练

（2）向健侧翻身训练：第一步，患者取仰卧位，双上肢屈曲在胸前，手部握肘部；第二步，健腿屈曲，健侧脚插入患侧腿的下方，勾住患腿（图3-11A）；第三步，在身体旋转的同时，利用健侧伸腿的力量带动患侧身体翻向健侧（图3-11B）。

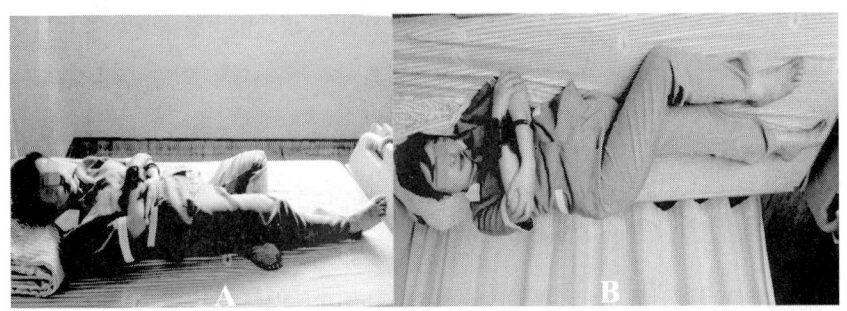

图3-11　脑卒中患者向健侧翻身训练

3. 日常生活自我照顾能力的康复

（1）保持坐位能力——使用辅助器具保持坐位：把床后背斜着立起来，在患侧摆放枕头或沙袋等支撑上身，避免身体向患侧倾倒，患侧腿微微外展，可以用卷起来的毛巾或枕头垫好患侧大腿及臀部，健侧上肢支撑床面（图3-12）。

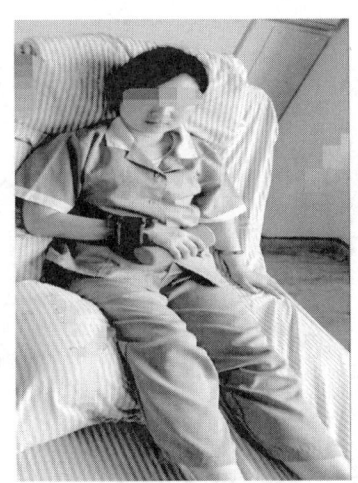

图3-12　脑卒中患者坐位

（2）从床上起来——起床能力训练：经过上面的翻身训练，患者已经可以借助健侧肢体转往健侧卧位（注意避免坠床，勿太靠床边，图

3-13A）；然后利用健侧脚支撑患侧腿把双脚移动到床下，再利用健侧肘部撑在床上，把上身撑起（图3-13B）；最后利用健侧的手掌支撑上身，保持平衡，在床边坐好（图3-13C）。

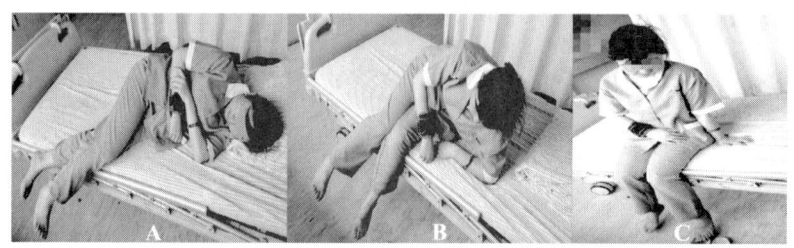

图3-13 脑卒中患者起床能力训练

（3）移动到轮椅上：首先把轮椅放在健侧床边（必须将轮椅制动，图3-14A）；健侧手抓住轮椅扶手部分，利用健侧手臂力量撑起身体站起来（图3-14B）；然后将身体慢慢转向轮椅方向，一边利用健侧的手支撑，一边坐到轮椅上（图3-14C）；坐下后调整好坐姿（图3-14D）。这一动作习惯了，就可以用同样的方式上厕所。

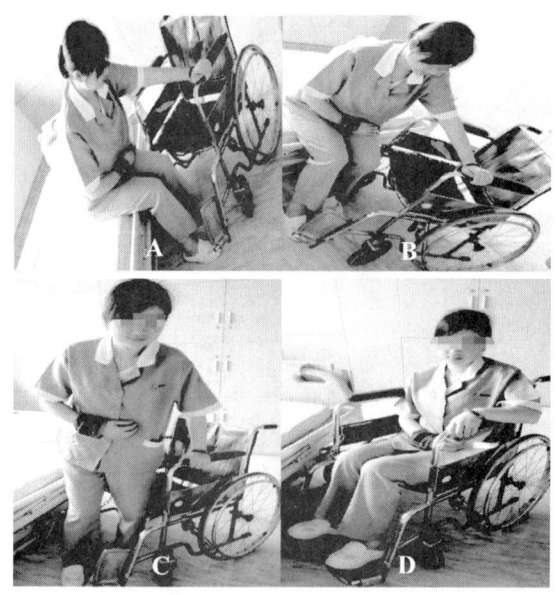

图3-14 脑卒中患者移动到轮椅上

（4）步行康复——扩大活动范围：步行康复刚开始时，握持扶手进行；下肢力量弱者和老年人可以使用助行器（有4条腿，或者使用带轮子的器具等）进行步行训练。训练前患侧肢体用前臂吊带或三角巾固定，避免肩关节错位（图3-15）。

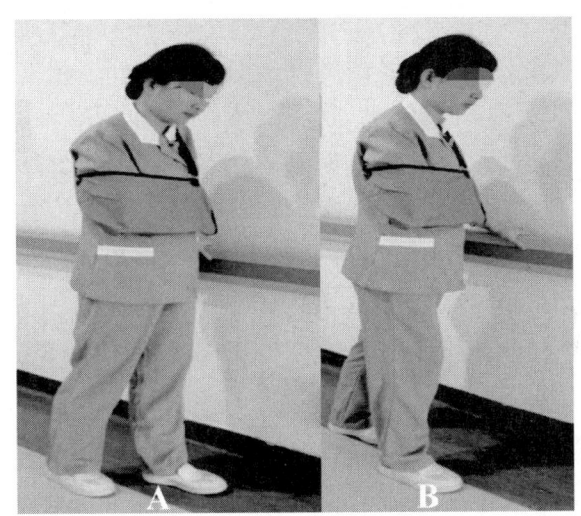

图3-15 脑卒中患者步行康复

4. 肢体训练

1）肩关节及肩胛的训练。

（1）肩胛上抬训练：取坐位，自己有意识地进行上抬肩胛部的运动，每次保持10~15 s，持续10~15 min。

（2）辅助上抬肩胛训练：取坐位，家属或陪护用手摸着肩胛下角，然后向上推肩胛下角，使肩胛部被动地上下运动，每次保持10~15 s，持续10~15 min。

（3）可进行爬墙摸高的运动，逐渐增加每一次摸高的高度。

2）上肢及手的训练。

（1）关节活动度的训练。

① 上肢抬高训练：患者可用健手辅助患手运动或家属辅助被动运动抬高上肢，每次保持10~15 s，持续10~15 min；亦可双手交叉握拳，用

健手带动患手伸肘后向上抬高上肢，上抬时要注意力度，以免造成继发性损伤或其他意外。

② 肘关节的伸展训练：自己首先要有意识地进行伸肘运动，同时可用健手或由家属/陪护协助进行肘关节的伸展训练，每次保持10~15 s，持续10~15 min。练习完毕后，可用硬性塑料或薄木板固定肘关节，使其处于伸展位，一天的固定时间不少于10~12 h。

③ 手指伸展训练：第一步，可用健手或由家属/陪护辅助进行各手指的伸展训练，亦可将各手指被动伸直后置于桌面上，用适当质量的沙袋置于其上，以保持各手指处于伸展位，每次保持10~15 s，持续10~15 min；第二步，患者坐在一长条凳上，被动使患手各手指处于伸展位后置于长条凳上，肘关节处于伸展位，身体重心偏至患侧，每次保持10~15 s，持续10~15 min。有条件者可制作手部支具，使各手指处于伸展位，每天佩戴时间不少于20 h。

④ 手功能的训练：可用患手进行抓握、捏、拿等相关训练，有条件者可到医院进行作业治疗。

（2）肌力训练。

① 伸直并抬高患侧上肢，每次保持10~15 s，持续10~15 min。

② 在肌力有所增强后，可逐渐进行渐进抗阻训练：健手施加阻力，家属或陪护施加阻力，沙袋或弹力带等施加阻力，每次保持10~15 s，持续10~15 min。

③ 抗阻训练：每次保持10~15 s，持续10~15 min。

3）下肢的训练。

（1）关节活动度的训练。

① 屈髋不屈膝训练：取床上坐位，保持双膝关节伸直，并可前后摇晃上身，亦可尽量前倾上身，每次保持10~15 s，持续10~15 min。

② 屈膝不屈髋训练：取床边平躺位，双膝关节屈曲垂于床沿，进行膝关节的屈伸训练，家属亦可辅助进行被动屈曲膝关节训练，但一定要注意力度，每次保持10~15 s，持续10~15 min。

③ 屈髋屈膝训练：a. 坐椅子训练：站立→坐下→站立→坐下，反复

进行5~10 min，亦可放置多把椅子，轮流进行坐下训练；b. 双膝跪训练：可在床上进行5~10 min。

（2）肌力训练。

同上肢肌力训练，可增加俯卧位后抬腿训练，但要注意固定骨盆。

（3）踝关节的训练。

① 斜坡站立训练：可从角度小的斜坡逐渐过渡到角度大的斜坡进行站立，每次保持10~15 s，持续10~15 min。

② 毛巾牵拉（牵伸）法：取床上坐位，用毛巾牵拉，使踝关节被动处于背伸状态，每次保持10~15 s，持续10~15 min。

③ 勾脚训练：可进行坐位、卧位的反复勾脚训练，每次保持10~15 s，持续10~15 min。

七、便秘

在正常情况下，食物在消化道内经消化、吸收后，剩余的食糜残渣由小肠进入结肠，在结肠内，大部分水分与电解质被吸收后形成粪团，借结肠的蠕动送至乙状结肠和直肠，在直肠膨胀，产生机械性刺激，引起便意、排便反射和随后的一系列肌肉活动（包括直肠平滑肌收缩、腹肌和膈肌收缩），使腹压增高，最后将粪便排出体外。正常人排便次数为每日1~3次或每1~3日1次，粪便成形、色黄。

正常排便需具备以下条件：①有足够引起正常肠蠕动的肠内容物，即足够的食物量，食物中含有适量的纤维和水分；②肠道内肌肉张力正常及蠕动功能正常；③有正常的排便反射；④参与排便的肌肉功能正常。

如果以上任何一个条件不能满足，即可发生便秘（constipation）。便秘与肛门直肠疾病（如痔、肛裂、直肠脱垂等）关系密切。便秘持续6个月以上，称为慢性便秘。有研究显示，60岁以上人群慢性便秘发生率高达22%。慢性便秘存在很多危害，是结直肠癌、肝性脑病、乳腺疾病、阿尔茨海默病等疾病发生的重要因素；老年人合并急性心肌梗死、脑血管意外等疾病时，过度用力排便甚至可导致死亡。便秘影响老年人的生活质量，部分老年人滥用泻药或反复就医也会增加不必要的医疗费用。

【病因】

1. 功能性便秘

（1）进食量少或食物中缺乏纤维素，对结肠运动刺激减少。

（2）生活无规律、工作时间变化、环境变化和精神紧张等致排便习惯受干扰或抑制。

（3）年老体弱、运动过少或肠痉挛致结肠运动功能障碍。

（4）腹肌和盆底肌张力不足致排便动力不足。

（5）应用镇静止痛药、麻醉剂、抗抑郁药、抗胆碱能药、钙通道阻滞剂、神经阻滞剂等可使肠肌松弛，从而引起便秘。

（6）长期滥用泻药或灌肠使直肠黏膜的反应性降低，便意的阈值上升，排便反射减弱，以致产生依赖，停用后不易排便。

功能性便秘的罗马Ⅲ诊断标准

2006年，来自18个国家的87名国际性学者发布了罗马Ⅲ诊断标准，它成为诊断功能性便秘的全球性标准：

（1）必须包括下列2项或2项以上：①至少25%的排便感到费力；②至少25%的排便为干球粪或硬粪；③至少25%的排便有不尽感；④至少25%的排便有肛门直肠梗阻感和（或）堵塞感；⑤至少25%的排便需手法辅助（如用手指协助排便、盆底支持）；⑥每周排便少于3次。

（2）在不用泻药时很少出现稀便。

2. 器质性便秘

（1）肛裂、肛瘘、痔疮或肛周脓肿等致排便疼痛而惧怕排便，或引起肛门括约肌痉挛导致便秘。

（2）结肠良性或恶性肿瘤、各种原因所致的肠梗阻、肠粘连。

（3）腹腔或盆腔内肿瘤压迫。

（4）全身性疾病致肠肌松弛，排便无力，如甲状腺功能低下、糖尿病、尿毒症等。

【临床表现】

便秘表现为排便次数减少、粪便干硬和（或）排便困难。

（1）排便次数减少指每周排便少于3次。

（2）排便困难，包括排便费力、排出困难、排便有不尽感、排便费时及需手法辅助排便。

（3）排便时，可有左下腹痉挛与下坠感，常可在左下腹扪及痉挛的乙状结肠。

（4）粪便过于坚硬，排便时可致肛门疼痛或肛裂。

（5）造成直肠、肛门过度充血，久之易致痔疮。

（6）因肠道毒素吸收而引起头昏、食欲不振、口苦、乏力等全身症状。

【治疗】

治疗目的：缓解症状，恢复正常肠道动力和排便生理功能。

治疗总原则：个体化的综合治疗，包括推荐合理的膳食结构，建立正确的排便习惯，调整精神、心理状态；对有明确病因者进行病因治疗；需长期应用通便药维持治疗者，应避免滥用泻药。

1. 调整生活方式

合理的膳食、多饮水、运动以及建立良好的排便习惯是慢性便秘患者的基础治疗措施。

（1）膳食：饮食宜清淡、易消化，适当增加粗纤维食品的食用量，推荐每日摄入膳食纤维25～35 g，如蔬菜（芹菜、韭菜、豆苗等）、水果（香蕉、火龙果、猕猴桃等）等，忌食酸、辣、生、冷的食物。

（2）保证每天的水分摄入量，每天饮水1.5～2.0 L，养成定时饮水的习惯。每日晨起空腹饮用200～300 mL温开水，每晚8点前饮用200 mL左右的温开水。

（3）适度运动：每天保持20～30 min的运动，如登山、慢跑、体操、太极拳、提肛运动、仰卧起坐等运动。这对久病卧床、运动量少的老年患者尤其有益。

（4）按摩腹部与穴位（长强、足三里、中脘等穴位）。①腹部按摩：平卧，自然屈膝屈髋，左手压于腹部，右手置于左手之上，从腹中部开始,先由左至右按逆时针方向旋转,缓慢按摩12次,再由右到左按顺时针方向旋转,缓慢按摩12次,然后从上腹部至下腹部由上到下按摩12次。早上起床与晚上睡觉前各按摩一次。② 穴位按摩:常选长强(肛门后尾骨尖前)、大肠俞、脾俞、胃俞、天枢、足三里、中脘等穴,次数不限,并可在排便前先行按摩。

(5)建立良好的排便习惯。结肠活动在晨醒和餐后时最为活跃,建议老年人在晨起或餐后 2 h内尝试排便,排便时集中注意力,减少外界因素的干扰。

2. 药物治疗

对便秘采用药物治疗一定要到正规医院在医师指导下进行,不要随意滥服泻药或偏听广告而盲目用药。番泻叶、果导片、蓖麻油等仅可短期内使用,不可长期使用,以免发生肠黏膜黑变以至癌变和肠肌间神经丛萎缩而加重便秘。一般在没有肠道或肛门狭窄的情况下,选择膨胀性泻剂较好,如福松冲剂、小麦麸皮、琼脂、甲基纤维素等;或选择促动力药,如西沙必利等。另外,还可服用中药制剂或采用中医辨证施治进行治疗。

3. 精神、心理治疗

合并精神心理障碍、睡眠障碍的慢性便秘患者,可给予心理指导和认知疗法等,使其充分认识到良好的心理状态和睡眠对缓解便秘症状的重要性;合并明显心理障碍的老年人,可予抗抑郁焦虑药物治疗;存在严重的精神、心理异常的老年人,应转至精神科或心理科接受专科治疗。注意避免选择多靶点作用的抗抑郁焦虑药物,注意个体敏感性和耐受性的差异。

4. 生物反馈

循证医学证实,生物反馈是盆底肌功能障碍所致便秘的有效治疗方法。

5. 手术治疗

真正需接受外科手术治疗的慢性便秘患者属少数。当患者症状严重影响工作和生活,且经一段时间严格的非手术治疗无效时,可考虑手术治疗,但必须严格掌握手术适应证。对于盆底痉挛综合征患者,应慎重选择手术治疗。目前手术治疗存在一定的复发率和并发症,术后应给予必要的药物治疗。

6. 其他治疗方法

有文献报道，益生菌能改善慢性便秘的症状。

八、排尿异常

正常排尿与控尿是由膀胱、尿道、盆底肌群、结缔组织和神经系统之间复杂的相互作用完成的，是一个极其复杂的过程，其中任何环节异常都会影响整个系统的功能状态。

排尿异常是老年人常见的问题。排尿异常不一定直接影响身体健康，但是可能会造成皮肤问题、身体异味、心理障碍、社交障碍、孤僻、抑郁等情况，严重影响生活质量，是影响老年人生活质量的重要因素。

【病因】

（1）年龄。即便没有任何疾病，年龄的增长也会影响下尿路功能，如年老造成膀胱逼尿肌的收缩力、膀胱逼尿肌稳定性、膀胱容量、控尿能力等明显下降；还有一些老年常见问题，如视力障碍、意识状态异常、肢体活动障碍、肢体协调性或灵巧性降低、肾功能障碍、心功能障碍、慢性呼吸系统疾病、便秘，虽然不会直接造成排尿异常，但是会加重老年人排尿异常的症状。

（2）药物。药物是导致老年性排尿障碍的常见病因之一。药物可通过影响膀胱逼尿肌的功能、下尿路的阻力和神经精神系统而引起患者的储尿、排尿或控尿障碍。例如：镇静药，会引起谵妄或运动障碍；抗胆碱能制剂、抗抑郁药、抗帕金森病制剂，会造成残余尿量增加、尿潴留甚至充溢性尿失禁；钙通道阻滞剂，会加重尿潴留；利尿药，会导致多尿，加重尿频、尿急；抗肿瘤药物，如长春新碱，会加重尿潴留。

（3）逼尿肌过度活动。逼尿肌过度活动是老年性排尿障碍的最常见原因，表现为尿频、尿急、急迫性尿失禁，男性与女性发病率接近。老年人逼尿肌过度活动的常见原因为老年性神经系统疾病、衰老造成的逼尿肌细胞发生变化、女性萎缩性阴道炎、泌尿系感染等，老年人也往往因为行动不便，出现急迫性尿失禁。可通过判断排尿困难症状、尿流动力学、尿流率、残余尿量、膀胱镜检查等方法予以辨别。

（4）压力性尿失禁。女性多见，特别是因多次分娩或者有产伤而破坏了盆底结构，而且随着年龄的增长，盆底肌松弛加重、尿道黏膜萎缩，尿道长度和最大尿道闭合压也随之缩短或降低，造成压力性尿失禁；对于一些切除子宫的患者，膀胱颈后尿道下移、膀胱与尿道之间的解剖关系的异常使腹压增加，传导至膀胱和尿道的压力不等，膀胱压力增加而没有相应的尿道压力增高，从而发生压力性尿失禁。也可见于男性，主要见于前列腺癌根治术后的患者，尿道括约肌的损伤造成尿道括约肌功能障碍，使得前列腺癌根治术后的患者短期内有压力性尿失禁表现。

（5）充溢性尿失禁。老年人可能会因为尿道狭窄、神经系统疾病、衰老而造成逼尿肌活动低下，造成充溢性尿失禁。男性常见于前列腺增生造成的膀胱出口梗阻晚期，此时逼尿肌功能失代偿，出现大量残余尿，造成充溢性尿失禁。女性出现充溢性尿失禁的常见原因是阴道前壁膨出而致尿道扭曲。

（6）血尿。95%以上的血尿是由泌尿系本身疾病所致，其中以肾小球疾病（急性肾炎、急进性肾炎、膜增殖性肾炎、系膜增生性肾炎、局灶性肾小球硬化症等）、肾囊肿、结石（肾结石、输尿管结石、膀胱结石、尿道结石）、前列腺增生、尿路感染性疾病（结核、肾盂肾炎、膀胱尿道炎、前列腺炎）及肿瘤（肾肿瘤、输尿管肿瘤、膀胱肿瘤、前列腺肿瘤）最为多见，凝血异常的疾病（特发性或药物性血小板减少、血友病、坏血病等）、全身性疾病（再生障碍性贫血、白血病、系统性红斑狼疮、皮肌炎、钩端螺旋体病、流行性出血热等）等也可引起血尿。

（7）失禁性皮炎。尿液中的成分95%以上是水，使皮肤处于潮湿的环境中，皮肤的脆弱性增加；尿液中的尿素氨等物质改变了皮肤的pH值，使得皮肤处于一种不适宜的碱性环境中；另外，皮肤与床单或衣服的摩擦力也是引发皮炎的一个很重要因素。

（8）其他。能否正常排尿不仅取决于尿路功能的完整性，身体功能、生活环境、卫生间设施、生活习惯等也会影响老年人的排尿。

【临床表现】

（1）尿频。在正常情况下，白天排尿4~6次，夜间排尿0~1次。若

24 h内排尿8次或以上，夜间排尿2次或以上，每次尿量少于200 mL，排空膀胱后仍有排尿感，则称为尿频。尿频的患者感到有尿意的次数明显增加，严重时几分钟排尿一次，每次尿量仅几毫升。尿频常见的原因有泌尿道炎症、生殖道炎症、间质性膀胱炎、膀胱挛缩、膀胱结石、肿瘤、前列腺增生等。若排尿次数增加而每次尿量并不减少，甚至增多，可能为生理性的，如饮水量多、食用利尿食物；或为病理性的，如糖尿病、尿崩症或肾浓缩功能障碍等所致。有时精神因素亦可引起尿频。夜尿指夜间尿频，常见于前列腺增生。

（2）尿急。有尿意，即迫不及待地要排尿而难以自控，但是尿量很少，常与尿频同时存在。在正常情况下，有尿意时可以延迟排尿，但是如果出现膀胱炎、膀胱容量过小或者膀胱顺应性降低，则难以自控。亦可见于焦虑患者。

（3）尿痛。排尿时感到尿道疼痛，可发生在排尿初期、排尿中期、排尿末期和排尿后期。尿频、尿急、尿痛常同时存在，三者合称为膀胱刺激征。

（4）排尿困难。包括排尿踌躇、费力、有不尽感、尿线无力、分叉、变细、滴沥等，由膀胱以下尿路梗阻所致。排尿踌躇是指排尿开始时间延迟。排尿费力是指用增加腹内压来启动排尿的过程。排尿有不尽感是指患者排尿后仍感到膀胱内有尿液未排出。尿线无力的病因复杂多样，绝大多数由泌尿系统本身的疾病所致。尿液分叉为尿流形成双股状或散射状。尿线变细是由于尿流阻力增加所致。排尿滴沥是指排尿完毕后仍有少量尿液从尿道口滴出。

（5）尿潴留。尿潴留分为急性和慢性两种。急性尿潴留见于膀胱出口以下尿路严重梗阻，突然不能排尿，使尿液滞留于膀胱内。慢性尿潴留见于膀胱颈部以下尿路不完全性梗阻或神经源性膀胱。主要表现为排尿困难、耻骨上区不适，严重时出现充溢性尿失禁。

（6）尿失禁。尿不能控制而自行流出称为尿失禁。老年尿失禁是老年人各种疾病所致的尿失禁的总称。60岁以上男性老年尿失禁发生率大约为18.9%，女性为37.7%。常见四种类型：

①真性尿失禁：又称完全性尿失禁，指尿液连续从膀胱中流出，膀胱呈

空虚状态。常见的原因为外伤、手术或先天性疾病引起的膀胱颈和尿道括约肌损伤。还可见于女性尿道口异位、膀胱阴道瘘、尿道直肠瘘等。

②假性尿失禁：又称充溢性尿失禁，指膀胱功能完全失代偿，膀胱过度充盈而造成尿不断溢出。常见于各种原因所致的慢性尿潴留，膀胱内压超过尿道阻力时，尿液持续或间断溢出。

③急迫性尿失禁：严重的尿频、尿急致膀胱不受意识控制而发生排空，通常继发于膀胱的严重感染，由膀胱的不随意收缩引起。

④压力性尿失禁：当腹压突然增高（咳嗽、喷嚏、大笑、屏气等）时，尿液不经意地流出。按照Gullen分度标准，压力性尿失禁的严重程度分为四度：Ⅰ度，咳嗽等致腹压突然增加时，偶尔发生尿失禁；Ⅱ度，每次咳嗽、屏气用力时均发生尿失禁；Ⅲ度，行走、站立时即出现尿失禁；Ⅳ度，卧位时也发生尿失禁。

（7）血尿。正常的尿液含有极少量的红细胞，未经离心的尿液在显微镜下每个高倍视野可有红细胞0~2个，如果超过此数，即为血尿。根据血尿的伴随症状来区别不同血尿：若伴有尿频、尿急、尿痛，尤其是伴尿痛者，多为泌尿系感染、结石等，称为有痛性血尿；若不伴尿痛，称为无痛性血尿，在肾炎、肾结核、泌尿系肿瘤中很常见。老年人如出现肉眼血尿，呈无痛性，应当注意进行各方面的检查，以排除恶性病变。出血位置的定位分析可用尿三杯试验：①初血尿，血尿仅见于排尿的开始，病变多在尿道。②终末血尿，排尿行将结束时出现血尿，病变多在膀胱三角区、膀胱颈部或后尿道。③全程血尿，血尿出现在排尿的全过程，出血部位多在膀胱、输尿管或肾脏。

（8）失禁相关性皮炎。失禁相关性皮炎是指由于大小便失禁，会阴部或者外生殖器周围的皮肤因接触尿液或者粪便而出现发红、水肿、浸渍、剥脱、皮疹和含澄清渗出物的大小水疱等病理改变，伴有瘙痒或疼痛，边界通常不清晰，呈弥散状。尿失禁引起的失禁相关性皮炎常发生于大阴唇、阴囊褶皱处，可能会继发真菌感染。失禁相关性皮炎分为轻、中、重三个等级：轻度，皮肤完整，有轻度发红或不适；中度，中度发红，皮肤剥脱，有大小水疱或小范围皮层受损，伴有疼痛或不适；重度，皮肤变暗或呈深红色，大面积皮肤剥脱受损，有水疱或渗出。失禁相关性皮炎与压疮类似，要注意区别两者（表3-4）。

表3-4　压疮与失禁相关性皮炎的区别

项目	压疮	失禁相关性皮炎
原因	压力、摩擦力、剪切力	潮湿的环境
部位	骨突处	皮肤褶皱处、会阴部
形状	圆形	多呈弥散性、镜面性
深度	出现3、4期较深的伤口	多呈浅表性
坏疽	黑色	没有
边缘	清晰	模糊
颜色	非苍白性发红、黑色坏疽、黄色腐肉	红色但分布不均匀、周边皮肤粉白相间

国际上针对以上临床表现制定了相应的评估工具，本书提供参考，可查阅附录一。

【治疗】

1. 病因治疗

控制前列腺增生、泌尿系感染、膀胱结石、膀胱肿瘤、帕金森病、肥胖等疾病，能明显缓解病症。

2. 生活习惯调整

调整饮水时间和量、提供生活上的方便、提醒定时排尿等可解除可能造成排尿障碍的暂时性或间接性因素，缓解排尿障碍对生活质量的影响。前列腺增生的患者应注意保暖，避免劳累，避免久坐、饮酒、憋尿等习惯，以免发生尿潴留。

3. 定时排尿、协助排尿

对于一些有功能性排尿障碍的老年人，如有意识状态障碍、膀胱癌根治术+原位新膀胱术后的老年人，应采用定时提醒排尿的方法，间隔2~4h提醒排尿，避免充溢性尿失禁发生；对于一些活动不方便、手部活动不协调的老年人，有尿意的时候可以协助他们如厕，以免发生充溢性或者急迫性尿失禁。

4. 诱因治疗

减肥可减轻盆腔的受力,盆底肌训练可增强盆底肌的张力,改善压力性尿失禁症状。如果存在萎缩性阴道炎和尿道炎,应采用雌激素治疗。长期慢性咳嗽或者有过敏性鼻炎的患者,控制咳嗽及鼻炎的症状可以减轻尿失禁对生活的影响。

5. 药物治疗

1)前列腺增生的药物治疗。

(1)5α-还原酶抑制剂:5α-还原酶是睾酮向双氢睾酮转变的重要酶。双氢睾酮在前列腺增生中有一定的作用,因此采用5α-还原酶抑制剂可以对增生予以一定的抑制。一般服用3个月后患者症状即得到改善。常见不良反应有性欲下降、勃起功能障碍、射精量减少等。

(2)α-受体阻滞剂:前列腺平滑肌上分布着许多$\alpha 1$受体,当前列腺组织增生时,$\alpha 1$受体阻滞剂会抑制前列腺平滑肌中的$\alpha 1$受体,引起平滑肌舒张、松弛,从而减轻前列腺组织对尿道的压力,减轻尿道梗阻。初次服药的患者,排尿困难的症状一般会在一周内明显缓解。常见不良反应有体位性低血压,服药期间要避免突然坐起或站起。服药时间最好控制在早晨或者上午,尽量避免在临睡前服药。同时合用降压药物的患者,应密切注意监测血压变化。可以适当减少降压药物的剂量和种类,避免出现因药物使用不当而造成的低血压。高龄患者中常有肾功能低下者,合并严重肾功能不全的患者要慎用该类药物。为避免胃肠道不适,建议饭后服药。不要嚼碎胶囊。如果出现皮疹,应停药。部分患者偶可出现头晕及蹒跚感,多可自愈。需要强调的是,α-受体阻滞剂主要是针对尿道、膀胱颈及前列腺平滑肌,并无缩小前列腺体积的作用。如果前列腺体积较大,梗阻症状明显,还要与5α-还原酶抑制剂同时服用。大量临床试验已经证实,α-受体阻滞剂联合5α-还原酶抑制剂是药物治疗良性前列腺增生的金标准。

(3)抗雄激素药:能抑制雄激素的细胞结合和核摄取,或抑制5α-还原酶而干扰双氢睾酮的形成。孕酮类药中有甲地孕酮、醋酸环丙氯地孕酮、醋酸氯地孕酮、己酸孕诺酮等。氟丁酰胺是非甾体抗雄激素药,亦能干扰雄激素的细胞结合及核摄取。抗雄激素药使用一段时间后能使症状及尿流率改善，残余尿减少，前列腺缩小，但停药后前列腺又增大，症状亦复发，且近年发现此类药物可以加重血液黏滞度，增加心脑血管栓塞发生率。黄体生成素释放激素类似物对垂体有高度选择作用，使之释放黄体生成素（luteinizing hormone，LH）及卵泡刺激素（follicle stimulating hormone，FSH）。长期应用则可使垂体的这一功能耗尽，睾丸产生睾酮的能力下降，甚至不能产生睾酮而达到药物除睾的作用。

（4）其他：包括植物制剂、中药等。植物制剂（如普适泰等）适用于良性前列腺增生（benign prostatic hyperplasia，BPH）及相关下尿路症状的治疗。

2）逼尿肌过度活动症的药物治疗。

M受体拮抗剂通过阻断膀胱M受体，缓解逼尿肌过度收缩，降低膀胱的敏感性，从而改善储尿期症状。无论使用何种M受体拮抗剂，都有可能出现尿潴留，尤其是对一些合并逼尿肌收缩力降低的患者，需要监测患者的残余尿量，残余尿量的增多会影响治疗效果。对于出现大量残余尿量的患者，需要同时进行清洁间歇性导尿，这样可以保证治疗效果，降低残余尿量引起的泌尿系感染的发生率，减少对上尿路的损害。另外，M受体拮抗剂会引起口干等副作用，导致患者饮水量增加，也会影响药物疗效。膀胱功能行为治疗的同时辅助以M受体拮抗剂治疗，可以取得更好的疗效。

3）女性压力性尿失禁的药物治疗。

多采用α-受体激动剂和（或）雌激素，但是应考虑到老年人的身体状态，如高血压或逼尿肌收缩力减低等都会使药物治疗受到限制。

6. 失禁产品

1）接尿器。

分男性接尿器及女性接尿器两种型号，适用于各种原因所致的尿频、尿急、尿失禁的患者及昏迷、瘫痪等而需要卧床的患者，也适用于不方便随时如厕小便的老年人，可解除尿液浸泡皮肤的问题。使用方法：将裤头形接尿器取出穿上，注意接尿斗置于身体前侧，轻轻移动，使尿斗开口与排尿部位周边肌肉紧贴，以防漏尿。将导尿管与接尿器连接，然后将导尿管固定于小腿部位或床下。接尿器可反复使用，使用后用清水清洗并晾干,置于阴凉干燥处,请勿曝晒。

2)成人纸尿裤。

成人纸尿裤是使用非常广泛的失禁产品,主要用于各种原因的尿失禁,为一次性使用产品,男女均适用。建议选择透气性好、防漏、吸水能力强、方便穿戴的。使用方法:使用者取平卧位,将纸尿裤后半部分放置于患者的臀下,把纸尿裤前半部分置于脐部以上的位置,包裹住患者的臀部,贴好腰部的腰贴,左右要对称,松紧要适度,避免侧漏。调整大腿根部的褶边,用手指顺着大腿根部捋一圈,使纸尿裤与皮肤贴合,褶边不往里折,这样不易外漏。每次更换纸尿裤前要把臀部皮肤清洁干净。

3)尿套。

适用于各种原因引起的尿失禁或卧床的男性患者。使用方法:把尿套放在阴茎头上,然后展开整个长度的乳胶套,用套口上的可粘性捆带固定乳胶套与阴茎,将尿袋与尿套连接。

4)导尿管。

留置导尿管是目前常用的解决排尿障碍的方式之一,适用范围很广,便于护理,但是应该认识到留置导尿管也是发生尿路感染的高危因素。

(1)导尿管相关性泌尿系感染的原因。

① 导尿操作:导尿时无菌观念不强,带入细菌,种植于膀胱;侵入性操作损伤尿道黏膜,破坏保护屏障;导尿管选择不当。

② 导尿管留置:破坏生理环境,降低机体的防御功能,感染率与留置时间成正比。

③ 腔外途径感染:尿道口细菌沿导尿管与尿道间隙上行,种植于膀胱。

④ 腔内途径感染:导尿管与引流管连接处细菌上行;引流袋排放口污染;膀胱冲洗引起外源性感染,促进耐药菌群的生成。

⑤ 不合理使用抗生素。

(2)感染的预防措施。

① 严格掌握留置导尿管,考虑其他替代方法或者缩短留置导尿管的时间。

② 选择合适的导尿管,不要限定导尿管更换的间隔时间。

③ 严格无菌操作,动作轻柔。

④ 腔外：保持尿道口相对无菌。

⑤ 腔内：形成封闭式引流系统，尽量避免分离导尿管与引流袋，引流袋一般一周更换一次。避免进行膀胱冲洗，除非需要防止或排除阻塞。必须进行膀胱冲洗时，用三腔导尿管进行密闭式膀胱冲洗。

⑥ 保持引流通畅，避免尿液反流回膀胱，引流管防止扭结、受压。

⑦ 多饮水，起到自然冲洗的作用。

⑧ 对于逼尿肌过度活动的患者，不建议留置导尿管。导尿管对尿道及膀胱的刺激及造成的导尿管相关性泌尿系感染会加重逼尿肌的过度活动，会出现尿液从尿道口溢出的现象。如果需要留置导尿管，可加用抗胆碱能药物，缓解导尿管刺激造成的膀胱过度活动。

7. 功能锻炼

1）盆底肌训练。

盆底肌训练（pelvic floor muscle exercise，PFME），又称为Kegal运动，1940年由Arnold Kegal医生提出。主要目标是提高盆底肌的收缩能力及张力，可改善压力性尿失禁的症状，同时可以协助膀胱过度活动症的治疗。

方法：根据患者情况每次收紧肛门周围的肌肉，然后放松，逐步延长每次的收缩时间至10 s。每日做PFME 50~100次，分3~5组完成，6~8周为1个疗程。患者可以采取坐位、站位或者卧位来完成。

可以通过直肠指检，对照盆底肌收缩能力评估表（表3-5），了解患者的盆底收缩能力及方法是否正确。

表3-5　盆底肌收缩能力评估

强度	描述
0	肌肉不能收缩，不能抵抗压力，不能移动
极弱	可以即时收缩：<1 s
弱	弱收缩：手指举起，持续>1 s，<3 s
中度	中度收缩：手指举起，能持续4~6 s，重复3次
好	强度收缩：手指举起，可以持续7~9 s，重复4~5次
强	准确无误的强度收缩：手指举起，可以持续至少10 s，重复4~5次

2）电刺激盆底训练治疗。

这一治疗方法是指用特定参数的电流，刺激盆腔组织器官或支配它们的神经纤维，通过对效应器的直接作用，或对神经通路活动的影响，改变膀胱/尿道的功能状态，以改善储尿或排尿功能。经阴道或肛门插入电极，以间歇式电流刺激盆底肌群，已婚女性多选择经阴道刺激，电极多呈棒状，男性多选择经肛门刺激。主要用于治疗压力性尿失禁、急迫性尿失禁和混合性尿失禁。对于压力性尿失禁的作用机制，分直接和通过神经反射两条途径激活盆底肌，重建其神经肌肉兴奋性，使肌肉的收缩力增加；在接受较长期电刺激后，还可增加盆底横纹肌中抗疲劳的肌纤维数量，并增强其活性。对于急迫性尿失禁的作用机制，电刺激盆底肌时，局部的肌肉和神经受到刺激，产生传导性神经冲动，经兴奋交感通路和抑制副交感通路而抑制逼尿肌收缩。

3）间歇性清洁导尿。

在清洁条件下，定时将导尿管经尿道插入膀胱，规律排空尿液的方法称为间歇性清洁导尿（clean intermittent self-catheterization，CISC）。对有膀胱排空障碍的患者来说，这解决了尿液安全排出的问题，达到保护肾功能的作用，可延长患者的寿命；另外，清洁间断导尿，不需要消毒操作，可以在清洁的条件下完成，可以对患者或者照护者进行培训，由患者自己完成或者由照护者协助完成，不需要在医院由专业人员来完成，使得患者可以回归社会，提高生活质量；减少了长期留置导尿管带来的并发症及生活上的不便利。

（1）间歇性清洁导尿方法的培训。

患者或者照护人员接受间歇性清洁导尿的治疗措施是间歇性清洁导尿培训的前提，应充分理解膀胱过度充盈可能会导致上尿路的损害，以及留置导尿管的并发症的严重性，只有这样才能理解每天定时导尿的重要性，提高依从性，保证治疗效果。

① 培训计划：根据每个患者的病情、生活习惯、自理能力、理解能力、接受能力，结合文字说明和录像等教育手段制订培训计划。无论患者的情况如何，在学习的过程中都要有家人或者照护人员参与。

②物品准备：准备清洁用品（毛巾或者纸巾、肥皂液、清水或者流动水）、导尿管、润滑剂、6 000 mL的容器，女性患者需要准备一面镜子，必要时准备记录排尿日记的用品。CISC最常用的导尿管为F10～F12透明塑料导尿管，女性患者可以用专门为CISC设计的短导尿管。导尿管的材料有塑料、橡胶和硅胶等。透明导尿管可以尽快看到尿液是否流出，有助于患者判断导尿管插入的深度，减少导尿所致的痛苦。CISC所用的导尿管有一次性使用的导尿管和可重复使用的导尿管两种。一次性使用的导尿管不能重复使用；对于可重复使用的导尿管，按照其要求，清洁消毒后再重复使用，以免增加尿路感染的概率。

③七步洗手法：清除手部的污物和细菌，预防接触感染，减少泌尿系感染的发生。

具体步骤：第一步，洗手掌，流水湿润双手，涂抹洗手液（或肥皂），掌心相对，手指并拢，相互揉搓；第二步，洗背侧指缝，手心对手背，沿指缝相互揉搓，双手交换进行；第三步，洗掌侧指缝，掌心相对，双手交叉，沿指缝相互揉搓；第四步，洗指背弯，弯曲各手指的关节，半握拳，把指背放在另一手掌心旋转揉搓，双手交换进行；第五步，洗拇指，一手握另一手的大拇指旋转揉搓，双手交换进行；第六步，洗指尖，弯曲各手指的关节，把手指合拢在另一手掌心旋转揉搓，双手交换进行；第七步，洗手腕、手臂，揉搓手腕、手臂，双手交换进行。最后将肥皂液冲洗干净。洗手全过程要在15 s以上。

④排尿：每次导尿前都先自己排尿。

⑤体位：选择一个舒适、习惯、安全、便于操作的体位。不方便站立或者坐起的患者，可以采取平卧位。如果在床上完成导尿，需要在臀下垫一块毛巾，以免打湿床单。男性可以采取站立位、坐位，女性可以在床上取半卧位、坐位或者一条腿抬起的体位。

⑥清洁尿道口：对于男性患者，用水打湿小毛巾，把尿道口清洗干净，注意包皮垢的清洁，从尿道口向外清洗。女性患者，用水打湿小毛巾，一只手把双侧小阴唇打开，另外一只手拿小毛巾从上往下清洗尿道口及周围区域。

⑦润滑：润滑导尿管，男性患者需要润滑导尿管前端5~10 cm，女性润滑导尿管前端2~3 cm。如果是超滑导尿管，可以不需要润滑。

⑧置管：一手握持阴茎，向腹壁贴近，一手将导尿管从尿道口置入尿道，同时应了解导尿管通过尿道膜部括约肌和前列腺时的自身感觉和手部的阻力感觉，防止强行插入造成尿道损伤。女性患者关键是了解尿道的位置，可以用镜子或手触摸，了解尿道口的准确部位。一手分开大阴唇，露出尿道口，另一手握持导尿管，将导尿管置入尿道口。有尿液流出时，再深插1~2 cm，轻压下腹部，将尿液慢慢排尽。将尿液收集在容器内。

⑨拔管：拔管过程中如果有尿液滴出，先暂停拔管，让积于膀胱底部的尿液也顺势排出。男性偶尔会遇到拔管困难，可能是因为太紧张，可以放松一会儿再拔管（图3-16）。

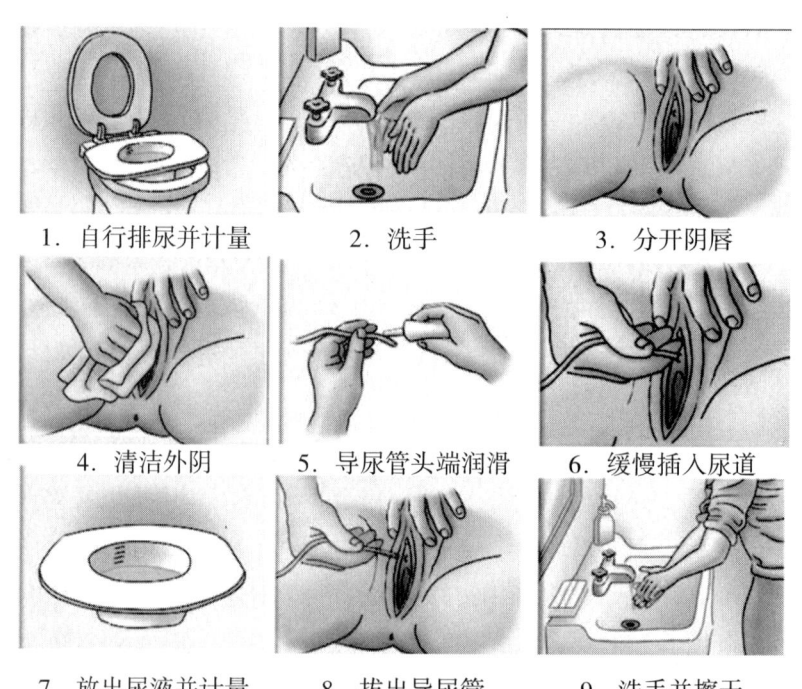

图3-16　间歇性清洁导尿方法

（2）CISC并发症。

① 血尿：偶尔有少量出血，多能自愈。可以在插管时多涂抹些润滑剂，插管过程中轻柔一点。如果有持续出血或者出血增多，需要及时就医。

② 尿道狭窄：插管困难时，让患者放松，改变体位，稍后充分润滑导尿管，动作轻柔地重复插管。若仍插入困难，需寻求专业人员的帮助，必要时检查是否有尿道狭窄。

③ 泌尿系感染：是CISC最常见的并发症，常表现为有无症状菌尿。如患者无发热、血尿、尿液浑浊、尿液恶臭、下腹疼痛等严重泌尿系感染的征象，无须特殊处理。如果出现临床症状的泌尿系感染，需要借助抗感染治疗。多数是因为手或者尿道口清洁不到位，或者因为没有按照要求导尿，导致膀胱内残余尿量增多而发生泌尿系感染。一项采用CISC辅助治疗的10年临床随访研究显示，无症状菌尿的发生率大约为74%，而伴有高热或肾盂肾炎者罕见。这对一些反复出现泌尿系感染者长期服用低剂量抗生素可能有所帮助。而对于存在膀胱输尿管反流者来说，将明显增加CISC导致上尿路感染的危险性。

（3）随访。

接受CISC治疗的患者病情稳定后，通常需要每年定期随访。复查内容包括尿液分析、尿培养及药敏试验、每天导尿的次数、每次导尿量、肾功能、肾脏超声等，有肾积水者应行静脉肾盂造影、膀胱输尿管反流造影和尿动力学检查（或影像尿动力学检查），有血尿者还应行膀胱镜检查，以排除膀胱结石甚至膀胱肿瘤。

8. 失禁相关性皮炎治疗

1）处理失禁：评估患者失禁的原因，给予处理，对于改善失禁相关性皮炎（incontinence-associated dermatitis，IAD）有根本性作用。必要时选择留置导尿管或者膀胱造瘘管，同时要考虑到可能发生的导尿管相关性泌尿系感染，留置导尿管或者膀胱造瘘管被认为是不得已采取的最后手段。

2）皮肤护理：国际上通常采取清洁、润肤和保护三个步骤来实现。

（1）清洁皮肤：目的是清除导致IAD的刺激物来源——尿液，需要在涂抹皮肤保护剂前实施。动作要轻柔，不要用力摩擦皮肤。

① 清洁用物：最好使用无刺激、无香味、接近皮肤pH值的清洁剂。不建议使用普通肥皂，因为它属于碱性，会改变皮肤的pH值，影响角化细胞，损害皮肤的屏障功能。建议使用专用的皮肤清洗剂，它含脂类化合物（表面活性剂），不仅能减少表面张力，只需在皮肤上使用最小的力气就能清除污物和残留物（例如油和皮肤坏死细胞），而且可能含有用于保护和/或滋润皮肤的其他成分。一些"免冲洗"的皮肤清洗剂，在使用之后迅速变干，从而消除手动干燥皮肤导致的摩擦。若没有皮肤清洗剂，则可用温和的肥皂水清洗。若没有肥皂水，可选择用清水。用普通毛巾擦拭的过程会加重皮肤损伤，失禁护理湿巾由软滑材料制成，可减少摩擦造成的损伤。

②清洗频率：尚未确定。清洗本身可能干扰皮肤的屏障功能，因此必须在失禁时清除刺激物与通过清洗防止或减少刺激之间取得平衡。建议至少每日一次或在每次失禁之后清洗失禁患者的皮肤。

（2）润肤：大部分清洗产品都含有润肤成分，润肤主要是填补角质层细胞间的脂质，使得皮肤表面更加光滑并填补皮肤屏障间的小裂缝。

（3）保护修复：目的是避免或尽量减少皮肤沾上尿液或者减少摩擦。使用皮肤保护剂于所有跟尿液和/或粪便接触或可能接触的皮肤上。

清洗润肤之后，用皮肤保护剂预防和治疗IAD，在角质层与潮湿或刺激物之间形成保护层，使皮肤与尿液和粪便隔离，还能帮助加快处理IAD和修复皮肤保护层。皮肤保护剂也被称为防水保护层。

皮肤保护剂可配制成乳霜、软膏、糊膏、乳液或薄膜：乳霜为油脂角质物质和水构成的乳剂（即混合物），含有一种或多种已知的保护成分［如凡士林（矿脂）、氧化锌、二甲基硅油］。软膏为半固体状，一般用凡士林（矿脂）基质配制，比乳霜含有更多油脂。糊膏通常是软膏和吸收性材质（如羧甲基纤维素）的混合物，具有较强的粘附性，所以从皮肤上移除时比较困难。乳液是含有惰性或活性成分悬浮液的液体。薄膜是含有溶于溶剂的聚合物（丙烯酸酯基质）的液体，使用后在皮肤上形成一道透明的保护性涂层。

（4）处理IAD合并皮肤感染：在多数情况下，IAD继发性感染一般由白念珠菌引起。使用抗真菌乳霜或粉末来外用治疗念珠菌病，并与皮肤保护剂（如丙烯酸酯三聚物保护膜）相结合使用。必要时，在使用外用抗真菌制剂前可收集微生物样本。不建议常规使用外用抗菌产品来预防和处理IAD。

9. 手术治疗

对于一些前列腺增生、压力性尿失禁、神经源性膀胱、完全性尿失禁，手术治疗是重要方法之一。可根据不同的病情、病因、患者预期寿命、经济承受能力等情况综合判断。对于行手术治疗的患者，需要在术前做尿动力学检查，全面评估膀胱和尿道的功能状态。

女性压力性尿失禁手术治疗方法很多，包括经阴道无张力尿道中段悬吊术（tension-free vaginal tape，TVT）、经阴道经闭孔无张力尿道中段悬吊术（tension-free obturator tape，TOT）等。对于老年女性，如果合并逼尿肌收缩功能低下或者逼尿肌过度活动，术后可能出现排尿困难或者尿频尿急症状加重，甚至出现急迫性尿失禁，因此，在术前要行尿动力学检查，全面评估，制定合适的治疗方案。

男性压力性尿失禁多见于前列腺癌根治性切除术后，可以采用以功能锻炼为主的保守治疗，如果效果不佳且经济条件允许，也可选择手术治疗，人工尿道括约肌植入术是手术治疗此类尿失禁的最佳选择。人工尿道括约肌是通过置入机械的括约肌装置以达到控尿的目的。人工尿道括约肌由储液囊、控制泵、袖套和中间连接管组成。袖套安放在尿道或膀胱颈部。当需要排尿时，挤压控制泵，借单向阀门的控制，袖套内液体流向储液囊，袖套内液体排空，开放尿道，排尿结束后液体借压力调节球囊的弹性回缩作用自动流入袖套，直至系统内压力达到平衡（图3-17）。

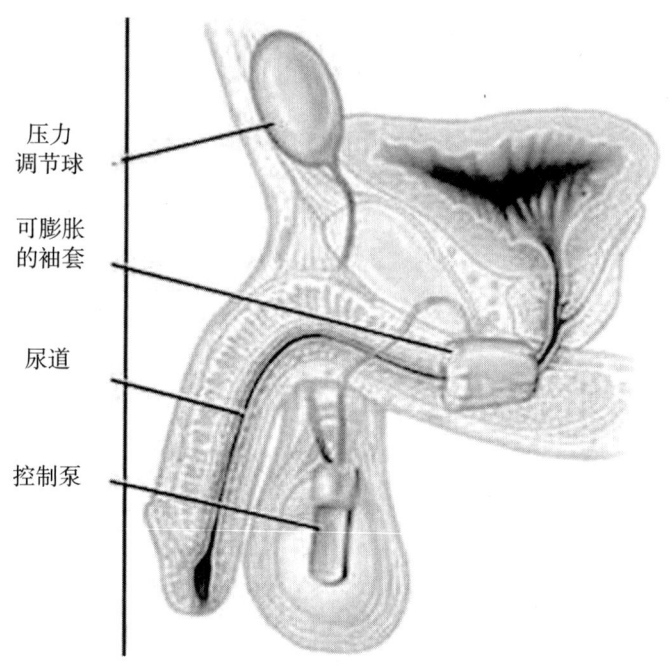

图 3-17 植入人工尿道括约肌

前列腺增生的手术治疗：经尿道前列腺电切术是前列腺增生手术治疗的金标准。需要手术治疗的患者，必要时在手术前行尿动力学检查，全面评估患者的排尿功能，制定切实可行的治疗方案。对于年老体弱而不能耐受者，可考虑留置耻骨上膀胱穿刺管或者留置导尿管，它们也是缓解症状、提高生活质量的有效方法。

九、慢性疼痛

疼痛是指组织损伤或潜在组织损伤引起的不愉快感觉和情感体验。疼痛包括急性疼痛、亚急性疼痛和慢性疼痛。慢性疼痛是指持续时间超过正常组织愈合时间（一般为3个月）的疼痛。国际疼痛学大会（International Association for the Study of Pain，IASP）于1995年将疼痛确认为继呼吸、脉搏、体温和血压四大生命体征之后的"第五大生命体征"，亚太地区疼痛论坛于2001年提出"消除疼痛是患者的基本权利"，IASP于2002年提出

"慢性疼痛是一种疾病"。

疼痛是老年人最为常见的症状之一，且多为慢性疼痛。据报道，25%~50%的老年人有各种慢性疼痛。据国外研究报道，60岁以上老年人疼痛的发生率约为25%，是60岁以下人群的2倍；80岁以上老年人慢性疼痛发生率高达40%。另外，80%~85%的65岁以上老年人至少有一种使之发生慢性疼痛的疾病，如骨质疏松、骨关节退行性疾病。

慢性疼痛作为老年人群中的常见慢性疾病，具有患病率高、就诊率低、治疗后完全缓解率低的特点，严重影响老年人的生活质量。老年人的疼痛往往是由多种疾病导致的综合性疼痛，多属退行性病变，发病机制复杂，且老年人对疼痛治疗药物的不良反应更敏感，因此治疗复杂。老年人往往由于知觉感受功能受损而对疼痛不敏感，或受心理、家庭、社会、经济等因素影响，不能及时就诊，疾病往往会恶化到无法治愈的程度。

疼痛是一个复杂的生理心理反应。疼痛感知易受外界因素影响，疼痛程度波动较大。持续疼痛未得到缓解，可给老年人的生理、心理等带来不良后果，如睡眠紊乱、食欲不佳、日常活动受限、抑郁、焦虑等，影响生活质量，增加医疗费用。

【病因】

老年慢性疼痛的常见类型包括慢性骨骼肌肉痛、神经病理性疼痛和癌痛。

（1）慢性骨骼肌肉痛：痛风、骨关节炎、慢性风湿性疾病、颈椎病、腰椎间盘突出症、脊柱退行性疾病、骨质疏松症等引起的疼痛。

（2）神经病理性疼痛：分为周围性和中枢性两种类型，前者主要包括糖尿病性周围神经病变、带状疱疹后神经痛、三叉神经痛、根性神经病变等；后者主要包括脑卒中后疼痛、脊髓空洞症疼痛、压迫性脊髓病疼痛、脊髓损伤性疼痛等。

（3）癌痛：肿瘤或肿瘤转移引起的疼痛。

疼痛的发病机制目前尚不明确。一般认为是神经末梢（伤害性感受器）受到各种伤害性刺激后，经过传导系统（脊髓）传至大脑而引起的感觉；中枢神经系统对疼痛的发生及发展具有调控作用（图3-18）。

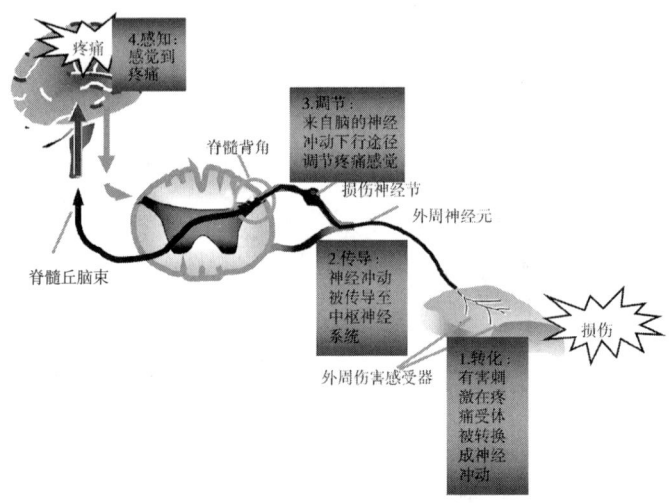

图 3-18 疼痛的发病机制

在疼痛的初始阶段如不进行有效控制，持续的疼痛刺激可引起中枢神经系统发生病理性重构，导致神经递质发生改变，造成疼痛异化，加重疼痛。疼痛异化包括痛觉过敏和异常痛觉。痛觉过敏是指对伤害性刺激敏感性增强和反应阈值降低，即正常疼痛刺激诱发更加强烈的疼痛感觉。异常痛觉是指对非伤害性刺激引发伤害性反应，即正常非疼痛刺激诱发的疼痛感觉。

【诊断】

疼痛评估是规范治疗疼痛的最关键步骤。评估包括客观地收集患者疼痛的情况，以及对患者主观的疼痛叙述加以辨别。主观资料包括疼痛部位、时间、性质、程度、诱发因素及起病情况、发作规律、伴随症状、影响疼痛的因素、既往采用的止痛方法及效果。客观资料包括生命体征、非言语交流、体语、躯体姿势、声音、情绪、疼痛对患者生活形态的影响。

疼痛评估工具包括单维疼痛评估工具、多维疼痛评估工具、认知功能障碍老人疼痛评估工具。单维评估工具包括数字评分法（numerical rating scale，NRS）、视觉模拟评分法（visual analogue scale，VAS）、面部表情图、文字描述评分法（verbal descriptor scale，VDS），这些工具已被证实适用于老年人，甚至是作为轻度、中度认知功能障碍老人疼痛的有效评估工具。疼痛的多维评估工具可对疼痛进行多方面的评估，包括疼痛程度、部位、功能影响、活动能力、情绪及社会参与，工具主要包括老年疼痛测量（geriatric pain measure）、简易疼痛量表（the brief pain inventory）和McGill疼痛问卷（McGill pain questionnaire，MPQ）。

1. 文字描述评分法（VDS）

将描绘疼痛强度的词语通过疼痛测量尺图形或数值来表达，容易为患者所理解和使用（图3-19）。

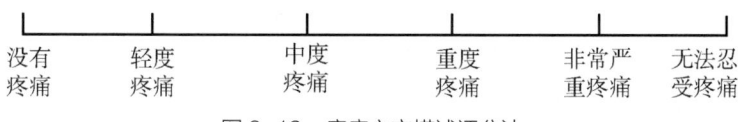

图3-19 疼痛文字描述评分法

2. 数字评分法（NRS）

用0~10的刻度标示出不同程度的疼痛强度等级，"0"为无痛，"10"为最剧烈疼痛，"4"以下为轻度疼痛，"4~7"为中度疼痛，"7"以上为重度疼痛，适用于疼痛治疗前后效果测定对比（图3-20）。

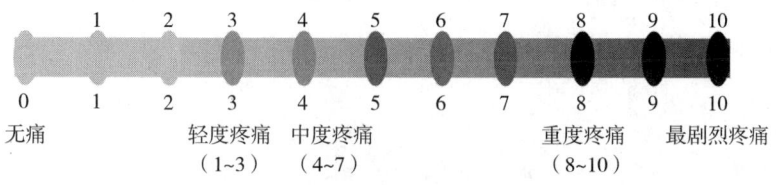

图3-20 疼痛数字评分法

3. 面部表情图

面部表情图由六张从微笑或幸福直至流泪的不同面部表情组成，适用于交流困难者，如儿童（3~6岁）、老年人、意识不清或不能用言语表达的患者（图3-21）。

 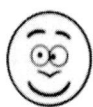 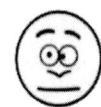  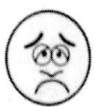 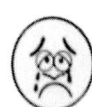

图3-21 疼痛面部表情图

4. 视觉模拟评分法（VAS）

一条长100 mm的标尺，一端标示"无痛"，另一端标示"剧痛"。患者根据疼痛的强度标定相应的位置，评估者根据患者所标位置估计其疼痛程度。使用灵活方便，适用于任何年龄段的患者（图3-22）。

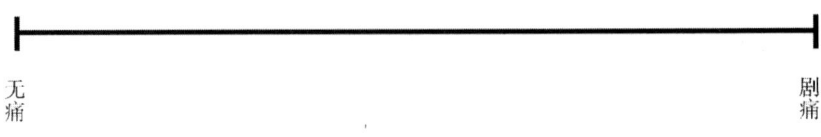

图 3-22　疼痛视觉模拟评分法

【治疗】

疼痛治疗是指使用药物或非药物措施缓解或减轻疼痛至可接受程度。关于慢性疼痛，到目前为止还没有根治的方法，只能不同程度地缓解症状。慢性疼痛治疗的目的不是达到完全无痛状态，而是通过控制疼痛达到患者可耐受的合理水平，注重患者身体的功能恢复，帮助患者恢复到正常的生活状态。老年人慢性疼痛病因复杂、多样（图3-23），其治疗是一个长期、持续的过程，应遵循标本兼治、多病因照顾、综合治疗的原则。目前，慢性疼痛的治疗主要包括药物、康复、理疗、锻炼、心理治疗以及微创技术等多种方法。

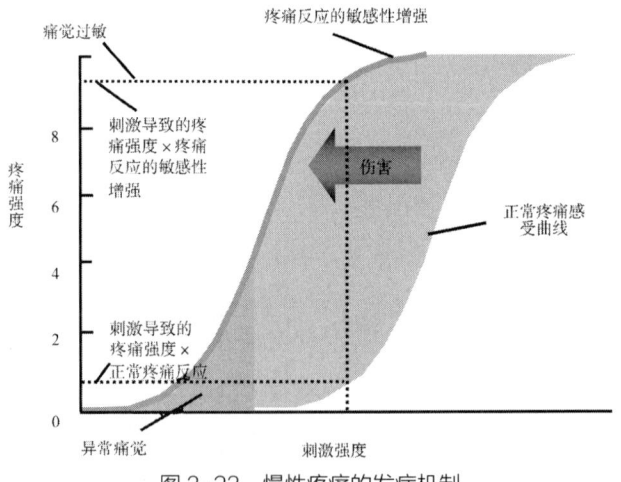

图 3-23　慢性疼痛的发病机制

1. 药物治疗

药物治疗是临床治疗疼痛最常用的方法，也是首选方法，包括阿片类药物、弱阿片类和非阿片类镇痛药。药物治疗要遵照WHO推荐的药物治疗原则：口服、按时、按阶梯、个体化给药、注重具体细节。核心是按时给药和按阶梯给药，通过正确的药物、正确的剂量和正确时间的合理用药，达到用最小的剂量取得最好的止痛效果及最小不良反应的目的。大量文献证实，相对年轻人而言，应考虑到由于老年人对药物的代谢和清除能力的改变，以及因并存多种疾病而同时服用多种药物的配伍所导致药代动力学和药效学的改变。

（1）口服原则：口服为最常见的给药途径。对不宜口服者可选用其他给药途径，如患者自控镇痛、注射，较方便的方法有透皮贴剂等。

（2）按时原则：有规律地按时给予，下一剂量的给予应在前一剂量药效完全消失之前，这样才能连续不断地解除疼痛。

（3）按阶梯原则：根据疼痛程度选择不同强度的止痛药物。WHO推荐的最经典的三阶梯止痛原则如下。

①第一阶梯：轻度疼痛可选用非甾体抗炎药（nonsteroidal anti-inflammatory drugs，NSAID）。此类药物存在最大有效剂量（天花板效应，即此时增加止痛药物的剂量并不会增加止痛效果，只会加重药物的副作用）的问题。常用的非甾体抗炎药包括布洛芬、双氯芬酸、对乙酰氨基酚、吲哚美辛、塞来昔布等。该类药物主要用于头痛、肌肉痛、关节痛等。

②第二阶梯：中度疼痛可选用弱阿片类药物，并可合用非甾体抗炎药。弱阿片类药物也存在天花板效应。常用的弱阿片类药物有可待因、曲马多等。

③第三阶梯：重度疼痛可选用强阿片类药物，并可合用非甾体抗炎药。无天花板效应，但可产生耐受，需适当增加剂量以克服耐受现象，极少产生成瘾性。常用的强阿片类药物有吗啡片、美菲康（吗啡缓释片）、美施康定（吗啡控释片，可直肠给药）、芬太尼等。

（4）个体化给药：根据个体对药物的反应，用能达到效果的最小剂量。

（5）注重具体细节：对使用止痛药者要加强监测，密切观察其疼痛缓解程度和机体反应情况，注意药物联合应用的相互作用，及时采取必要措施，尽可能减少药物的不良反应。

2. 非药物治疗

非药物镇痛措施是指通过治疗、活动或体验帮助患者缓解身体和心理上的疼痛症状。非药物止痛的方法作为药物治疗的辅助措施是非常有价值的，可减少止痛药物用量，改善患者健康状态，但非药物止痛不能完全替代药物治疗。

（1）物理治疗：主要包括冷疗、热疗、电磁波疗法、经皮神经电刺激、激光疗法、针刺疗法等。①冷疗和热疗：冷疗可消肿；热疗可增加局部供血，解除肌肉痉挛。这些疗法可降低神经系统的传导速度，减轻疼痛。②针刺疗法：针刺疗法可刺激机体产生内啡肽和脑啡肽，刺激粗大的神经纤维产生冲动，减少和阻断细小神经传导的疼痛感。③经皮神经电刺激：最明显的治疗作用是止痛，其原理不是十分清楚，有人认为它符合疼痛的"闸门控制学说"。④激光疗法：激光对生物组织有五种基本效应，即热效应、压强作用、光化效应、电磁场作用和生物刺激作用。这五种效应是引起生物组织发生形态和功能改变的原因，可治疗神经性头痛和骨关节炎。

（2）心理治疗：主要包括认知行为疗法、放松疗法、暗示和催眠疗法、安慰剂疗法等。①认知行为疗法：是一种心理治疗方法，试图将心理社会及行为因素与躯体因素结合起来。它结合了疼痛患者的既往学习经历，将其作为他们现在的信念、评价、期望及心境的基础，并利用行为原理强化。②放松疗法：放松疗法可有助于降低紧张感，有重点地放松身体某个部位，有助于缓解短时锐痛，包括分散注意力、与他人交谈、听音乐、看电视，放松技术有深呼吸、打哈欠、腹式呼吸等方法。③暗示和催眠疗法：暗示对疼痛的影响很大，通过暗示可提高或降低疼痛阈值；使用良性暗示性语言，可减轻疼痛症状。催眠疗法是一种心理治疗，它是运用一定程序的诱导（如放松、单调刺激、集中注意力、想象等），使被催眠者进入催眠状态；在深度睡眠下，被催眠者会有认知改变、痛觉丧失和麻痹瘫痪等表现。④安慰剂疗法：是指对患者使用无活性药物，患者因为对治疗有效性有预期而感觉疼痛得到缓解。

（3）运动疗法：近年，运动疗法逐步被证实能有效缓解部分慢性疼痛，如针对老年骨质疏松症的疼痛问题，目前常用的运动方法有太极拳、瑜伽等。

（4）微创介入治疗：一般用于药物及物理治疗效果不佳的慢性顽固性疼痛，主要包括选择性神经根阻滞术、神经根或神经节脉冲射频镇痛术、椎体后凸成形术、鞘内镇痛装置植入术、脊髓刺激电极植入等；一般根据慢性疼痛的原因和影像学检查选择相应的治疗方式。

【关于疼痛的常见认识误区】

（1）忍受疼痛，不治疗。老年人认为慢性疼痛是衰老的一种正常预期结果，是不可避免、治不好的，服药与不服药都无所谓；忍受疼痛是勇敢的，怕麻烦家人，因此经常强忍着不说出疼痛。北京市老年保健及疾病防治中心的一项调查显示，约有42.9%的患者疼痛不能及时治疗，而采取能忍则忍的办法，直到非就诊不可的地步，这往往使病变发展到无法治愈的程度。另外，有些老年人因为疾病导致感觉功能、认知功能、语言功能等不同程度受损，影响对疼痛的表达。

（2）害怕止痛药成瘾。老年人常担心药物过量成瘾或有副作用而不愿使用止痛药（尤其是阿片类止痛药）。老年人因顾虑而瞒报疼痛或不主动及时陈述疼痛，或不按医嘱服药，常常造成镇痛治疗的时机延迟、剂量不足或者治疗效果下降。

①药物依赖性：药物突然停止时，会出现戒断综合征。不妨碍药物继续使用。

②药物耐药性：随着药物的重复应用，其药效降低，必须增加剂量才能维持止痛效果。不妨碍药物继续使用。

③药物成瘾性：患者渴望用药和想尽办法获得药物。是一种行为表现。多数患者疼痛控制后即停药，即使出现成瘾也可以治疗。

（3）不正规止痛，迷信偏方。有些老年人认为正规医院开的止痛药物副作用大，自行服用所谓的"特效药"或"祖传秘方"，使疾病得不到正规治疗。

【疼痛的日常照护】

（1）保持情绪稳定：老年人可找些力所能及的事情去做，如看书、听音乐、下棋等，使注意力分散。照顾者应多与老年人交流和沟通，使他们感受到被关怀和被肯定，以增强战胜疾病和疼痛的信心。

（2）饮食：饮食宜选用清淡、无刺激的易消化食物，多吃新鲜的蔬菜和水果。

（3）保持大便通畅：养成定时大便的习惯，保持大便通畅，减轻腹胀，以免诱发疼痛。

（4）活动：有的老年人或照顾者错误地认为卧床休息或坐着休息对老年人缓解疼痛最好。事实上，适当的体育锻炼和日常活动可转移老年人的注意力，同时改善情绪，缓解抑郁症状，这对缓解慢性疼痛非常有效。此外，缺乏活动可使老年人日常生活能力下降。因此，有活动能力的老年人应选择适当的活动方式，行动不便者建议使用活动的辅助用具（如手杖、助行器），卧床的老年人应指导床上训练活动，保持正确的活动姿势，这样有利于减轻疼痛。

（5）保证良好的睡眠：创造舒适的睡眠环境，控制不舒适反应的环境因素，如噪声、光线、室温。

（6）学会使用疼痛评估工具。

（7）合理用药：按时用药，不得随意增减，药物（尤其是阿片类药物）需在家中妥善保管。疼痛用药常见不良反应及护理详见表3-6。

表3-6　老年人疼痛用药常见不良反应及护理

不良反应	原因	护理
胃肠道反应	大多数麻醉类止痛药物可引起恶心、呕吐	呕吐后漱口，了解饮食情况，少食多餐，食物多样化，避免过冷过热
呼吸抑制	强阿片类止痛药大剂量使用时可引起呼吸抑制	严密观察患者的神志和呼吸改变，及时报告医生处理
便秘	麻醉类止痛药影响胃肠蠕动，粪质干燥易造成便秘	饮水，进食新鲜的水果和蔬菜。必要时遵医嘱使用助泻剂。增加运动量。双手掌部沿顺时针方向轻揉腹部

（续表）

不良反应	原因	护理
皮肤反应	部分阿片类止痛药（吗啡、哌替啶）偶尔会引起皮肤瘙痒、荨麻疹	停药可好转，做好皮肤护理，用抗过敏药
其他	首次使用或更换止痛药时，容易出现头痛、头晕、站立不稳	切勿独自外出，有头晕、头痛、站立不稳时应立即卧床休息

（8）及时就诊：初次反复出现不明原因的疼痛或慢性疼痛突然加重，伴有头晕、乏力、麻木等症状时，以及服用止痛药效果不佳，或出现不良反应时，应及时就医。

十、失眠

失眠是老年人的常见慢性疾患，已成为严重的医学和社会问题。老年人长期失眠可引起记忆力和机体功能衰老加速，多脏器功能紊乱和免疫功能下降，引发或诱发多种心脑血管疾病，生存质量受到严重影响。

【关于睡眠的基本知识】

通过对睡眠的科学研究，我们发现个体的睡眠呈周期性变化，一般为每晚4~6个周期。每个周期包括两个睡眠时相：第一个时相为非快速眼动睡眠期（nonrapid eye movement sleep，NREM），依次分为4个时期，即第一期（思睡期）、第二期（浅睡期）、第三期（中睡期）、第四期（深睡期）。在每晚的整个睡眠中，NREM占75%~80%，第一期占5%~10%，第二期占50%，第三和第四期占20%。第二个时相为快速眼动睡眠期（rapid eye movement sleep，REM），在每晚的整个睡眠中，REM占20%~25%。

一般健康成年人的睡眠有如下特点：①睡眠是从NREM睡眠开始的；②NREM睡眠和REM睡眠以90 min左右为一个周期交替出现；③慢波睡眠（NREM的第三和第四期）在夜间睡眠开始1/3的时间里占优势，与睡眠开始有关；④REM睡眠在夜间睡眠的后1/3的时间里占优势，与体温的昼夜生物节律周期有关；⑤夜间睡眠的觉醒时间通常不超过夜间总睡眠时间的5%；⑥大多数人的梦境只发生在REM，如在此期被唤醒，则醒后意识清晰，若在NREM睡眠被唤醒，则醒后最初仍感倦怠欲睡。

【老年人的睡眠特点】

年龄是影响睡眠的主要因素。每天的睡眠时间随着年龄的增长而减少，一般来说，新生儿为18～20 h，儿童为12～14 h，青中年为7～8 h，老年人为5～7 h。NREM睡眠随着年龄的增加而明显减少。随着年龄的增长，NREM的第三、第四期睡眠逐渐减少，特别是第四期睡眠，随着年龄的增长呈进行性下降趋势，甚至有些老年人没有第四期睡眠。老年人的REM睡眠稍有减少，但REM睡眠时间及其占总睡眠的百分比与年龄呈负相关。因此，老年人很少或者没有慢波睡眠（尤其是所谓深睡眠），夜间醒觉的次数和时间普遍增加，表现为睡眠维持困难，夜间睡眠不连贯，呈间断性、片段性、睡眠浅的特点，夜间睡眠时间减少，趋于白天打盹。

【失眠与失眠症】

1. 失眠

失眠（或失眠症状），无论在临床上还是在生活中，都是一种非常普遍的临床症状或个体主诉。每个人都在其一生中的某个时期经历过失眠。失眠的个体表现为入睡困难，或睡眠中途易醒来，醒后难以再入睡，或过早醒来，往往还伴有白天症状，如疲劳、倦怠、焦虑、烦躁、抑郁、社会交往不适应、工作生活受到影响等，为此感到烦恼、痛苦。

2. 失眠症

失眠症是一种常见的功能性（非器质性）睡眠障碍，是一种临床诊断。其诊断标准如下：①主诉入睡困难，或难以维持睡眠，或睡眠质量差；②睡眠紊乱每周至少发生3次，并持续1个月以上；③睡眠紊乱引起苦恼或社会、职业等方面的障碍；④睡眠紊乱排除由发作性睡病、与呼吸相关的睡眠障碍、生物节律睡眠障碍等所致；⑤睡眠紊乱排除由重性抑郁症、广泛性焦虑症等精神障碍所致；⑥睡眠紊乱排除由各种躯体疾病、酒精或药物所致。

由失眠症的诊断标准可以看出，失眠作为一种症状，即见于失眠症（原发性失眠症或功能性失眠症），也见于各种精神障碍、躯体疾病、脑器质性疾病、精神活性物质或药物使用等。因此，除了处理所谓的功能性

（非器质性）失眠症外，还要注意由大量各种原因引起的失眠或伴发失眠的情况。

【需要处理的失眠】

既然失眠那么普遍，几乎每个人一生中都体验过失眠，但并不是所有个体遭受失眠都需要处理，那么在何种情况下，失眠才成为一种需要干预的症状呢？

首先，应判断失眠的严重性。失眠的严重性包括两个方面：一是个体的主观感受，只要个体感到失眠已成为其烦恼、痛苦的问题，其失眠就可能需要干预；二是个体的客观表现，只要个体的生活、活动或工作因失眠而受到明显的影响，其失眠就可能需要干预。

第二，判断失眠的频度及持续时间。若个体每周失眠3天或以上，且持续至少1个月，其失眠就可能成为需要干预的问题。

在判断失眠是否需要干预的过程中，有两个值得注意的因素。一是个体实际需要的睡眠时间存在差异，不能用大部分成年人实际需要的睡眠时间7~8.5 h的标准来判断个体是否存在失眠，有些人可能是天生的少睡者或多睡者。二是失眠是主观症状，是个体的主观体验。只有个体主观上感受到失眠，才有可能成为需要干预的症状，而不是其他依据。

【老年人失眠的处理原则】

第一，首先选择非药物处理，如睡眠卫生宣教、失眠的认知行为治疗。若非药物干预效果不好，才考虑合并药物治疗。

第二，合并药物治疗应遵循整体观、个体化原则。因为老年人生理功能普遍减弱，机体对药物的代谢和耐受下降，且一部分老年人往往存在一种或几种疾病，并可能同时在进行相应的药物治疗，在此种情况下应综合考虑疾病情况及药物之间可能的相互作用。

【老年人失眠处理的程序】

1. 一般处理程序

1）科学认识睡眠及老年人的睡眠特点。

第一，应帮助失眠的老年人科学地认识睡眠、了解睡眠，了解老年人的睡眠特点，以避免因对睡眠的错误认识和理解而造成不必要的心理压力与负担,避免由此引发或加重失眠的情况。前文阐述关于睡眠的知识与老年人的睡眠特点就是为此目的。

第二,应帮助失眠的老年人认识到睡眠是一个自然过程,是由个体内部生理节律(通俗地说就是生物钟)来调节控制的,而不是受个体主观意识控制的。其实人体的许多生理功能都是受生物钟调节控制的,如血压、脉搏、呼吸、体温等。但睡眠生物钟尤其特殊与敏感,很容易受个体自我关注的影响而干扰其正常的生物节律,比如越是过分担心失眠、恐惧失眠、主观上刻意控制睡眠过程等,反而越容易引起失眠,加重失眠。睡眠既然是人体内部生理机制自然而然的调控过程,个体无法由主观意识来自主控制,那么我们就应理解、顺应这一规律,不过分关注、焦虑、担心睡眠,或不试图自主控制睡眠,而是以自然而然的态度待之。这样,反而不易失眠,或容易将失眠纠正过来。

第三,应向失眠的老年人说明,睡眠时间(量)是随着年龄的增长而趋于减少的。在老年阶段,睡眠时间(量)的减少是正常的生理变化过程。除此之外,老年人还缺少深睡眠,睡眠较浅,易中途醒来,夜间睡眠不连贯,呈间断性、片段性、睡眠浅等特点。这些现象应视为睡眠在老年阶段的正常变化,不应理解为异常现象或者失眠。因此,老年人有时睡得好一点,有时睡得差一点,可视为正常的现象,不必过分忧虑。

第四,应帮助失眠的老年人认识到,正常人的睡眠也是有起伏变化的,而不是每个晚上都有满意的睡眠,有时1~2个晚上睡眠不好、不满意,甚至失眠,可视为正常的现象。这样做的目的在于减少老年失眠患者对睡眠过分苛刻的要求与关注。减少对睡眠的心理压力,允许自己有时睡得不满意,反而更有利于睡眠。

2)作息规律,培养良好的睡眠卫生习惯。

失眠的老年人往往作息不规律,形成不良的睡眠卫生习惯。为了应对失眠,有些老年人要么晚上提前上床准备睡觉,要么不论白天还是晚上,只要有可能打瞌睡就小睡片刻,比如坐在沙发上看电视、报纸时有困意了就打个盹;要么早上醒来后仍赖床,补补睡眠,尽量让自己多睡一会儿、睡够时间。其实这样反而更容易造成睡眠节律紊乱,加重失眠。因此,要求失眠的老年人调整紊乱的作息，养成作息规律，培养良好的睡眠卫生习惯，即无论晚上睡得好不好、睡眠时间长或短，都应规定自己：早上按时起床（一般天亮了就起床），不赖床；上午和下午避免打瞌睡（如躺在床上或沙发上打瞌睡）；晚上不那么早上床睡觉，可适当推迟，如推迟至晚上十点半或十一点左右。若有午睡习惯，可以试着午睡，但不要要求自己一定睡着，以心静为主即可；午睡若能睡着，睡眠时间可规定在1 h左右，以免影响晚上睡眠。这样坚持3~5天或1周左右，就会形成作息规律和良好的睡眠卫生习惯，从而改善睡眠，提高睡眠质量与睡眠效率。

3）形成健康的生活习惯。

（1）避免偏咸、多荤及油腻的饮食：养成清淡、偏素的饮食习惯，有利于身体健康，从而有利于睡眠的改善。

（2）戒烟，或不抽烟：烟草的主要有害成分是尼古丁，尼古丁是中枢神经系统兴奋剂，易造成入睡困难和睡眠维持困难。有烟瘾或经常因抽烟而失眠的老年人一定要戒烟。戒烟可采用循序递减的方法，比如原先每天需抽1包香烟，则戒烟的方式为开始的1~2周每天抽19支，接下来的1~2周每天抽18支，以此类推。建议用本子每天记录。

（3）戒酒，或不饮酒：饮酒会引起失眠，特别是罹患酒瘾者。酒精是中枢神经系统抑制剂，容易引起睡眠紊乱。睡前饮酒可以加速入睡，并使人在前1/3的睡眠时间进入熟睡阶段。然而，酒精对睡眠总的效果是使睡眠紊乱，使睡眠被干扰、睡眠时间缩短。个体睡觉前大量饮酒，睡眠会加深，但睡眠维持困难，前半夜的REM睡眠被抑制，而在后半夜发生REM睡眠反跳、梦境增多、易早醒。因此，虽然饮酒有助于失眠者减轻焦虑而更容易入睡，但会对个体睡眠的连续性与维持造成明显损害，且增加患酒瘾的风险。把睡前饮酒作为助眠的方法不可取。个体为避免社交性饮酒对晚上睡眠造成不良影响，最好在睡前4~6 h避免饮酒。对有酒瘾的老年人来说，要改善睡眠，首先应戒酒、停止饮酒。戒酒瘾较为困难，可采用循序渐进的方式，即在饮酒频度、饮酒量这两个方面逐步减少，或采取精神专科住院戒酒方式。

（4）不饮茶或咖啡：茶叶、咖啡中含有咖啡因。咖啡因是中枢神经系统兴奋剂。个体服咖啡因，通常在服后1 h内达到高峰浓度，其半衰期因人而异，一般为3～7 h。咖啡因对个体睡眠有明显影响，可以明显延迟入睡潜伏期和增加夜间醒来的次数及时间、减少总的睡眠时间和慢波睡眠，损害主观睡眠质量，且这种损害与剂量有关。失眠的老年人建议最好不饮茶或咖啡；若有饮茶、饮咖啡的习惯，或偶尔想品尝一下，可在上午或下午早些时候饮用，至少在睡觉前4～6 h不饮用。

4）养成规律、适当运动锻炼的习惯。

生命在于运动，老年人要培养爱运动的习惯。适当运动锻炼，不但可以增强老年人的体质，还可分散、转移老年人对烦心事情、各种功能性躯体异常感觉的过度关注，缓解焦虑、抑郁情绪，改善睡眠。老年人由于生理功能减退，或者伴有各种不同的疾病，更应注意科学地运动锻炼。运动锻炼讲求科学运动、有氧运动、适量运动、按自我情况去做运动。比如，运动前要舒活筋骨、做好热身活动，以免造成运动拉伤、扭伤、跌倒等；可采用散步（采用循序渐进的方式，比如逐步增加散步时间、增加步速），或游泳，或慢跑的方式进行有氧运动；运动适量，不进行短时间、高强度的剧烈运动，以不感觉到疲劳为标准；有些老年人罹患某些疾病，应根据疾病情况采取相应的方式与强度进行运动锻炼。

2. 特殊处理程序

1）心理咨询与心理治疗。

一部分老年人的失眠，实则为心理应激、心理困扰，或心理障碍的外在表象。但此种情况，往往经由专业、具有一定临床经验的精神科医生或临床心理咨询医生方能识别。若某些失眠老年人失眠问题长期得不到有效缓解或解决，应注意其心理症结。若为此种情况，则应针对心理症结进行心理咨询与心理治疗，方可从根本上改善失眠症状。心理咨询与心理治疗强调个体化原则，这就需要家人陪同老年人就诊，到精神科、心理咨询或心理治疗机构寻求专业帮助。

2）药物治疗。

除上述处理方法外，老年人若出现比较严重、长期的失眠，且个体感到极为烦恼或痛苦，或为精神障碍（如抑郁症、焦虑症）伴发的失眠等情况，往往还需要使用调节情绪、睡眠的药物，即往往需要联合使用抗抑郁药物与安眠药物等进行治疗。在使用药物治疗时，应考虑老年人的生理特点、个体对药物的反应，及有无合并其他疾病的情况，综合考虑治疗方案。

（1）抗抑郁药物：失眠的老年人，往往伴有不同程度的焦虑、抑郁，或者失眠为抑郁症、焦虑症或其他精神障碍的伴随症状。因此，单纯使用安眠药物效果往往不好，需要抗抑郁药物与之联合使用。近年来，新型抗抑郁药物已在临床上普遍使用，相对于传统的三环类抗抑郁药物，它副作用更少，更安全，使用更为方便。下面列举几种抗抑郁药物。

① 氟伏沙明：抗抑郁作用疗效确切，对睡眠节律有调节作用，能促进睡眠。50 mg/片，一般1天2次，每次50 mg。

② 舍曲林：抗抑郁作用疗效确切，对肝脏细胞色素P450酶抑制作用弱，故很少与其他药物发生相互作用。50 mg/片，一般1天2次，每次50 mg。

③ 米氮平：除抗抑郁作用外，还有较强的镇静和抗焦虑作用，但有增加体重的副作用。30 mg/片，一般晚上服用，有效剂量通常为15~45 mg。

（2）安眠药物：目前临床上最普遍使用的安眠药物为苯二氮卓类药物。苯二氮卓类药物的药理作用包括抗焦虑作用、镇静催眠作用、抗惊厥作用和骨骼肌松弛作用等。应用于治疗失眠时，使用苯二氮卓类药物有一些原则，即小剂量使用、间断使用、必要时使用，目的是避免苯二氮卓类药物的耐受性、依赖性与成瘾性。下面列举几种常用的苯二氮卓类安眠药物。

① 阿普唑仑：具有一定的抗抑郁作用。半衰期为6~20 h，0.4 mg/片，若晚上入睡困难，可临时予0.2~0.8 mg口服。

② 舒乐安定：对中枢性肌肉松弛作用较弱。半衰期为10~24 h，1 mg/片，若晚上入睡困难，可临时予0.5~2 mg口服。

③ 氯硝安定：在苯二氮卓类药物中，药理作用最强，对严重入睡困难、睡眠维持困难的患者效果好，但该药的中枢性骨骼肌松弛作用较强，个别患者应注意防跌倒。半衰期为20~40 h，2 mg/片，若晚上入睡困难，可临时予0.5~2 mg口服。

【临床上不同类型老年人失眠的处理方法】

无论何种类型的失眠，均应遵循老年人失眠的处理原则与程序来处理。以下就常见老年人失眠类型的处理要点做简要介绍，供参考。

1. 脑器质性疾病

老年阶段，脑部器质性疾病的发病率增多。多种脑器质性疾病，如脑部血管性疾病（脑部血管缺血、梗死，或出血）、不同程度的认知障碍性疾病、脑外伤、颈椎骨质增生造成的脑供血不足或神经压迫等，常出现或伴有失眠。而长期的高血压病、糖尿病等躯体疾病常导致脑部微血管病变。因此，失眠的老年人，应行头部CT或MRI+增强及必要的实验室检查、认知功能检查（如智力测验、记忆测验），以明确是否患有脑器质性疾病。老年人脑器质性疾病常伴有抑郁、焦虑、失眠，在处理原发病的同时，需要联合使用抗抑郁药物与安眠药物。

2. 躯体疾病

进入老年期，生理功能逐步减退，各种躯体疾病也随之增加，并且伴随不同程度的各种躯体不适主诉（如慢性疼痛、乏力、胃肠功能障碍等），这些躯体疾病往往是慢性疾病，需要长期进行综合治疗。长期慢性躯体疾病，以及由此带来的对老年人日常生活及社会功能的不良影响，也常导致失眠的发生。老年人的长期慢性躯体疾病常伴有抑郁、焦虑、失眠，在针对原发病进行处理的同时，需要抗抑郁药物与安眠药物的联合使用。但安眠药物的使用需要谨慎，如果存在呼吸系统慢性疾病，例如慢阻肺、呼吸衰竭等，就不能使用苯二氮䓬类安眠药物。

3. 精神活性物质（酒精、烟草）

有烟瘾、酒瘾的患者往往伴有长期、慢性失眠，延续至老年阶段，失眠也常会更为严重、痛苦。面对此种情况，首先要戒烟、戒酒。向老年人耐心解释为何要戒烟、戒酒，一般采用循序递减方式来戒除，同时根据老年人焦虑、抑郁及失眠的情况，选择抗抑郁药物和/或安眠药物进行相应处理。

4. 各种精神障碍

老年期，随着生理心理功能的衰退、减弱，罹患各种精神障碍的概率亦相应增加。老年期抑郁症、老年期焦虑症在老年人群中是比较常见的老年期精神障碍，除具有相应的抑郁、焦虑的主要临床特征外，失眠是最为常见的伴随症状。此种情况，往往需要到精神专科就诊，进行门诊或住院后的系统治疗，需要抗抑郁药物和/或安眠药物进行相应处理。

5. 退休及老年生活的适应困难

老年阶段，退出职场，恢复以家庭生活、日常生活为主，因此面临着身份、角色的变化与调适。一部分老年人未能很好地进行调整，出现心理困扰，以及烦躁、忧虑、抑郁、失眠等身心症状。此种情况，往往需要心理咨询与心理治疗，必要时需要抗抑郁药物和/或安眠药物进行治疗。

6. 婚姻、家庭

一部分老年人可能因多年的婚姻不幸或丧偶、独居、空巢而出现失眠。也有一部分老年人与子女一起生活，家务、生活习惯或孙辈抚养教育等分歧也会引起家庭矛盾，导致老年人情绪紊乱，产生失眠、躯体不适等各种身心症状。此种情况，同样需要有针对性的心理咨询与心理治疗，必要时需要抗抑郁药物和/或安眠药物进行治疗。

7. 由老年前期延续而来的慢性失眠

有一部分失眠的老年人，早在中年、青年甚至青少年阶段就深受失眠之苦。此种情况的老年人往往是多年慢性失眠，呈间歇性，时轻时重，常多年就诊，采用过多种方法治疗失眠，包括服用多种安眠药物或中药、针灸等治疗，而且效果不好，延续至老年阶段。此种情况，需要细致、耐心地综合评估老年人的失眠情况，包括作息习惯、生活习惯、对睡眠的认识与态度、躯体情况、药物治疗情况、心理社会因素等，有针对性地进行心理辅导及适当给予抗抑郁药物和/或安眠药物治疗。

（王厚亮）

第四节 · 老年人压疮的预防与处理

压疮是一个突出的全球性健康难题。随着年龄增长，老年人压疮易感性显著增加。长期居家的老年人更因衰老、并发慢性病、自理能力下降等，成为压疮发生的高危人群。受我国社会医疗保障体系及传统文化的影响，绝大多数老年人在家中接受照顾。随着人口老龄化发展加速，居家压疮患病率有逐渐增加的趋势。据文献报道，国外社区护理中心的压疮患病率为6.8%～15%，而国内家庭护理的长期卧床患者的压疮发病率高达20%～50%。压疮严重影响了老年人的生活质量，增加了死亡率且造成巨大的医疗卫生资源浪费，给家庭和社会带来了沉重的负担。

一、压疮的基本知识

1. 压疮的定义

压疮，俗称褥疮，另有"压力性溃疡""受压溃疡"等说法。国际上主要有三大权威组织对压疮进行定义。美国国家压疮专家咨询小组（National Pressure Ulcer Advisory Panel，NPUAP）于2007年将"压疮"定义为"局部皮肤和/或皮下组织的局限性损害，常发生在骨突处，是压力或者压力混合剪切力和/或摩擦力综合作用的结果"。2009年，NPUAP联合欧洲压疮专家咨询小组（European Pressure Ulcer Advisory Panel，EPUAP）给出的定义为"局部皮肤和/或皮下组织的局限性损害，常发生在骨突处，是压力或者压力混合剪切力综合作用的结果"，在此定义中省略了摩擦力的综合作用。2012年，泛太平洋地区压力性损伤联盟（Pan Pacific Pressure Injury Alliance，PPPIA）提出了"压力性损伤"的新概念，将它定义为"局部皮肤和/或皮下组织的局限性损害，常发生在骨突处，是压力或剪切力和/或摩擦力综合作用的结果"，这一概念更能准确反映压疮发生的原因和后果，并突出了大部分压力性损伤是可以预防的性质。

2. 压疮的分期

目前国际最常用的压疮分期系统为NPUAP联合EPUAP在2009年制定的，它将压疮分为Ⅰ期、Ⅱ期、Ⅲ期、Ⅳ期、不可分期及可疑深部组织损伤。

（1）Ⅰ期：无法消退泛红的完好皮肤（图3-24）。

皮肤完好，伴有局部无法消退的红色，一般在骨突位置，皮肤的颜色可能和周围皮肤不同，与邻近组织相比，该部位可能出现疼痛、坚硬或柔软、皮温升高或变凉。深色皮肤可能没有明显的发白改变，且Ⅰ期在深肤色的人中可能难以察觉。

（2）Ⅱ期：部分皮层缺失或出现水疱（图3-25）。

真皮的部分皮层缺失，表现为一个开放性的浅表溃疡，伴有红色、粉红色伤口床，但无腐肉或淤伤，也可能表现为一个完整或开放/破裂的浆液或含血的浆液水疱。

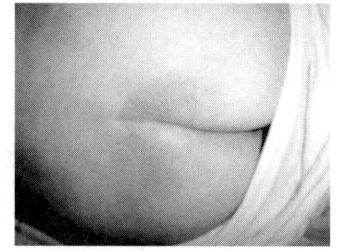
图3-24　Ⅰ期压疮

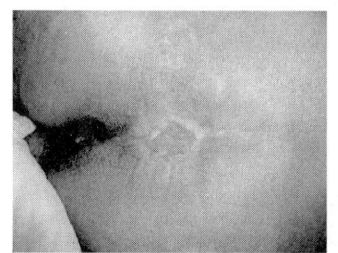
图3-25　Ⅱ期压疮

（3）Ⅲ期：全层皮肤缺损（可见脂肪组织）（图3-26）。

全层皮肤缺损，皮下脂肪组织可能呈现，但骨骼、肌腱或肌肉未见外露，可能存在腐肉、潜行和窦道。由于鼻梁、耳部、枕部及足踝处没有（脂肪）皮下组织，因此这些部位的Ⅲ期压疮可能是浅表溃疡。相比之下，脂肪明显过多的区域的Ⅲ期压疮可能是非常深的溃疡，但未见或不能触及骨骼、肌腱或肌肉。

（4）Ⅳ期：全层组织缺损（可见肌肉/骨骼）（图3-27）。

全层组织缺损伴有骨骼、肌腱或肌肉外露，可能存在腐肉或焦痂，通常有潜行和窦道。由于鼻梁、耳部、枕部及足踝处没有（脂肪）皮下组织，因此这些部位的Ⅳ期压疮可能是浅表溃疡。Ⅳ期压疮可延伸至肌肉和/或支撑结构（如筋膜、肌腱或关节囊），可能导致骨髓炎。

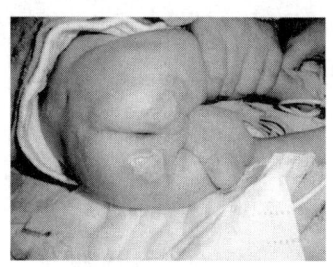
图3-26　Ⅲ期压疮

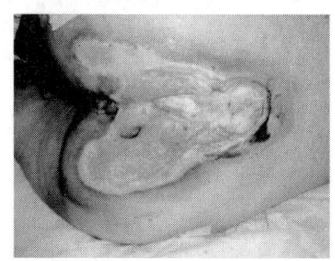
图3-27　Ⅳ期压疮

（5）不可分期：全层皮肤或组织缺损——深度未知（图3-28）。

全层组织缺损，但伤口基底的真正深度被腐肉（黄色、棕褐色、灰色、绿色或棕色）和/或焦痂（棕褐色、棕色或黑色）完全隐藏。只有去除足够多的腐肉或焦痂，伤口基底外露，才能确定压疮的真正深度，确定分期Ⅲ期或Ⅳ期。足跟部稳定的焦痂（干燥、粘附紧密、完整但没有发红或者波动感）可以作为人体自然的（或生物学的）屏障，不应去除。

（6）可疑深部组织损伤：不可知的深度（图3-29）。

由于潜在的软组织受压力和/或剪切力损伤，局部区域的完整皮肤颜色改变为紫色或暗紫色或有血疱形成。与邻近组织相比，该部位的组织可能出现疼痛、坚硬或柔软、浓稠状或软绵状、皮温升高或变凉。在深肤色的人中可能难以察觉。进一步发展可能有薄水疱在深色的伤口床，可能被一层薄的焦痂覆盖。即使进行治疗，也可能迅速发展至多层组织暴露。

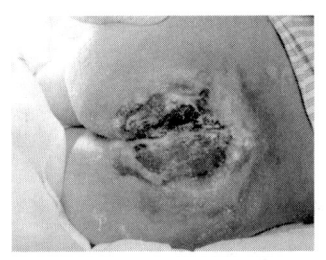 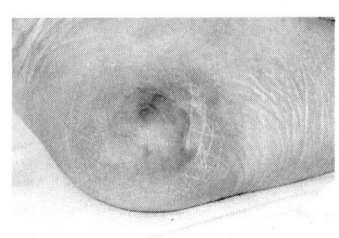

图3-28　不可分期压疮　　图3-29　可疑深部组织损伤压疮

3. 压疮的危险因素

老年人压疮的危险因素主要有年龄、性别、营养不良、跌倒、活动能力减退等。长期照护设施（如气垫床）缺乏是居家或养老机构老年人压疮发生的常见危险因素。此外，老年人合并患有各类慢性病，如糖尿病、白内障、肾功能不全、周围血管疾病等也与压疮的发生高度相关。

4. 引起压疮的原因

压疮是由于压力与剪切力和/或摩擦力多因素影响和共同作用引发的缺血缺氧性损伤，是一个复杂的病理过程。引起压疮的主要原因是压力，过度的压力作用于皮肤，导致皮肤发生病理变化，损伤程度与压力的强度、压力持续作用的时间及组织的耐受性有关。当压力和剪切力并存时，压疮发生的危险会更大。

5. 压疮的好发部位

压疮通常好发于骨突处，包括枕部、肩胛骨、肘部、骶骨、坐骨、足跟、颌、髂前上棘、股骨转子、膝、胫前、踝部等。

二、压疮的预防

压疮的预防胜于治疗。

（一）识别压疮发生的高危人群

所有卧床及限制于轮椅，或自行变换体位能力受损，皮肤完整性改变，年龄超过65岁的人都应视为压疮发生的高危人群，需采取预防措施。

（二）减轻局部压力与剪切力

1. 定时翻身：间歇解除身体各部位的压力

间歇性解除压力是预防皮肤长时间受压的主要措施，翻身时间一般为2 h，但长期卧床者可通过评估其皮肤及全身情况来调整翻身的间隔时间：2 h翻身时如皮肤出现可见性充血反应在15 min内能消退则认为皮肤可以承受2 h的压力；如15 min内皮肤发红不消退，翻身时间应缩短至1 h或更短。

2. 保持正确的体位

不论采取何种体位，注意维持人体正常的解剖位置及生理功能。可采取平卧位、侧卧位、30°斜侧卧位、半俯卧位、俯卧位，要因人而异确定体位改变的方式及频率，使用辅助减压设备（如软枕或软垫）帮助减压及摆出正确的体位。

3. 使用减压装置

减压装置根据作用部位一般分为两种，一种是局部减压装置，另一种是全身性减压装置。

（1）局部减压装置。

局部减压装置主要用于人体局部的某个或某几个骨突处的减压，常使用在枕部、肘部、骶尾部、足跟部。各种不同的局部减压装置材质也不同，常见的有软枕、软垫、水垫、泡沫或海绵减压垫、啫喱垫、充气坐垫等,也有自制的减压装置。值得注意的是,以往临床经常使用的气垫圈已不建议再使用,特别是一些水肿、瘫痪的老年人应避免使用,主要是因为气垫圈在使用过程中会导致局部血液循环障碍加重,不仅不能降低压疮的发生,而且会导致压疮发生的风险增高。

(2)全身性减压装置。

全身性减压装置主要用于全身性的减压,包括各种静态减压床垫(如静态充气床垫、水垫、凝胶垫、海绵垫)和动态减压床垫(如气垫床、低压气浮床垫、电动持续两侧翻身床、悬浮床)。

(三)加强皮肤护理

(1)定时检查全身的皮肤状况,尤其是骨突受压处的皮肤。

(2)皮肤过于干燥时,可适当给予不含香精的温和的润肤霜。

(3)持久排汗,如自主神经紊乱,可使用吸收性强的材料改善局部湿度,避免使用爽身粉,因为粉聚集在皮肤皱襞可以引起额外的皮肤损伤。及时更换潮湿的衣服与床单、清洁皮肤,保持皮肤的清洁干爽,以预防压疮的发生。

(4)当患者大小便失禁时,注意清理大小便,及时清洁皮肤,保护局部皮肤免受大小便的刺激。清洗及擦拭时注意动作要轻柔,避免损失皮肤。

(5)研究表明,使用赛肤润液体敷料(图3-30)能有效预防压疮,可外涂在骨突受压处的皮肤。大小便失禁的老年人肛周皮肤无破损时,也可外涂赛肤润保护肛周皮肤。根据情况也可选择透明贴敷料(图3-31)或泡沫敷料(图3-32)进行压疮预防。

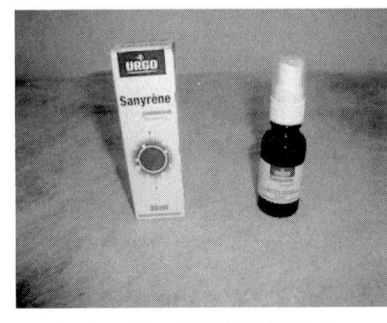

图 3-30 赛肤润液体敷料

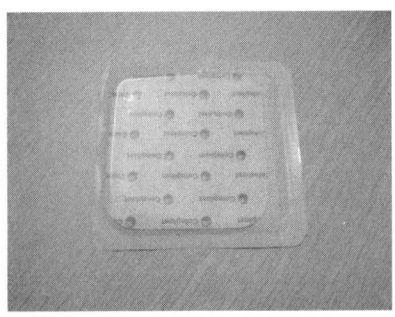

图 3-31 透明贴敷料

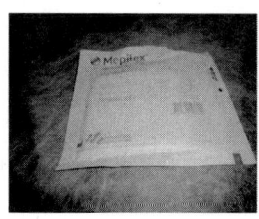 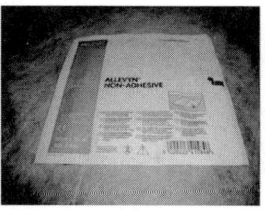 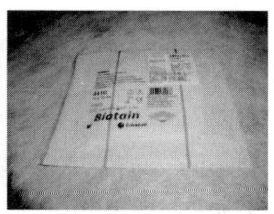

图 3-32　各类泡沫敷料

（四）增加营养

营养不良是压疮发生的危险因素之一，应积极改善人体的营养状况，保证充足的热量和蛋白质的摄入。

（五）健康教育

对长期卧床或坐轮椅的压疮高危老年人而言，及时正确的评估是预防压疮的必要条件，应根据评估结果采取有效的预防措施。社区医务工作者应对居家压疮高危人群及家属进行健康教育，指导识别压疮高危人群，定时翻身，采取正确的体位，选择并正确使用合适的减压装置，保护皮肤，增加营养，发现皮肤问题时应及时就医。

三、压疮的治疗

（一）伤口评估

1. 整体评估

整体评估包括皮肤受损的内在因素和外在因素。评估年龄、营养及局部血供情况，活动能力、移动能力及感觉是否存在障碍，损伤局部是否存在压力或剪切力或摩擦力或潮湿刺激。

2. 局部评估

局部评估包括伤口所在位置、组织损伤程度、伤口所处阶段、伤口大小、有无潜行和窦道、伤口基底组织、伤口渗出液、伤口边缘及周围皮肤状况、伤口有无感染和疼痛。伤口持续时间是影响伤口愈合的因素。

（二）伤口处理

1. Ⅰ期压疮

（1）局部可以不用任何敷料，注意翻身减压，观察局部变化。

（2）减小局部压力、剪切力与摩擦力，局部皮肤可给予透明薄膜、薄的水胶体敷料或赛肤润，观察局部皮肤颜色的变化。

2. Ⅱ期压疮

（1）水疱：局部消毒后，在水疱的最下端刺破水疱放出液体，外用无菌纱布覆盖或使用优拓敷料。

（2）浅层溃疡：渗液较少时，可用薄的水胶体敷料，根据渗液情况2～3天更换一次；渗液中等或较多时，可用厚的水胶体敷料或泡沫敷料，3～5天更换一次。

3. Ⅲ期压疮

（1）清除坏死组织。

（2）控制感染。

（3）做好渗液管理：根据伤口愈合不同时期渗液的特点，进行伤口渗液管理，可选择适当的敷料，也可使用负压治疗，主要目的是达到伤口液体平衡。

（4）伤口潜行和窦道的处理：在伤口评估时，如果发现伤口内有潜行或窦道，一定要仔细评估潜行的范围及窦道的深度，在肛门附近的伤口要检查是否有瘘管的存在。

（5）足跟部伤口的处理：由于足跟部组织的特殊性，往往伤口的颜色不够鲜红而误以为是伤口内坏死组织，应避免过度清创。

4. Ⅳ期压疮：同Ⅲ期压疮的处理原则

5. 不可分期压疮：同Ⅲ、Ⅳ期压疮的处理原则

先清除伤口内的焦痂和坏死组织，暴露基底组织后再确定分期。

6. 可疑深部组织损伤压疮

（1）减压：解除局部压力与剪切力，同时减少摩擦力。

（2）伤口处理：局部皮肤完整时给予赛肤润，避免大力按摩，注意观察局部皮肤变化情况。

（龙小芳）

第五节 老年人营养指导

营养不良指能量、蛋白质和其他营养素缺乏或过剩（或失衡）的营养状况，它对机体形态、机体功能和临床结果产生可观察到的不良反应，包括营养不足和营养过剩（超重、肥胖）。老年人由于器官功能衰退、疾病困扰及心理原因，普遍存在着营养风险或营养不良等问题，尤其是住院老年人。2012年，中华医学会肠外肠内营养学分会老年营养支持学组组织的全国老年住院患者的营养调查结果显示，具有营养不良风险的老年患者达49.70%，已发生营养不良者为14.67%。唐大年等对北京医院住院的2 517例老年患者（≥65岁）进行营养风险筛查，结果显示营养风险发生率为28.2%。方仕等的研究显示≥60岁老年患者营养风险的发生率为46.3%，远高于18~59岁患者的33.5%。

一、老年人营养不良的特点

（一）老年人与消化吸收有关的生理特点

1. 代谢功能降低

基础代谢是人维持体温、心跳、血压、呼吸等基本生命活动所需的能量。基础代谢随着年龄增长而降低，老年人与中年人相比降低了10%~20%。原因主要有：老年人肌肉占体重比比壮年期减少了40%以上，骨密度降低，骨总矿物质减少，影响了基础代谢；机体单位质量组织的合成代谢降低、分解代谢增高；老年人脂肪组织占总体重的比例增加。

2. 人体组成成分改变

（1）细胞量下降：突出表现为肌肉组织的质量减少而出现肌肉萎缩。由于能量代谢主要由瘦体组织产生，随着年龄的增加，每千克体重所产生的基础代谢率（basal metabolic rate，BMR）随之下降，而其他一些半蛋白质组织也减少。体细胞的全面减少导致储备能力下降，以致无法满足疾病状态下机体的需求。

（2）总体水量减少：女性从30岁到80岁总体水量减少17%，男性则减少11%；主要是细胞内液减少，细胞外液则保持相对恒定，主要与瘦体组织减少（其中73%为水分）有关。

（3）骨组织矿物质减少，骨密度降低：一般来说，30~35岁时骨密度达到峰值，随后逐渐下降，至70岁时可降低20%~30%，尤以绝经期妇女骨密度降低明显。

3. 器官功能下降

随着年龄的增长，人体各内脏器官（如脑、心、肺、肝、肾、胃、肠）的功能均呈现不同程度的下降。因此，老年人的免疫力和抵抗力下降，疾病的易感性增加。

（二）老年人营养不良的常见原因

1. 营养不足

导致老年人营养不足的原因是多方面的，包括生理、社会、心理等因素。

（1）生理因素：随着年龄的增长，老年人出现生理上的退行性改变，包括活动能力、口腔问题、感官功能（如味觉、视觉、嗅觉功能）减退，胃黏膜变薄，胃细胞功能下降，胃肠消化液分泌减少，牙齿脱落（即咀嚼能力不好），影响食物的消化与吸收。

（2）社会因素：社会因素与老年人营养不良息息相关，如社会层次、经济收入水平、受教育水平等。

（3）精神因素：老年人易产生不良情绪（如忧郁、焦虑、恐惧、孤独感）、睡眠减少，它们均可引起胃肠道蠕动功能减退，影响其对食物的消化吸收。

（4）疾病和药物因素：老年人多患有疾病，尤其是慢性疾病。疾病状态下患者摄入减少，消化及吸收不良，营养物质中间代谢改变，营养素丢失增加，营养素需要量增加，营养消耗增加。另外，老年人由于患有慢性疾病，需服用多种药物，很多药物会影响营养素的消化、吸收和排泄，影响机体的正常代谢，会引起食欲下降，引起消化道症状，因此容易导致营养不足。

2. 营养过剩（超重、肥胖）

（1）活动量减少：随着年龄的增长，中老年人活动量、运动量多有不同程度的减少，生活和工作负担减轻，因而饭吃得香、吃得多，无形之中摄入量增多。

（2）饮食不合理：不良的饮食习惯，尤其是过多的脂肪摄入，会引起热量摄入与消耗的失衡，造成脂肪在皮下和内脏器官周围过度蓄积，从而使身体发胖。

（3）人体生理功能的改变：随着年龄的增加，新陈代谢能力减弱，尤其是更年期妇女，由于性激素分泌量减少，脂肪易堆积而形成肥胖。

（三）营养不良的危害

（1）营养不良会导致机体器官的生理功能和结构受损：①肌肉力量和持久力下降；②长期和严重的营养不良导致心肌损伤，包括心输出量减少、心动过缓和低血压；③机体蛋白质消耗超过20%就会影响到呼吸、肌肉的结构和功能；④体重减少过多会损害机体对气温的适应能力，饥饿超过48 h会损害血管的收缩能力；⑤营养不良影响免疫系统的各个方面，基本损害包括T细胞和补体系统；⑥食物存在于肠腔是肠细胞更新的主要刺激因素，急性或慢性食物缺乏对小肠最明显的影响是吸收面积减少，另外各种消化液减少；⑦近期营养不良会导致创伤愈合过程延长。

（2）营养过剩可引发慢性疾病，如高血压、冠心病、糖尿病、骨关节疾病、痛风、阻塞性睡眠呼吸暂停综合征等。研究表明，超重或肥胖者得糖尿病、高血压、高脂血症的风险是体重正常者的2~3倍。

二、老年人的营养需求

1. 能量需求

老年人活动量减少，机体代谢减慢，因此应适当控制热量摄入。中国营养学会建议50~59岁的人的能量摄入量应比成年男女的能量摄入量减少10%，60~69岁的老年人应减少20%，70岁以上的老年人应减少30%。根据老年人的性别、体重、应激情况估算能量需求（表3-7）；对高度应激、肥胖、多发性创伤患者，使用代谢仪测定可获得更为准确的信息。

表3-7 不同应激状态下每日基本能量的需要量

单位：kcal/kg

性别	非应激状态	应激状态
男性	25～30	30～35
女性	20～25	25～30

能量物质包括蛋白质、脂肪与碳水化合物。正常状态下，脂肪与碳水化合物提供非蛋白热量，蛋白质作为合成代谢原料，热氮比为（125～150）:1；严重应激状态下，应予以代谢支持，防止过多热量引起并发症（表3-8）。

表3-8 正常状态和分解状态下三大营养物质的功能比例

%

营养物质	正常状态	分解状态
蛋白质	15	25
脂肪	25	30
碳水化合物	60	45

2. 蛋白质

中国营养学会建议，老年人每日蛋白质的摄入量应相当于总热量的15%～20%。蛋白质的摄入量应少且质优，每日摄入量以达到每千克体重1～1.2 g为宜，主要原因是老年人分解代谢大于合成代谢，蛋白质合成能力差，摄入的蛋白质利用率低。

3. 脂类

老年人由于胆汁酸减少，酯酶活性降低，高脂肪膳食易引起消化不良。脂肪大部分存在于动物性食物中，动物脂肪含有大量脂肪酸，胆固醇含量也比较高，如摄入过多易引发肥胖、高脂血症、动脉粥样硬化、冠心病等。因此，老年人脂肪的摄入量不宜过高，以占膳食总热量的20%为宜。食用油应少用含饱和脂肪酸多的动物油，应多食用富含不饱和脂肪酸的植物油（豆油、葵花籽油、花生油、橄榄油等）。少食用含胆固醇高的食物，如动物内脏、蛋黄等；每日膳食的胆固醇以不超过300 mg为宜。

4. 碳水化合物

老年人糖耐量低，胰岛素分泌减少且对血糖的调解作用减弱，易发生高血糖。某些简单的碳水化合物（特别是单糖，如葡萄糖、蔗糖）过多摄入，在体内可转化为甘油三酯，易诱发高脂血症。老年人碳水化合物的摄入量一般占总热量的50%～60%。应控制糖果、精制甜点等的食用量，不宜食含蔗糖高的食品。

5. 维生素

老年人体内代谢、抗氧化功能、免疫功能降低，需要充足、丰富的维生素，以促进代谢，延缓衰老，增强机体抵抗力。

6. 无机盐和微量元素

无机盐和微量元素主要来源于各种动物性食物（肉类、内脏、蛋类、奶类）及植物性食品（豆类、水果和蔬菜）等，正常合理的饮食多可满足人体的需要，没有必要通过药物制剂来补充。常见的无机盐和微量元素的需要量如下。

（1）钙：每天摄入量为1 000 g。老年人胃肠功能、肝肾功能下降，加之活化维生素D的来源减少，导致其对钙的吸收能力下降（吸收率约为20%），因此钙的补充不宜过多。

（2）铁：推荐摄入量为每天12 mg。选择血红素铁含量高的食品，同时还应多食富含维生素C的食物，以利于铁的吸收。

（3）钠：主要来自食盐，一般不缺乏。钠摄入过多会导致循环血量增加，易诱发高血压、心脏病等。老年人应控制食盐的食用，每天食用量应小于6 g。有高血压、冠心病的老年人以5 g以下为宜。

（4）硒：硒与心肌代谢及防癌、抗衰老有关，缺硒会引起心肌损害和使某些肿瘤的发病率增加。老年人应重视硒的补给，含硒较丰富的食物有动物内脏、海产品、瘦肉、干豆等。

7. 膳食纤维

膳食纤维对老年人具有重要作用。老年人消化道功能减弱，胃肠蠕动减慢，故易发生便秘。摄入适量膳食纤维可刺激肠蠕动，有效防治便秘，另外可预防高脂血症、动脉粥样硬化、胆结石、糖尿病及结肠癌。含纤维素较多的食品有蔬菜、粗粮、水果、豆类及藻类等。老年人每天的膳食纤维摄入量为20~35 g。

8. 水

水是维持生命的基本物质，人体的新陈代谢过程离不开水。每天水的摄入量为2 000~3 000 mL。在出现大量排汗、腹泻、发热等状态时应根据机体情况适量增加饮水量。

常见营养素缺乏的表现见表3-9。

表3-9 营养素缺乏的表现

部位	临床表现	可能缺乏的营养素
头发	干燥、变细、易断、脱发、失去光泽	蛋白质-能量、必需氨基酸、锌
鼻	皮脂溢	烟酸、维生素B_2、维生素B_6
眼	干燥症、夜盲症、Bitot（毕特氏）斑、眼睑炎	维生素A、维生素B_2、维生素B_6
舌	舌炎、舌裂、舌水肿	维生素B_2、维生素B_6、维生素B_{12}、叶酸、烟酸
牙	龋齿、齿龈出血、肿大	氟、维生素C
口腔	口味减退或改变、口角炎、干裂	锌、维生素B_2、烟酸
甲状腺	肿大	碘
指甲	舟状指、指甲变薄	铁
皮肤	干燥、粗糙、过度角化	维生素A、必需氨基酸
皮肤	淤斑	维生素C、维生素K
皮肤	伤口不愈合	锌、维生素C、蛋白质
皮肤	阴囊及外阴湿疹	锌、维生素B_2
皮肤	癞皮病皮疹	烟酸
骨骼	佝偻病体征、骨质疏松	维生素D、钙
骨骼	维生素D缺乏病（长骨停止生长）	维生素D
神经	肢体感觉异常或丧失、运动无力	维生素B_1、维生素B_{12}
神经	腓肠肌触痛	维生素B_{12}
肌肉	萎缩	蛋白质-能量
心血管	维生素B_1缺乏病心脏体征	维生素B_1

三、老年人营养状况的评估

1. 如何筛查有营养风险的老年人

目前已研发了各种不同的营养风险筛查工具，常用的有：①主观全面评定（subjective globe assessment，SGA）：适用于已存在营养不良的患者；②微型营养评价（mini-nutritional assessment，MNA）：主要用于老年患者的营养筛查；③营养不良通用筛查工具（malnutrition universal screening tools，MUST）：适用于社区人群的营养筛查；④营养风险筛查2002（nutrition risk screening 2002，NRS 2002）：适合于住院患者。

（1）主观全面评定（SGA）。

由美国肠内营养协会（American Society for Parenteral and Enteral Nutrition，ASPEN）推荐使用，主要指标有体重改变、饮食状况、胃肠道症状、活动能力、应激反应、肌肉消耗情况、三头肌皮褶厚度及有无水肿和预后等；缺点是不能评价表面肥胖但内脏蛋白缺乏者，缺少客观指标，准确性差（表3-10）。

表3-10 主观全面评定（SGA）

指标	标准		
	正常	中度营养不良	重度营养不良
近6个月体重下降	<5%	5%~10%	>10%
膳食量	>90%需要量	70%~90%需要量	<70%需要量
消化道症状	无	间歇性	每天有，可超过2周
体力情况	正常	下降	卧床
病变情况	静止	介于静止与活动间	急性期
皮下脂肪	正常	下降	显著下降
肌肉质块	正常	下降	显著下降
直立性水肿	无	轻微	明显
腹水	无	轻微	明显

（2）微型营养评价（MNA）。

于20世纪90年代由Vellas等创立和发展，适用于门诊、住院和养老机构的老年人营养状况评定，评价内容包括人体测量、体重和体重丧失。总分30分，17~23.5分存在营养不良风险，≤17分可能存在营养不良。简易营养评价精法（MNA-SF）是对MNA的进一步简化，总分14分，≤11分可能存在营养不良（表3-11）。

表3-11 简易营养评价精法（MNA-SF）

项目	分数
1. 近3个月内体重下降情况 0=体重减轻大于3 kg 1=不清楚 2=体重减轻1~3 kg 3=无体重下降	
2. 体重指数（BMI） 0=BMI小于19 1=BMI介乎19~21 2=BMI介乎21~23 3=BMI大于或等于23	
3. 既往3个月内是否受过心理创伤或罹患急性疾病？ 0=有 2=无	
4. 活动能力 0=卧床或坐在椅子上 1=能下床或坐在椅子上，但不能出门 2=能独立外出	
5. 是否有精神心理问题？ 0=严重痴呆或抑郁 1=轻度痴呆 2=无心理问题	

（续表）

项目	分数
6. 既往3个月内是否由于食欲下降、消化问题、咀嚼或吞咽困难而摄食减少？ 0=严重的食欲减退 1=中等程度的食欲减退 2=没有食欲减退	

（3）营养不良通用筛查工具（MUST）。

该量表包括BMI测定、近3~6个月内体重丢失和疾病对进食状态的影响。营养风险总评分=0分："低"营养风险状态，需要定期进行重复筛查；营养风险总评分=1分："中等"营养风险状态，需记录近3天内的膳食状况，并重复筛查；营养风险总评分≥2分："高"营养风险状态，需接受营养干预（表3-12）。

表3-12　营养不良通用筛查工具（MUST）

项目	分数
1. BMI测定 　0=BMI大于或等于20.0 　1=BMI介于18.5~20.0 　2=BMI小于或等于18.5	
2. 近3~6个月内体重丢失 　0=5%或以内 　1=介于5%~10% 　2=10%或以上	
3. 疾病对进食状态的影响 　急性疾病导致禁食或摄食不足超过5天，评分2分	

（4）营养风险筛查2002（NRS 2002）。

由欧洲肠外肠内营养学会于2003年研制。NRS 2002包括疾病严重程度评分、营养状态受损程度评分和年龄评分三部分，总分为三者评分之和，为0~7分。若总分≥3分，表明存在营养风险。该量表是迄今为止唯一基于128个随机对照研究循证基础的营养筛查工具，评价信效度较好，使用简便，具有良好的前瞻性。中华医学会肠外肠内营养学分会推荐使用NRS 2002作为营养筛查工具。该表客观性强，简便易行（表3-13）。

表3-13 营养风险筛查2002（NRS 2002）

第一部分 首次营养风险筛查		
（1）BMI＜18.5	是□	否□
（2）患者在过去3个月内有体重下降吗？	是□	否□
（3）患者在过去一周内有摄食减少吗？	是□	否□
（4）患者有严重的疾病吗？（如ICU治疗）	是□	否□
（5）前白蛋白＜200 mg/L（如无法获取BMI则需填写该项）	是□	否□
任意一问题回答"是"，则直接进入第二部分 如果所有问题回答"否"，应每周重复调查1次		
第二部分 营养风险筛查（NRS 2002）		
评分一：疾病严重程度评分（在相应序号上打"√"）	分值	
（1）营养需要量正常	0	
（2）营养需要量轻度增加：①糖尿病；②髋关节骨折；③慢性阻塞性肺病；④血液透析；⑤肝硬化；⑥一般肿瘤；⑦慢性疾病有急性并发症	1	
（3）营养需要量中度增加：①腹部大手术；②脑卒中；③重度肺炎；④血液恶性肿瘤	2	
（4）营养需要量明显增加：①颅脑损伤；②骨髓移植；③ICU患者	3	
评分二：营养状态受损程度评分（在相应序号上打"√"）	分值	
（1）近3个月内体重无下降，或过去1周内进食量无减少	0	
（2）3个月内体重下降＞5%，或前白蛋白160~200 mg/L，或过去1周内进食量减少25%~50%	1	
（3）2个月内体重下降＞5%，或前白蛋白100~160 mg/L，或过去1周内进食量减少50%~75%	2	
（4）BMI＜18.5，或1个月内体重下降＞5%（或3个月内体重下降15%），或前白蛋白＜80 mg/L，或过去1周内进食量减少75%~100%	3	
评分三：年龄评分（在"□"中打"√"）	分值	
＞70岁□	1	
总分≥3分，患者处于营养风险，需要营养干预或营养科会诊 总分＜3分，则每周重复筛查1次	总分：＿＿＿	

2. 如何评估老年人的营养状况

营养评价（nutritional assessment）是通过人体测量、生化检查、临床检验及多项综合营养评定方法等手段，判定人体的营养状况，确定营养不良的类型及程度，估计营养不良所致后果的危险性，并监测营养支持的疗效。主要方法如下：

（1）膳食调查与评价。

初步了解营养状况，为制定方案提供初步依据，包括：①饮食习惯、餐次、对食物的喜恶等；②食物量调查，采用回忆法或记录法，至少记录3天（饮食日记）；③患病前后食物种类的变化；④有无食物禁忌、胃肠道功能、食欲、咀嚼及吞咽能力、胃容量的改变以及药物和治疗手段的影响。

（2）人体测量。

①体重。

方法一：我国常用的标准体重计算公式为Broca公式的改良式。

男性：标准体重（kg）=身高（cm）-105；女性：标准体重（kg）=身高（cm）-105-2.5。

方法二：A=实际体重（kg）/［身高（cm）-105］×100%，（身高-105）kg为理想体重。A>90%，正常；A为80%~90%，轻度营养不良；A为60%~80%，中度营养不良；A<60%，严重营养不良。

②体重指数（body mass index，BMI）。

计算公式：BMI=体重（kg）/［身高（m）］^{2}（表3-14）。

表3-14 体重指数（BMI）参考值

BMI分类	WHO标准	亚洲标准	中国标准
体重过低	<18.5	<18.5	<18.5
正常范围	18.5~24.9	18.5~22.9	18.5~23.9
超重	≥25	≥23	≥24
肥胖	≥30	≥25	≥27

③腰围（waist circumference，WC）：腰围是衡量脂肪在腹部积蓄（即中心性肥胖）程度的最简单、最实用的指标。

正常值：男<90 cm；女<80 cm。

④腰臀比：腰围/臀围（腰臀比）可提示脂肪的区域性分布。理想值：男性≤1；女性≤0.85。大于理想值的属于腹型肥胖。

⑤皮褶厚度：是判断全身皮下脂肪含量的重要指标，通常测量三头肌皮褶厚度（triceps skinfold，TSF）。

参考值：男性，12.5 mm；女性，16.5 mm。

⑥上臂肌围（arm muscle circumference，AMC）：是评价总体蛋白储存的较可靠指标。上臂肌围（cm）=上臂围（cm）-0.314×三头肌皮褶厚度（mm）。

参考值（日本）：男性，24.8 cm；女性，21 cm。

3. 营养支持

营养支持是指根据营养学原理采取的膳食营养措施，又称治疗营养。对有营养风险或营养不良者应该给予营养干预。营养支持途径包括口服营养补充（oral nutritional supplements，ONS）、部分肠内营养（partial enteral nutrition，PEN）、全肠内营养（total enteral nutrition，TEN）、全肠外营养（total parenteral nutrition，TPN）。

营养干预应遵循五阶梯模式：①饮食+营养教育：营养教育是基础治疗措施；②饮食+ONS：这是肿瘤患者居家营养最多的选择；③TEN；④PEN+PPN：这是围手术期患者最现实的选择；⑤TPN（图3-33）。

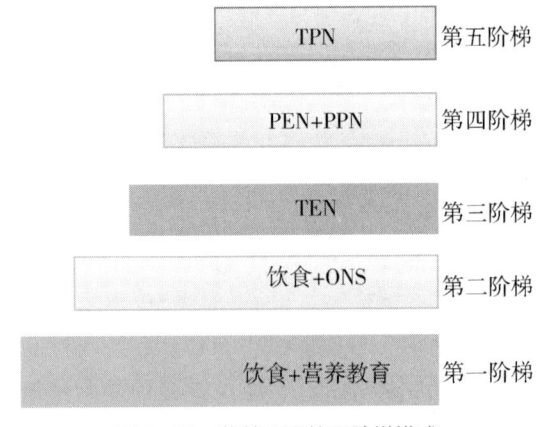

图3-33 营养干预的五阶梯模式

四、老年人的合理膳食安排

1. 平衡膳食

提供老年人营养供给量标准的膳食,满足机体的营养需要。经常关注体重的变化,防止营养过剩引起的肥胖或肌肉减少症的发生。

2. 确定能量需求

老年人应根据自己的年龄、性别、身高、体重、劳动强度、健康情况等确定自己的能量需求。中国老年人膳食能量推荐摄入量详见表3-15。

表3-15 中国老年人膳食能量推荐摄入量

年龄组	轻体力劳动/mJ(kcal)		中体力劳动/mJ(kcal)	
	男	女	男	女
60~69岁	7.94(1 900)	7.53(1 800)	9.20(2 200)	8.36(2 000)
70~79岁	7.94(1 900)	7.10(1 700)	8.80(2 100)	7.94(1 900)
80岁~	7.94(1 900)	7.10(1 700)		

资料来源:《中国居民膳食指南》。

3. 食物多样化,同类互换,合理搭配

每一种食物的组成成分和营养价值都不一样,没有一种天然食物含有人体所需的全部营养素。每种食物各有特点,所含营养素比例不一样。各种食物互相搭配,取长补短,这样更加接近人体需要,增加其营养价值。因此,食物多样化是保持老年人均衡营养的关键。

老年人的膳食保证由五大类食物组成;每天进食的食物种类目标是30种,每一大类食物尽量选用多种食物;荤素搭配,荤素搭配的食物清香可口,营养齐全,氨基酸互补,能提高蛋白质的营养价值。食物分类详见表3-16。所谓同类互换是指以粮换粮,以豆换豆,以肉换肉。同类互换可以全量互换,比如大米与面粉或杂粮互换;也可以部分量互换,比如每天吃40 g豆类及豆制品,可以互换成今天吃豆干、明天喝豆浆,或每天进食1/3豆浆、1/3豆腐、1/3煮黄豆。

提倡以谷类为主，即膳食中谷类食物应是提供能量的主要来源，应有一半以上。以谷类为主的膳食模式既可提供充足的能量，又可避免摄入过多的脂肪及含脂肪较高的动物性食物，有利于预防相关慢性病的发生（表3-16）。

表3-16　食物分类

食物类别	具体食物	作用
第一类	谷类、薯类及杂豆。谷类包括米、面、杂粮；薯类包括马铃薯、红薯、木薯；杂豆指大豆以外的其他干豆类，如赤小豆、绿豆等	主要提供碳水化合物、蛋白质、膳食纤维和B族维生素
第二类	动物性食物，包括鱼、禽、肉、蛋等	主要提供动物性蛋白质、脂肪、一些重要的矿物质和维生素（维生素A、B族维生素和维生素D）
第三类	大豆及花生、核桃、杏仁等坚果	主要提供蛋白质、脂肪、膳食纤维、矿物质、B族维生素和维生素E。大豆具有抗癌、抗衰老、防止骨质疏松等作用
第四类	蔬菜和水果	主要提供膳食纤维、矿物质、维生素C、胡萝卜素、维生素K及有益健康的植物化学物质
第五类	为纯能量食物，包括动植物油、淀粉、食用糖、酒类	主要提供能量，油类还可提供维生素E和必需的脂肪酸

中国营养学会根据《中国居民膳食指南》制定了《中国居民平衡膳食宝塔》，结合中国居民的膳食把平衡膳食的原则转化成各类食物的质量，便于在日常生活中实行。平衡膳食宝塔提出了一个在营养上比较理想的膳食模式。平衡膳食宝塔共分五层，包含我们每天应吃的主要食物种类。宝塔各层位置和面积不同，这在一定程度上反映出各类食物在膳食中的地位

和应占的比重。

为了便于老年人记住平衡膳食的原则,老年人可根据"手掌原则"粗略估算每天食物的进食量(指生食量),手掌可作为非常方便的"量具",详见表3-17。

表3-17 手掌法则

类别	每日需要量	手掌法则示意图
碳水化合物	一个拳头大小为一顿的主食量	
蛋白质	50~100 g,50 g约为一个掌心大小、小指厚的一块	
瘦肉	一指厚、两指宽约为50 g的量	
蔬菜	500~1 000 g,两手抓一把相当于500 g的量	
脂肪	一个拇指尖的量	

4. 饮食清淡

老年人消化功能下降，应避免油腻、过咸和刺激性饮食。烹调油食用量不要超过每天25 g。应严格控制食盐的食用，每天小于6 g，一般200 mL酱油含有3 g食盐，有高血压、冠心病的老年人以5 g以下为宜。此外，尽量避免食用表3-18中含盐量较高的食物。

表3-18　含盐量较高的食物

类别	具体食物
含盐量较高的调味品	盐、酱油、黄酱、甜面酱、味精、鸡精、虾酱、蚝油
含盐量较高的食品	泡菜、腌菜、腐乳、韭菜花、盐制食品（咸肉、咸鱼、腊肉、腊肠、火腿、虾米、虾皮、咸鸭蛋）
含隐形盐的食品	方便面、面包、虾片

5. 合理烹调

老年人的膳食宜嫩、软、容易消化。老年人食欲下降，烹调时要从色、香、味上下功夫，提高老年人对食物的兴趣，多采用煮、炖、蒸、熬等烹调方法。同时，注重食物良好的感官性状，注重食物的色、香、味性状，食物硬度要适中，既要满足老年人的咀嚼与吞咽功能，又要保持食物鲜味。

6. 合理分配餐次

（1）能量分配：早、午、晚餐提供的能量应分别占全天总能量的25%~30%、30%~40%和30%~40%。早餐要吃饱，午餐要吃好，晚餐要适量。早餐应是正规的一餐，要注重早餐的质量，应尽可能提供上午活动所需要的全部营养物质。午餐是承上启下的一餐，主要补充上午能量和营养素的消耗，为下午提供能量和营养物质做好保障，故午餐非常重要，食物量、能量应分配多些。老年人晚餐不宜吃得太多，否则会影响睡眠及导致肥胖。

（2）时间分配：食物在胃内排空需4~5 h，间隔5~6 h就应进食，进餐间隔时间不宜过长或过短。老年人对一时性低血糖或高血糖的耐受力较低，所以进餐时间不宜间隔过长，应细嚼慢咽，不宜狼吞虎咽。以3顿正餐为主，可酌情增加2～3次餐，少食多餐。进食时间规律，如果进食不规律，干扰了生物钟，扰乱了消化酶的分泌，使胃得不到休息，久而久之就会出现胃肠疾病。

（3）食物品种分配：老年人能量需要稍减，且要求更高比例的优质蛋白质，还要多补充矿物质、维生素、膳食纤维。每餐应有谷类、蔬菜、水果、豆类和动物性食品（尤其是鱼虾类食品），应尽量分散在三餐食用。

7. 正确选择各种食物

（1）如何选用谷类、薯类？

每天应选择2～3种谷类食品，粗细搭配。适量多吃粗粮，即相对于大米、白面这些细粮之外的谷类和杂豆，包括小米、高粱、玉米、荞麦、燕麦、赤小豆、绿豆、芸豆等；适当吃一些加工精度低的米面。老年人每周吃薯类5～7次，每次50～70 g；胃肠功能差者不宜食用过多，以免引起反酸、胀气不适。

（2）如何选择蔬菜、水果？

吃多种蔬菜，多吃深色蔬菜。深色蔬菜指深绿色、深红色、橘红色、紫红色的蔬菜，它们富含胡萝卜素（尤其是β-胡萝卜素）。老年人应保证每餐有1～2种蔬菜，每天吃400～500 g，一周内吃到尽可能多种类的蔬菜，其中深色蔬菜约占一半。注意吃全叶蔬菜，尽量食用新鲜蔬菜，少吃腌制蔬菜。蔬菜应先洗后切、急火快炒、开汤下菜、炒好即食。

每天选择2～3种水果，多选择深红色、深黄色的水果。不宜一次进食大量水果，以免引起血糖升高和胃肠道不适。选择新鲜成熟的水果，其营养成分一般比未成熟的水果高，比放置过久的水果更安全；不吃腐烂霉变的水果。牙齿不好的老年人，可将水果切成小块食用，或制成水果泥和水果汁；消化不好者可将水果煮熟食用。

蔬菜、水果在营养成分和健康效应方面有很多相似之处，但其营养价值各有特点，所以水果、蔬菜不能互相代替。

（3）如何选用动物性食品？

鱼、禽与畜肉比较，脂肪含量相对较低，不饱和脂肪酸含量较高，特别是鱼类（尤其是海鱼）。因此，老年人宜将鱼、禽肉作为首选肉类食品。常见的畜肉有猪肉、牛肉、羊肉，它们除脂肪含量差别较大外，其他营养成分差别不大；脂肪含量以猪肉较高，羊肉次之，牛肉较低。因此老年人无须刻意选择一种肉食用，应掌握肉食多样的原则，应多选择瘦肉。

（4）如何选用奶、大豆及其制品？

牛奶营养成分全面，含钙量高，机体吸收利用率高。老年人应每天饮300 g鲜奶或相当量的其他奶制品。以含钙量计，300 g鲜牛奶相当于300 g酸奶、50 g全脂牛奶粉、40 g奶酪、110 g奶片。大豆包括黄豆、黑豆和青豆。大豆含有丰富的优质蛋白、不饱和脂肪酸、钙和B族维生素，推荐每日食用30~50 g大豆。常见的豆制品包括豆腐、豆浆、豆腐干等。以提供蛋白质的量计算，40 g干豆相当于80 g豆腐干、120 g北豆腐、240 g南豆腐、650 g豆浆。

8. 合理选择营养补充剂

特殊人群或有某些疾患的人，营养的吸收率或利用率低，正常饮食不能满足其需求，因此需适当补充营养补充剂。目前，国际营养学家公认的原则是以平衡膳食为基础，根据自身需要，按照合理剂量服用营养补充剂，以保证营养预防因营养缺乏而引起的健康问题。对于消化功能正常的老年人，只要膳食合理，就可以从食物中摄取营养素，达到用食物进行保健的目的。营养补充剂不仅价格高，而且所含功能因子有限，并不比多样化的食物作用好。

正确对待营养补充剂应谨记以下几点：

（1）服用营养补充剂不是解决健康问题的捷径，营养补充剂是健康饮食的补充，不是替代。

（2）大剂量、长时间服用营养补充剂，或与药物混用，都可能对人体产生危害。

（3）在服用前，最好向医生咨询，尤其是已经服药的病患。

（4）认真阅读说明书或标签上的指示，不要超过建议剂量，且注意有效期。

（5）不要盲目相信广告或别人的建议。

9. 适量运动

适量运动是保持健康、维持合适体重必不可少的措施。《中国居民膳食指南》建议成人每天的活动量至少为步行6 000步，不一定全部是步行，可参考图3-34。如果要降低心血管疾病等慢性病的风险，应达到中等强度的活动量，比如每天达到1万步的运动量。

老年人注意选择合适的运动方式。体育锻炼主要有三种形式：① 有氧耐力运动：运动中需要氧气参与，运动负荷轻到中度，如步行、慢跑、游泳、骑自行车等；② 肌肉力量训练：如哑铃、杠铃、沙袋等；③ 关节柔韧性练习：关节屈曲、伸展和旋转。老年人一般选择合适的有氧耐力运动，后两种可根据个人情况适当选择。

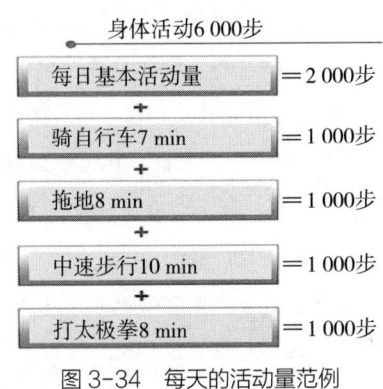

图3-34　每天的活动量范例

（蔡有弟）

◎ 参考文献

[1] 许方蕾, 陈淑英, 吴敏. 新编急救护理学［M］. 上海：复旦大学出版社, 2011.

[2] 尤黎明, 吴瑛. 内科护理学［M］. 5版. 北京：人民卫生出版社, 2012.

[3] 周理云, 廖承红. 老年护理学［M］. 北京：科学出版社, 2013.

[4] 王吉耀. 内科学［M］. 2版. 北京：人民卫生出版社, 2010.

[5] 倪朝民. 脑卒中的临床康复［M］. 合肥：安徽科学技术出版社, 2013.

［6］中华医学会消化病学分会胃肠动力学组，中华医学会外科学分会结直肠肛门外科学组. 中国慢性便秘诊治指南（2013，武汉）［J］. 胃肠病学，2013，18（10）：605-612.

［7］毛红，李薇，唐平. 老年性便秘的预防与治疗［J］. 中国中医药现代远程教育，2015，13（3）：139，Ⅲ.

［8］姜安丽. 新编护理学基础［M］. 2版. 北京：人民卫生出版社，2012.

［9］韩济生. 疼痛学［M］. 北京：北京大学医学出版社，2012.

［10］老年慢性非癌痛诊疗共识编写专家组. 老年慢性非癌痛药物治疗中国专家共识［J］. 中国疼痛医学杂志，2016，22（5）：321-325.

［11］张秀华，谢于鹏，何金彩. 睡眠障碍诊疗手册：各科睡眠问题及对策［M］. 北京：人民卫生出版社，2012.

［12］胡爱玲，郑美春，李伟娟. 现代伤口与肠造口临床护理实践［M］. 北京：中国协和医科大学出版社，2010.

［13］蒋琪霞. 压疮护理学［M］. 北京：人民卫生出版社，2015.

［14］来光华，张骁，李瀛，等. 居家患者压疮危险因素分析［J］. 中华烧伤杂志，2014，30（3）：278-280.

［15］张焱，季兰芳，陈如意. 居家长期照护老年人的压疮发生及风险因素调查与分析［J］. 护理与康复，2014，13（12）：1129-1133.

［16］孟宝亲，程永刚，柳晓红. 压疮患者居家换药护理管理模式探索［J］. 护理实践与研究，2013，10（20）：76-79.

［17］GARRA G, SINGER A J, TAIRA B R, et al. Validation of the Wong-Baker faces pain rating scale in pediatric emergency department patients［J］. Acad Emerg Med, 2010, 17（1）：50-54.

［18］ABDULLA A, ADAMS N, BONE M, et al. Guidance on the management of pain in the older people［J］. Age Ageing, 2013, 42（S1）：i1-i57.

［19］National Pressure Ulcer Advisory Panel, European Pressure Ulcer Advisory Panel, Pan Pacific Pressure Injury Alliance. Prevention and treatment of pressure ulcers: quick reference guide［M］. Perth: Cambridge Media, 2014.

第四章

老年人常用院外康复训练技能

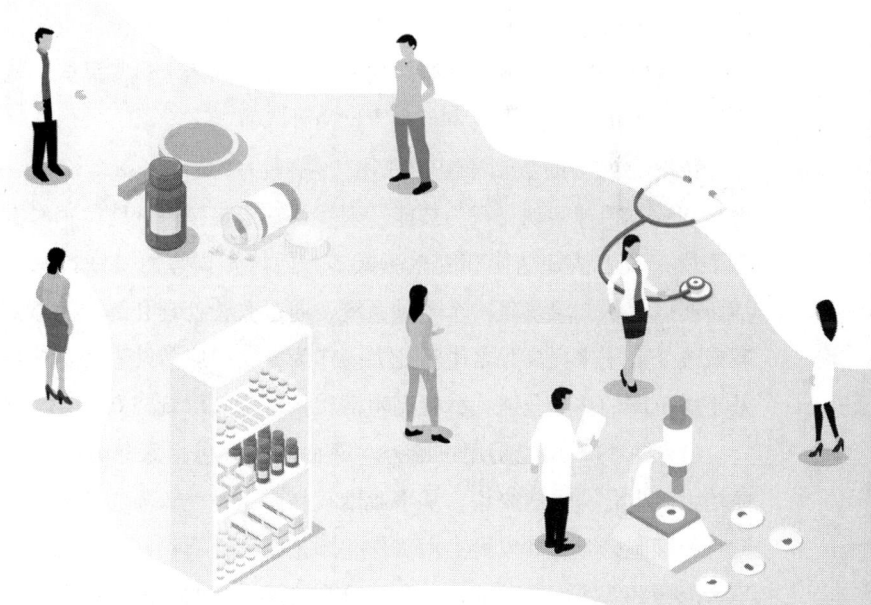

第一节 认知与知觉功能康复

认知是认识和知晓事物过程的总称，包括感知、识别、概念形成、记忆、思维、推理及表象过程。认知是大脑为解决问题而摄取、储存、重整和处理信息的基本功能。在正常情况下，大脑两半球各自处理不同类型的信息，并通过半球间的联络纤维传送信息。通常左半球主管语词性的能力，如语言、阅读、书写，也涉及数学能力和分析能力；右半球主管非语词性的能力，即与空间合成或概念有关的能力，用形象而不是以词语进行思维。上述基本功能因大脑或中枢神经系统障碍而出现异常时，则被称为认知障碍。认知障碍通常有多方面的表现，如注意力、记忆力、判断、推理、抽象思维、排列顺序的障碍等，临床上以注意障碍、记忆障碍多见。

知觉是人们对客观事物属性和各部分的整体反映，是对事物的认识或综合属性的判别。知觉障碍是指在感觉传导系统完整的情况下，大脑皮质的特定区域对感觉刺激的认识和整合障碍。常见的知觉障碍有失用症、失认症、视觉辨别功能障碍和躯体构图障碍等。临床上最常见的知觉问题是失认症、失用症。这里会重点介绍这两种障碍。

传统意义上的认知康复是使用一系列治疗技术来帮助改善受损的智力、知觉、精神运动、行为技能。现代认知康复指系统地运用医学和治疗学手段，改善认知功能和因单一或多方面认知损害而受到影响的日常生活。所以，认知康复是一个干预系统，通过改善处理和解释信息方面的障碍或改变环境来提高日常生活能力。作为家属，应帮助患者重获日常生活及工作所需的技巧及能力，提高生活质量，使其重新融入社会。

老年人的脑功能是用进废退。任何活动，包括家务劳动，都有利于防治大脑退化。一般来说，从事难度较高或刺激性较强的活动，有助于刺激神经细胞的生长和发育。而工作、园艺或烹饪活动，则需要涉及更多的思考问题和解决问题的能力，所以难度比娱乐性的休闲活动更大，能刺激更多脑细胞活动，从而有效减缓和预防大脑退化。帮助老人制订规律的作息时间表，让老年人主动关心时间和事件的变化，督促老年人按规定的时间参加休闲活动。鼓励老年人多关心家务事，多参与家中或邻里之间的交谈。陪同老年人外出并尽量鼓励其策划路线及辨认方向等。这些都对认知障碍有缓解作用。

老年人认知障碍最常见的疾病是阿尔茨海默病，在此节中，我们会针对阿尔茨海默病展开相应的家居照顾方面的介绍。

一、认知与知觉障碍的分类

由于受损部位和受损程度不同，患者可表现出不同形式和程度的认知障碍，主要有注意力障碍、记忆力障碍、执行功能障碍、推理/判断能力障碍、语言表达和交流障碍等。

（一）注意力障碍

注意力一般是指人们集中做一件事情，而不被外界打扰的能力。在临床上，记忆力障碍的患者常常合并有注意力障碍。注意力有所提高，记忆力相对也会有所提高。提高注意力的过程是一个主动的过程，包括选择、持续和警觉等方面能力的提高。按注意力的水平，注意可分为以下五种类型：

（1）焦点注意。对特殊感觉（视觉、听觉、触觉等）信息的反应能力。如观察某人形象时，注意其特殊的面部特征（如鹰钩鼻）和言谈举止的细节（如坐姿、神情）等。

（2）连续注意。连续一段时间注意某项刺激或活动的能力，又被称为集中注意。它与警觉有关，取决于紧张性觉醒的维持水平，也是信息处理的底线。如上课时听老师讲课、切菜、阅读等，都需要此类注意。

（3）选择性注意。选择有关活动、任务而忽略无关刺激（如外界的噪声、内在的担心等）的能力。如你在客厅里写作业时，别人在打电话而你不受干扰。选择性注意与有目的地做某项活动有关。

（4）交替注意。两项活动之间灵活转移注意重点的能力。如正在开会时，手机响了，你会离开会场去接电话，然后再返回会场开会。

（5）分别注意。对多项活动同时反应的能力，也被称为同时注意。如一边洗菜一边视频聊天。

上述五种注意类型都能够在意识支配下或自动发挥作用。大多数日常生活都需要两种或两种以上类型的注意。通常，前三者影响患者的基本日常生活能力（如刷牙、穿衣、行走等），而后两者则影响工具性的日常生活能力（如家务活动、搭乘交通工具）及工作能力等。

进行一项工作时不能持续注意是常见的认知障碍。重度的注意力障碍是不能充分地注意，但对简单刺激有反应，如声音或光源；轻度的注意力障碍，是不能把注意力从一件事上转移到另一件事上，或分别注意同时发生的两件事情。

注意力是思维能力的基础，若这个过程被破坏，将对其他认知领域产生负面影响。

（二）记忆力障碍

记忆是一种动态的过程，一般是过去体验过、感知过和做过的事情在脑海中留下的印象。它涉及信息输入、编码、储存和提取四个过程。常见的记忆模式包括以下三种：

（1）感觉性记忆。包括视觉、听觉、触觉等感觉信息的输入及短暂的加工处理。它的好坏是信息能否贮存的关键，容易受注意力的影响。

（2）短期记忆。又称工作记忆，体现了大脑前额叶皮质的功能。它是记忆能力的临时储存库和过滤中心，选择将信息放在大脑中长期保存或忘记。

（3）长期记忆。大量信息材料长期保存在大脑中，大脑根据含义进行编码分类。长期记忆又分为：①显性记忆，包括语义性记忆和情节性记忆；②隐性记忆，又称程序性记忆。不同类型的信息在脑中的贮存部位不同。

记忆力障碍是最常见的认知障碍，通常发生于信息输入（视觉或听觉信息）、编码、储存及提取过程的某个环节，表现为不能记住或回忆伤后所发生的事情，但对于回忆起久远的事情影响不大。虽然记忆力随时间推移可逐步改善，但大多数人仍存在严重问题，这对个人重返工作岗位和独立生活将产生影响。

（三）执行功能障碍

执行功能指人们进行活动时需要多个认知成分的参与，基本成分包括对活动进行策划或计划、执行预定目标所需要进行的步骤，也包括任务管理、自我修正和事件处理的能力。很多患者难以进行自我管理、任务分析，不能有效组织问题和解决问题。在认知领域损害中，以执行功能障碍最为明显。

（四）判断/推理能力障碍

脑部大面积受损后，大脑对于事件的判断、推理能力会有所下降，出现思维能力障碍。受损后主要表现为判断、分析、综合信息和抽象推理的能力下降，判断能力差，解决问题的能力差。对于患者来说，提高分析和综合的能力是非常重要的。

（五）语言表达和交流障碍

语音表达和交流障碍是脑损伤的另一种常见类型，主要表现为听、理解、书写、阅读、语言表达等的障碍。认知障碍中的注意力、记忆力等都与语言功能密切相关。所以，出现认知障碍的时候，也需要观察患者是否有语言障碍的问题，必要的时候需行语言评估及训练。

（六）定向力障碍

定向力是指自己对时间、地点、年龄、人物等的观察和认知能力，主要包括时间定向、地点定向、人物定向和对已发生的事情定向。在早期，患者主要存在时间、地点和人物定向方面的障碍。

（七）失认症

失认症是指在特定感觉正常的情况下，患者不能通过相应的感官去感受和认识以往熟悉的事物，但仍然可以利用其他感觉途径对其进行识别的一类症状。它分为疾病失认、视觉失认、触觉失认、Gerstmann综合征、单侧忽略等。失认症最常见的有Gerstmann综合征、单侧忽略。

（1）Gerstmann综合征：以左右失认、手指失认、失写、失算为主。①左右失认：患者不能分辨左右。若患者失去这种能力，则在行走的过程中无法分辨向左、向右的标识。分不清身体的左右，对他人肢体也不能分辨左右。②手指失认：患者无法区分手指，对手指称呼困难，手指名称选出障碍，临床多见。③失写：自我书写困难，但抄写和阅读相对较好。④失算：主要是笔算障碍明显。

（2）单侧忽略：患者对于一侧刺激不能做出反应，不看向刺激侧。当在患者忽略的一侧跟他讲话时，他只看向另外一侧；或者吃饭的时候，只吃左侧或右侧的食物；或者在写字的时候只写一边；等等。以上这些情况，表明患者存在单侧忽略。

（八）失用症

失用症是指在没有运动、语言理解、感觉、协调性等的障碍的情况下，患者不能正确地运用后天习得的运动技能按照指令完成有目的性的动作。失用症分为意念性失用、意念运动性失用、运动性失用、结构性失用、穿衣失用等。失用症的患者常常合并有失语。

（1）意念性失用：患者表现为不能按指令正确地做动作，但是可以模仿动作。在使用实物时，如让患者进行刷牙这个动作，会出现顺序混乱、重复或忽略等。

（2）意念运动性失用：患者表现为不能按指令在适当的时间或地点正确地做出动作，但可以下意识地完成熟悉的动作。不能模仿使用工具，但是在使用实物时动作的准确性较高。

（3）运动性失用：患者在没有运动障碍、共济失调、感觉障碍等情况下，不能按要求进行有目的性的运动。有时并不是完全不能做，只是在进行精细运动时动作缓慢、笨拙。

（4）结构性失用：是一种空间结构障碍，患者认识构成整体的各个部分，但将它们组合成整体时出现障碍。

（5）穿衣失用：患者自己不能有目的性地主动穿衣服，不能认知衣服与人体的空间关系，常常弄错左右、上下、里外等。有部分患者合并单侧忽略、左右失认、结构性失用等。

二、认知与知觉障碍的训练

（一）训练的基本原则

认知功能障碍的家庭康复训练的基本原则包括以下六个：

（1）评估与训练计划。在家中训练前，先在医院由专业的认知疗法治疗师评定患者的认知功能，再根据患者的评定结果（障碍类型及其程度），制定相应的家庭训练计划，并按照计划去执行，定期复诊。

（2）家中训练环境。需要给患者创造一个安静、舒适、光线适中的环境，温暖适宜，在做训练前需要交代家中其他人不要干扰患者。如果在安静的环境中患者完成的情况很好，可以对环境进行改造，让患者慢慢过渡到嘈杂的环境中，逐渐过渡到日常生活、工作中。

（3）训练难度的调整。训练难度由简单过渡到复杂，要根据患者的情况，从不同方面来调整难度。比如，注意力训练的环境可以从安静过渡到嘈杂，记忆力图片可以由最初记住3张图片增加到5张图片，记忆力的时间可以从几秒增加到几十秒，等等。

（4）家属参与。在陪同患者做训练时，家属要让患者在训练过程中获得成就感，配合环境改造，并鼓励患者有恒心地接受长期性的训练，但不可过于呵护。患者可以像以前一样，参与家务活动和社交活动。

（5）认知障碍的训练要综合地去训练患者，训练的项目和工具要与患者的日常生活相联系。

（6）如果发现患者长时间没有进步，可以去医院复查。

（二）认知康复策略

认知康复策略分为功能性恢复策略和代偿性策略。

（1）功能性恢复策略。通过进行系统性认知训练，改善患者的认知功能障碍，恢复已损伤的基础认知功能。

（2）代偿性策略。让患者利用已有的认知能力，通过学习辅助用具来代偿已损伤的认知功能，主要采用功能代偿和环境适应的手段。

在认知障碍早期，应以功能性恢复策略为主，然后逐渐与日常生活相结合，采取代偿性策略，适时调整环境，以使患者早日回归家庭、回归社会。

（三）定向力的家庭训练

（1）人物定向。对于来家中看望患者的人或是之前认识的人，家属都要向患者询问其姓名、年龄、与患者的关系。

（2）时间定向。每天告诉患者今天是哪一年、几月、几日、星期几，现在是几点钟。如果患者比较难记住，可以教会患者使用手机，看手机上的显示，或是使用日历，让患者学会每天在固定时间去翻阅日历，并告知家人。在患者生活环境内的常见之处悬挂较大的字母或数字，提醒患者每天在固定时间查看日历。

（3）地点定向。对于地点定向混乱的患者，在患者居住的房间、厕所、活动室设立醒目的标识以训练患者地点定向的记忆，从而减少患者因定向障碍而出现的问题，保证患者正常的生活和安全。告诉患者现在所在的省份与城市或具体地点，如果患者能记住上述内容，可以让患者每天复述给家人听。外出前，家属要及时告知患者即将前往哪里，并且把怎么去、走哪条路告知患者。在外出的路上，告诉患者家附近的标识，方便患者记忆。

（4）事件定向。当提起某个地点时，让患者想起在这个地方曾发生的事件。事件定向可以与人物、时间、地点定向相联系，以事件为主体，让患者回忆出在什么时间、什么地点、有哪些人、发生过什么事情。

（四）注意力的家庭训练

（1）焦点注意力的训练。在安静的环境中，让患者看见刺激便有所反应，如看着颜色鲜明的红色笔，在头不摆动的情况下，患者的眼睛随着笔的移动而移动。

（2）持续注意力的训练。在安静的环境中，家属可以让患者持续完成一项事情，可用不同类型的划消测验。比如，数字划消，即在一张纸上，家属可随意写满数字，告知患者将所有的"3"都圈出来。

（3）选择性注意力的训练。在两种环境下，让患者集中完成一件事情。在上述活动中，可以将周围环境进行改造，如在患者旁边播放音乐，给患者制造干扰，也可以在训练纸上将训练内容遮盖。

（4）交替注意力的训练。患者在持续做一件事情的情况下，被要求做另外一件事情，之后再回来做前一件事。比如，患者在看电视，家属让患者去倒垃圾，然后再回来看电视。

（5）分别注意力的训练。患者同时做两件事情，比如一边接电话一边看报纸，或是一边洗菜一边跟家人聊天，等等。

（6）交谈法。可以与患者面对面或电话交谈，交谈的内容一定是患者比较关心、感兴趣的内容，鼓励患者多去与亲人、朋友、同事聊天，让患者畅所欲言。

(7)兴趣法。发现患者的兴趣爱好，利用患者的兴趣爱好来训练患者的注意力。可通过游戏的方式，让患者打麻将、找不同、数字排序等。

(8)示范法。在做任何活动前需要给患者做示范，让患者明白应该怎么去做，一边说明动作一边做示范。可以在家中做广播体操、打太极拳、跳广场舞等。

(9)注意事项：

①以上1~5项是基本的训练，家属需从焦点注意力训练开始做起，循序渐进。

②上面都是举例说明怎么去做，家属可以根据患者的情况，结合日常生活制定适合患者的训练项目，丰富患者的家居生活，使之劳逸结合。

③每次训练前，都要保证患者已理解训练内容，并且保证患者具备焦点注意力。如果患者没有焦点注意力，可以让患者休息一下，等确保其有焦点注意力后，再给患者做训练。当患者在注意力训练的过程中有所提高时，则要增加患者训练的时间和任务的难度。

④在做训练之前，要强调为什么要做这件事情，让患者明明白白地治疗。

⑤教会患者观察周围环境，判断周围环境是否安全，让患者有是非判断能力。

⑥应与患者共同制定并实施训练的目标，鼓励患者学会使用辅助器具。在生活中，全家人都应该关心患者，对患者的病情进展有所了解。

⑦所有训练过程都不仅是注意力的训练，其中还有对记忆力、计算能力、判断力、执行能力等的训练。所以，在做认知训练的过程中，要综合处理各种障碍。

(五)记忆力的家庭训练

设备与用具：笔、训练用纸、照片、图片、实物、短篇文章、拼图、电话、录音机、计算机等。

1. 常用的记忆力家庭训练内容

(1)怀旧治疗：通过回忆过去的事件和相关物体，激发远期记忆。可以与老人一起看照片，回忆照片背后发生的事情，或者去以前去过的旅游景点，唤起老人的回忆。可以与小区的同龄老人一起开展活动，如组织老年人讲述革命历史、讨论家里的二三事等，增强老人的社会角色感。

（2）日常记忆训练：让老人回忆最近来过家里的亲戚、朋友的姓名，前几天看过的电视内容，以及家中发生的事情。家人要与老人一起回忆，老人想不起来时，可以适当提醒，但不要把具体内容告诉老人，引导老人尽可能地回忆出具体内容。

（3）记词语：先跟患者说今天需要记住的词语，说完后让患者重复说两遍，并让其记住，5 min、10 min后让患者说出，如果说不出就给予分类提示。如果还是没有说出，那就让患者三选一（先从两个词语开始记起，如两个词语记得好，可以逐渐增加记住词语的量，回忆的时间也可以逐渐增加）。词语也可变更为实物，让患者记忆。如桌上有笔记本、纸、笔、一本书、一个茶杯。看完后让患者转身，告诉家人刚才看到了什么。如果回答正确，我们可以增加难度。在老人的眼前，我们将物品放在房间的不同地方，让老人找出刚刚看过的物品。如果这个训练也完成得很好，就可以过几分钟或者更长时间，再问老人刚才看到的物品或找出刚才看到的物品。

（4）记数字：可以由家人念出一串无序的数字，从两位数起，每次增加一位数，如第一次为28、34、96，第二次为345、946、538，念完后立即让患者复述，直至不能复述为止。

（5）数字分段法： 我们可以让老人去记住相关的数字信息，如电话号码、门牌号、街道信息等。例如，要老人记住儿子的手机号码"13636165357"，我们可以将其分为"13636""165""357"或是数字组合成"136""36""16""53""57"。记住门牌号码，如黄埔区开创大道2696号，可以分解为数字组合"26""96"。

（6）关键词法：指对重要词语记住每个词或事情的关键点，如要记住"地理""大海""物理""博物馆"这组词的时候，只要记住"地大物博"这4个字就可以了。

（7）记一些短篇文章：家属读一篇短篇文章，读完后，让患者将大概的内容说出来，尽可能说出原文中的词语。可以教会老人用"时间、地点、人物、事件"这种方法去记住一篇故事性的文章。也可以让患者先预习这篇文章，看完后家属提出问题（根据这篇文章的内容），让患者回答。再次仔细阅读，让患者把这篇文章复述出来。用这种方法将这篇文章记住，次日继续问患者（家属可以根据患者记忆的情况去选择延长间隔时间）。

（8）阅读文章：对于阅读爱好者，可以从唐诗三百首等基础阅读开始，每天固定阅读或者背诵诗词，提高患者的理解能力和记忆能力。可以先让患者自己查阅今日要背诵的文章内容，然后大声朗读，抄写文章。如果患者很难背诵或默写全文，可以从填空、补充句子等过渡到完整的默写。

2. 内在记忆辅助工具

这是一种内在记忆方法。例如，一个人可以将化妆步骤记在笔记本上，但当顾客需要化妆时，不可能翻看笔记本来给顾客化妆，这样会显得很不专业。此时，需学习使用一些内在记忆辅助工具。助记术是主要的内在记忆辅助工具，主要包括以下方法：

（1）图像法：把要学习的词语或句子想象成图像，这对于记住姓名来说是个好方法。即将一个人的姓名、独特的面容特征和他的形象相结合，会更容易记住他的名字。

（2）层叠法：把要学习的词语转化成图像，然后组合起来，让患者记住这幅图像而不是词语。比如，要记住香烟、猴子、香蕉、红酒这组词语，要求患者去想象：一只大猴子嘴里叼着一支香烟，这只猴子右手拿着一串又黄又大的香蕉，左手拿着一杯昂贵的红酒。

（3）联想法：当回忆起一件事或者一个事实时，想要得到相关的信息，或将已学的信息联系到现有的和熟悉的记忆中，需在脑海中产生一个印象并记住它们。比如，要记住电话号码"85256007"，要求患者想象85岁的爷爷带着25岁的孙子去中山6路的电影院看"007"。

（4）故事法：将所要记住的事情转化为一个简单的故事，通过添加内容，使这个故事包括所有需要记忆的内容。

（5）现场法：通过创建一个场景的视觉图像来帮助记忆。例如，一个人想要记住今天要买的东西（苹果、床单、篮球等），他可以想象厨房里的台子上放着一袋苹果,房间里的床单是黑白格的样子,而阳台上放着篮球。

（6）倒叙法:倒回各个时间和各个步骤,找到丢失的物品或忆起某件事。例如,不小心将钱包留在家里,通过想象出门前有没有带钱包,今早有没有见到,最后一次见是什么时候,结合情景法回想是否将钱包留在了卧室。

（7）自问法:当急需回忆一件事又不记得时,先问自己一些问题,开始是一般性的问题,接下来要问一些特殊的问题,最后探索情景。

3. 外在记忆辅助工具

借助身体外在的辅助物品或提示来帮助记忆障碍者的方法,适用于记忆障碍不太严重、年轻及无其他明显认知障碍的患者。常用的辅助物品有以下几种:

（1）记事本或手机:很有效的方法,要学会提醒自己。刚开始时,在记事本上记录目的地、人物、时间、交通工具及路线、要做的事情,更要记录出事件的前因后果、关键词等。怎样记得使用记事本?从最开始的15 min起,每15 min要使用一次记事本,然后时间慢慢拉长并在任何时间都能习惯使用。记住在换衣服的时候,要将笔记本放在口袋里。

（2）日历:将特殊的事情和计划要做的事情记在上面,随时查阅。

（3）绘图:用大地图等标明要去的地点和要走的路线,适用于伴有时间、空间定向障碍的患者,也适用于图像想象比较好的患者。比如,用电脑搜索目的地,然后在地图中做记号,记住地图,在前往时则使用想象法和记事本回忆地点、路线。

（4）列清单:家属为患者列出今日需要完成的事情的清单,让患者按清单上的要求完成任务。

（5）做标签:在衣橱、书柜、冰箱、房门上都贴上标签,写上患者重要的东西,以防止找不到东西。

（6）语言或视觉提示:用语言说明相关问题,同时让患者看相关的图画等。

（7）写日记:指导患者每天写日记,通过写日记过渡到写回忆录,让患者逐步回忆起以往的生活。

（8）日程活动表：将每日有规律的活动制成醒目的时间表贴在患者的书桌上、墙上、床头上。开始时需要家人陪同患者看日程表，让他明白什么时间应做什么。如果患者能力有所提高，可减少陪同的次数。一般制定的活动变化少，患者容易掌握。

4. 环境适应

适用于记忆系统失去了足够功能的患者。通过环境的重建，满足他们日常的生活需求。

（1）家用物品的安全：通常使用的电水壶、电炊具、电灯等，可设置为间隔一段时间自动关闭。不常使用的锤子、剪刀等危险物品，应放置于较高的地方，避免患者碰触。

（2）避免常用物品遗失：把眼镜架和手机系上线绳挂在脖子上，把钥匙等别在腰上。

（3）简化环境：物品分类放置，井井有条。将重要的物品，如手机、钱包、钥匙等，放在室内固定的、显眼的位置，以提醒患者出门时携带。生活中养成良好习惯，每次用完物品之后将之放置在原处。

（4）门窗问题：房间及厕所门不要锁死，方便家属做紧急处理。家中窗户应有保护性措施，以保证患者的人身安全。

5. 注意事项

（1）患者做家庭训练的过程中，尽量减少患者视野范围内杂乱及不必要的物品。

（2）从安静的环境逐渐过渡到接近正常和正常的环境，每次给予口令、建议，提供信息或改变活动时应注意周围的环境。

（3）重视患者的主动性，训练应由易到难，在治疗中可以加入短暂的休息，重新开始时先复习。

（4）训练患者把相关或必要的信息分类记入笔记本。

（5）使用的记事本要放在固定的位置，并养成随身携带、经常查阅的习惯。

（6）要学习的信息应该是现实中存在并且与患者的日常生活相关的。

(六)执行功能的家庭训练

1. 有氧运动

运动可提高胰岛素样生长因子水平,提高认知障碍患者的认知功能。适当的有氧运动可改善认知障碍患者的注意力和记忆力,提高患者的感觉运动控制能力。运动和娱乐相结合的方法,可改善认知障碍患者的执行功能及记忆功能。

2. 视空间与执行功能训练

用简单的拼图工具,让患者一步一步地拼,对于难点,适当给予提醒与帮助,反复练习;给患者提供各种物体的轮廓图案,让患者用彩笔填上合适的颜色,不正确的给予帮助,直到完成填充为止,加强练习。

3. 执行及解决问题的能力训练

安排患者参与与日常生活相关的活动,如包饺子、种花等;用奖赏法引导患者做简单的数学题,或模拟超市购物、数字接龙等小游戏;也可增加思维能力训练,如数字排列、物品分类、生活问题的处理、简单的推理训练等。这样的训练方式更加贴近日常生活,既能提高患者训练的参与性和主动性,又能最大限度地挖掘患者的能力,改善其现有的执行功能。

4. 目标管理训练

目标管理训练是一种关注目标过程和持久注意力理论的执行功能干预方法,有利于改善老年人及额叶损伤患者的执行功能。它要求患者对现实中复杂任务的目标进行调整和管理,并总结完成目标的成功经验和失败教训,提高目标管理的能力。

5. 清单的使用训练

如果患者的执行功能不佳,家属可以借助清单来帮助患者。清单上的内容涉及某项活动的目的、执行步骤、可能出现的问题和解决问题的方法等。家属先设计这样的表格,让患者去填写,然后让患者带着这个清单去完成任务。

(七)失认症的家庭训练

(1)左右失认:可以提供方便患者辨认的"左右"标识,暗示患者;在衣服、鞋子上用两种不同的颜色标记;走路的时候,大声喊

"左""右";在左右手腕上系上不同颜色的手环,方便识别。

(2)手指失认:在患者不同手指上反复给予刺激,让患者识别不同的手指;也可在手指上做出不同的记号,或用"12345"代替。

(3)失写:辅助患者书写,并告诉他书写的内容有什么意义。可以通过添加偏旁来帮助患者书写,在患者写不出来的时候,可以给予辅助。

(4)失算:可以先从一位数的加减乘除做起,接着根据患者的能力做出调整。在临床中,当除法很难做出时,我们往往会让患者先去背乘法口诀。如果患者训练没有效果,可以进行代偿的训练,如让其使用计算器等。

(5)单侧忽略:家属在跟患者打招呼、训练、护理时,都应当站在患者的忽略侧;将患者喜欢的东西放在忽略侧;在忽略侧播放广播,给予听觉刺激;在忽略侧给予触觉、按摩、拍打等感觉刺激;也可以引导患者伸手向忽略侧转移物品;等等。

(八)失用症的家庭训练

(1)意念性失用:家属带着患者做事情,做的过程中大声告诉患者步骤,步骤的指令需简单、容易理解。例如,煮米饭,当患者对于某个步骤不确定时,家属应该立即提醒患者,避免患者记住错误的步骤。如果患者还是很难完成,可以针对易混淆的地方重复练习。

(2)意念运动性失用:尽可能让患者在相同的时间、地点完成日常活动。对于患者错误的动作,尽量不要用语言来纠正,要手把手带着患者去完成,直至不需要帮助就可以完成。

(3)运动性失用:患者对于精细活动会显得笨拙,故应加强精细活动,首先要辅助患者完成,随着症状的改善而减少辅助,循序渐进。

(4)结构性失用:对于结构性失用的患者,可以让其反复抄写文字、描画图形。先给予患者简单的一维图形,逐步增加难度。也可让其做一些拼图的练习,如搭积木、拼火柴等。

(5)穿衣失用:穿衣对于患者来说是每天必做的事情,在给患者穿衣时,需要了解患者以往的穿衣习惯,按照患者的习惯制定他的穿衣步骤,每天反复给患者训练,直至患者可以独立穿衣为止。如果患者扣扣子困难或者容易扣错,可以在衣服的扣子两边标记相同的颜色。如果患者分不清楚左右,可以与左右失认训练相结合。

(九)认知活动刺激

认知活动刺激不是正规的认知训练,主要目的是让患者参与到日常活动中来,降低其脑部的退化程度。复杂的脑力活动越多,脑功能将保持得越好。对于老年人,各种活动都可以锻炼大脑,刺激神经细胞的活力。我们可以从以下方面做起:下棋、打麻将、玩纸牌、书法、剪纸、园艺、听音乐、搭积木、拼图、阅读与朗诵等。多参与各种活动是非常重要的。

以下是一所日间活动中心的老年人一周的活动安排表(表4-1),表中为常用且易开展的认知刺激活动,参与者为认知功能正常的老年人或有较轻认知功能障碍的患者。

表4-1　老年人一周日间康复活动安排表

周一	周二	周三	周四	周五	周六	周日
7:00—8:00　美好的一天从这里开始,例如起床、刷牙、洗脸、整理床铺、吃早餐等						
8:00—8:30　交流、互动,例如听轻音乐						
8:30—9:30　自由活动时间,具体如下						
做早操 下棋活动 唱歌活动	分享往事 跳舞活动 传递游戏	慢跑 欣赏老影片	做早操 剪纸或折纸 小组游戏	怀旧活动 诗歌朗诵 生日会	阅读 拼图	做早操 大家来找茬
9:30—11:00　球艺、打扑克、搓麻将、按摩、看电视(录像/VCD)						
11:00—12:30　回家进食午餐或家属送饭(轻音乐伴奏)						
12:30—14:00　个人清洁及午睡						
14:00—15:00　自由活动						
15:00—16:00　下午茶时间						
16:00—16:45　上下肢功能康复训练、慢跑、运动会或自由活动						
17:00　回家(必要时给老人留家庭作业)						

三、案例:阿尔茨海默病患者的居家照顾

随着人口老龄化的发展,阿尔茨海默病的患病率逐年上升。为了预防阿尔茨海默病,让患者得到更好的照顾,合理安排医疗资源,最近有专

家提出以家庭为核心、以社区为依托、以专业化服务为依靠的居家养老方案。可是，目前许多老年人及照顾者缺乏相关知识，此小节具体介绍阿尔茨海默病患者的居家照顾。

老年期痴呆，最常见的类型是阿尔茨海默病（Alzheimer disease，AD）。这是一种中枢神经系统性病变，起病隐袭，病程呈慢性进行性，主要表现为渐进性记忆障碍、认知障碍、语言障碍及人格改变等神经精神症状，严重影响生活、工作与社交功能。此病具有慢性、持续、不可逆的特点，虽已有药物能延缓症状的发展，但尚无彻底的治疗方法。

因此，该病的预防越来越受到关注。

（一）预防阿尔茨海默病，调整生活方式

阿尔茨海默病发病的危险因素，包括不可控因素和可控因素。不可控因素有性别（女性）、年龄、遗传、21-三体综合征、帕金森病及患有学习障碍等。可控因素，包括肥胖、高血压、血脂障碍、糖尿病等。此外，久坐、饮食行为障碍、吸烟、饮酒过度、抑郁症、文化层次低、社交贫乏、环境压力、有头部外伤史、缺乏预防阿尔茨海默病的早期教育可能与阿尔茨海默病的发生有关。针对上述危险因素，尤其是可控因素，我们可以从以下九个方面进行生活方式的调整：

1. 饮食建议

建议少食多餐，规律饮食可使血糖稳定在一定的水平。以自然的营养物质为基础，低盐，减少反式脂肪和饱和脂肪的摄入，如应少吃快餐、油炸食品、全脂乳制品、红肉、加工食物等；增加新鲜水果、谷物及蔬菜的食用量，可以在一定程度上降低患阿尔茨海默病的风险；摄入充足的ω-3脂肪酸，如食用深海鱼类（鲑鱼、三文鱼、金枪鱼、沙丁鱼），或者补充深海鱼油。此外，每天饮2~4杯绿茶可以有效预防阿尔茨海默病。

2. 戒烟限酒

建议戒烟，并严格控制酒精摄入量。对于女性，每天的酒精摄入量应少于15 g；对于男性，每天的酒精摄入量应少于25 g。

3. 体育锻炼

规律运动可以保证循环系统的有效运作，使血压维持在相对正常的水

平、降低胆固醇水平，促进肠道的蠕动，降低患阿尔茨海默病尤其是血管性痴呆的风险。详细内容参见第五章"老年人日常运动指导"。

4. 社交活动

研究证明，缺乏社交活动易患阿尔茨海默病。建议老年人增加活动次数，包括观看电影、走访亲友、社区活动、志愿者活动等形式，以增加认知能力，降低患阿尔茨海默病的风险。详见第七章"老年人社交上的照护"。

5. 大脑功能锻炼

大脑功能锻炼有利于维持大脑活力，包括学习新知识，如学习一项运动、参加课程、弹奏乐器、阅读书籍或报刊以及培养好奇心。越具有创造性的活动，越能维持或增强大脑的认知功能。建议加强老年人的记忆力训练，训练难度从简单到复杂，并结合老年人的兴趣爱好。如喜欢旅游的老年人记住省会城市的名称，并且配上节奏帮助记忆，加入游戏以吸引老年人的注意力。

6. 规律的睡眠习惯

老年人应制定一个固定且有规律的作息时间表，即按时入睡、起床、吃饭、运动，确保大脑生物钟保持规律，这样有助于功能的维持。虽然午睡对于消除疲劳有益，但是对于大多数老年人来说，过长的午睡会加重失眠。如果老年人已有失眠困扰，应尽量减少午睡时间。睡前洗热水澡，做一些简单的伸展运动，卧室内不要放置电视、计算机及强烈的光源，睡前保持精神放松。

另外，老年人需注意避免头部外伤。在做运动时应保护好头部，骑车时戴好安全帽。冬天应戴帽子，保护头部血管。此外，老年人应保持健康体重，使血压、血糖、胆固醇控制在正常的范围内。

（二）增强健康知识，及早识别阿尔茨海默病

家庭成员应提高防治阿尔茨海默病的健康知识水平，从而提早识别阿尔茨海默病的早期表现，与正常老化相区别，以达到早期发现及干预阿尔茨海默病的目的。

阿尔茨海默病的早期表现如下：①对很久以前发生的事情记忆犹新，但对近期发生的事情很难记住，有时忘记朋友或熟悉物品的名字；②难以理

解他人的谈话或电视节目的内容；③对目前的时间、地点或人物的定向发生紊乱；④总是重复已经说过的话或者语言表达不流畅；⑤判断能力减弱，思考、推理存在问题；⑥对熟悉的环境感到陌生；⑦情绪变化比以前起伏大，对记不住的东西感到焦虑、愤怒；⑧有不恰当的行为，例如重复性的动作、暴力行为等。如出现以上现象，应及时去医院就诊或联系社区工作人员。

（三）已患有阿尔茨海默病，照顾者该如何做

1. 照顾患者前的准备工作

（1）尊重患者的意愿，了解患者对于未来安排的看法：在患者出现早期症状的情况下，进行良好的沟通，了解患者对于之后生活的期待，例如询问您想和谁住一起，希望谁照顾您，您想去哪些地方，您还有什么想要去做的事情，您最遗憾的事情是什么，等等。

（2）决定合适的照顾人：如果是夫妻，则要考虑另一方的体能；如若不是，则儿女们要讨论出合适的照顾人员及方式。

（3）照顾者（指家人或亲属）对自我能力的认识：①经济能力；②工作情况；③家庭情况；④居住环境；⑤与患者的亲疏关系；⑥性格、脾气等。

（4）与家人协商如何分担照顾责任：

如果您是照顾者：①加强对于阿尔茨海默病的学习；②学会独立照顾患者的技巧；③锻炼自己的体能与耐心；④确定每个阶段患者自理能力的目标。

如果您不是照顾者：①协助照顾者接送患者；②在照顾者不在的情况下承担起照顾患者的责任；③在经济上给予帮助；④有时间多陪陪患者。

（5）当自己没有能力继续照顾患者时：重新与家人商定人选，交接好照顾患者的技巧，寻找社会资源，如疗养院、养老中心等。

2. 依据阿尔茨海默病的不同时期，给予不同的照顾

（1）轻度功能障碍期，尽量发挥患者仍有的能力，在安全的情况下维持患者独立自主的能力，延缓功能的退化。

（2）中度功能障碍期，患者会出现精神行为的问题，我们要避免与患者发生冲突，寻求家人之间的帮助，学会疏导患者的情绪。

（3）重度功能障碍期，照顾的重点应该放在怎样避免并发症和日常生活辅助方面。

3. 阿尔茨海默病的照顾原则

（1）安排正常的作息时间，给患者提供熟悉而舒适的生活环境。

（2）找到患者的兴趣爱好和特长。

（3）注重患者的能力，鼓励患者做能做的事情。

（4）引导患者参与家务活动。

（5）教会患者简单的事情，发掘他的潜能。

（6）帮助患者维持认同感与成就感。

（7）与患者建立良好的沟通，避免冲突：确定患者是否有听到您在与他对话；使用的句子简单明了，必要时打手势告知；说话的语速要慢；多给予正面的鼓励，减少批评的次数。

（8）注意患者的人身安全，防止意外发生。需要注意以下问题：危险环境、危险物品、不当的操作、复杂的社会情况。

（9）根据患者的病程和生活习惯，调整照顾方式。

4. 行为障碍的照顾方式

阿尔茨海默病的行为障碍包括妄想、虚谈、幻觉、情绪障碍、不恰当的行为、攻击或暴力行为、拒绝行为、性行为等。当出现以上行为障碍时，作为家属，可以按以下方法处理。

（1）当出现妄想的行为时，比如找不到他想要的东西、钱被他拿去了、不认识家人等这些情况，切记不要与患者争辩，不然会引发患者的攻击或暴力行为。我们可以转移患者的注意力，不必急于去分辨谁对谁错，而要了解患者想要什么、他的需求是什么，然后找到他喜欢的东西，试图转移他的注意力，让他维持良好的情绪。

（2）当出现虚谈（混淆了事情发生的时间、地点，或是记忆错误）时，如果影响不大，一般可以不理会。尽量不要与患者争辩，转移他的注意力。

（3）中度或重度阿尔茨海默病患者比较容易出现幻觉，如果影响不大，一般也可以不理会。但如果使患者感到不舒服、害怕或是产生其他异常的情绪，家属就应该解决这个问题。比如：患者害怕影子，就可以加强室内的灯光；如果害怕镜子，则减少家中镜子的摆放；等等。

（4）在阿尔茨海默病患者身上比较常见的情绪障碍，有焦虑、淡漠、急躁、害怕、过分依赖等。当这些情况出现时，我们可以：在回答患者问题时简单明了；平常安排患者感兴趣的社区活动；语气和缓，动作温柔，有时适当的肢体接触可给予患者安全感；当照顾者需要去做家务时，请其他人帮忙照顾患者或者准备患者喜欢的电视节目，让患者转移注意力，改善患者的过分依赖。

（5）当患者出现不恰当的行为问题时，如一直不断地重复某句无意义的话、不适当地收藏东西、随地大小便、乱扔东西、随地吐痰等，我们可以：不大声或严厉地训斥患者；转移患者的注意力；准备一些生活用品，帮助患者处理垃圾及改变患者不恰当的生活习惯；向附近的邻居解释患者目前的情况，请求对方谅解。

（6）当患者被勉强或被阻拦去做某事时，患者可能会以暴力或攻击行为来解决问题。所以，我们可以：让患者保持冷静；转移其注意力；观察是什么原因让患者出现这样的情况，避免此类事情再次出现；如果经常出现此类事情，需要向医生说明，调整药物。

（7）患者拒绝进食、刷牙、洗澡等，这类现象统称为拒绝行为。当出现这种情况时，我们可以：先找患者信任的人与其交谈，引导患者；创造良好舒适的环境，让患者再去做事情；了解患者的爱好，利用爱好来引导患者；如果患者实在不想做，就不要勉强，过段时间再尝试。

（8）当患者有性行为的要求时，如果照顾者与被照顾者是夫妻关系，我们可以给予患者适当的亲密动作，比如拍拍他的肩膀、拥抱一下或说一下温暖甜蜜的话，或者白天多带患者走动一下。其实，有时患者多次提这种要求是种重复性的行为，就像之前提到的一直重复说某句话，不具有任何意义，这个时候我们可以转移患者的注意力。如果照顾者是儿女或是护工，我们可以跟患者多交流，给予患者肢体或心理上的安慰，如拥抱或牵手，让他有安全感。如果患者在公共场合有暴露身体等现象，照顾者先不要生气，不要大声责怪患者，用温和的语气和坚定的态度制止他，并告知这样做是不对的,且立即以衣物遮盖,最后转移他的注意力。

5. 预防患者走失的技巧

当发现患者记忆力、定向力下降时,想办法让患者熟背出自己的住址和联系方式,如编成歌曲让患者牢牢记住,并不定时地让患者回忆出来。同时,应该让患者随身携带相关的身份证明或者家庭住址、联系方式等,举例如下:

(1)信息卡片:可以是患者本人或家属的信息,上面应印有姓名、联系方式及住址。信息卡片是最有效的方式,最好是每件衣服里都放入卡片,避免洗换后遗忘。

(2)衣服上绣上名字及联系方式:在患者的每件外套上绣上此信息,避免换洗衣服后没有放信息卡片。

(3)防走失手链(爱心手链或黄手环):可以向国内大型三甲医院的记忆门诊申请,也可以自己做一条有联系方式的链子。

(4)携带有卫星定位的手环。

(5)防走失提醒器:由两部分组成,即送信机和受信机。送信机佩戴在患者身上,照顾者挂着受信机,照顾者可以通过声音或震动接收通知,防止患者走失。距离可设为3~10m。超过后就会报警。

此外,在人多、拥挤的场合,请紧握患者的手,以防走失。

6. 患者外出旅行的照顾技巧

外出旅行对于有认知障碍的患者来说,既是感官刺激,也是美好的回忆。对于照顾者来说,这也是很好的一种放松方式。但由于患者的认知障碍、体力耐力等问题,外出旅行可能存在隐患。在策划外出旅行时,需注意以下几点:

(1)考虑患者的体能和对旅途的耐受性。

(2)旅程过程勿太长。

(3)维持正常的作息时间。

(4)尽可能选择自由行或人数少的团队旅游。

(5)用餐的环境尽可能选择安静的环境和干扰较少的位置。

(6)在大型商场和使用公厕时,家属应随行陪伴。

（7）防走失的信息应该及时更新（如果在国外）。

（8）携带方便轻巧的轮椅。

7. 日常生活方面的照顾方式

在阿尔茨海默病的中晚期，患者的情况可能会变得更加严重。患者在日常生活中可能会存在穿衣、饮食、洗澡、睡眠等多方面的问题。

（1）饮食方面。

患者可能会有吃完了还想吃的情况：可能是忘了刚才已经吃过东西，或者是没吃饱，或者是肚子没有饱腹感（是一种异常的感觉）。当遇到这种情况时，我们可以：提醒患者刚才已经吃过了；患者进食的地方一定是固定不变的；给患者准备食物时选择具有饱腹感的食物；采取少食多餐的方式；确定患者已经进食足够时，转移患者的注意力。

患者可能会有拒绝进食的情况：可能是心情不佳、肚子不太饿或腹胀、不太喜欢食物、牙痛或有口腔疾病等情况。当遇到这种情况时，我们可以先营造一种愉快的进食环境，比如放患者喜欢的音乐；定期带患者做体检或是复查；在选择食物的时候尽可能保证每餐中都有患者喜欢的食物；增加患者的活动量，促进其消化，必要时在家中常备促消化的药物等。

患者可能会有吞咽困难、饮水呛咳的情况：这可能是脑卒中后的功能障碍，可以将食物切成小块，方便其进食；改变食物的性状，糊状相对于水状更容易吞咽，避免呛咳；喝水的时候分小口喝，如果出现小口呛咳，应该去医院寻求治疗，避免误吸导致窒息或者吸入性肺炎。详见第四章第二节"吞咽功能康复"。

（2）排泄方面。

最常见的问题是患者随处大小便，或是大小便失禁。可能原因：不知道应该去厕所解决，患者找不到厕所，不会表达自己的需求，对于尿意没有反应，尿急来不及脱裤子，等等。我们可以这么照顾患者：

①用鲜明的标志或是开一盏灯，方便患者找到厕所的位置。

②晚上不要给患者喝太多水，可以在床旁边放个马桶或尿壶。

③辨别患者的便意，如拉裤子、触摸外阴等。

④选择容易脱的裤子，尽量给患者穿宽松的裤子，这样比较方便

患者穿脱。

⑤定时排便并使其记住上厕所的路线。

⑥如果夜间不能定时带他上厕所，可以使用成人纸尿裤。

⑦如果患者有便秘的情况，要在白天多喝水，多吃水果和蔬菜，多运动，帮助排便。

⑧如果出现长时间未排便和排尿的情况，应该带患者看医生。

（3）穿衣方面。

最常见的问题是穿错衣服、穿衣不整齐、与气候不相符合、拒绝脱衣服等。可能原因：不知道怎么选择衣服；不知道穿衣顺序；不知道如何扣扣子、拉拉链或是动作不灵活；只是喜欢某一件衣服，不愿意穿其他衣服；等等。作为照顾者，我们可以这么做：

①帮助患者搭配好衣服，例如，把每个季节的衣服分类好，衣服搭配好放在一起，等等。

②练习穿衣的顺序，形成一个程序性记忆，让患者形成习惯。

③选择好衣服的材质，有扣子的地方可以换成魔术贴，有拉链的裤子可以换成松紧式的，系鞋带的鞋可以换成有魔术贴的鞋或布鞋等。

④避免给患者过多的选择，可以采取二选一的形式。

（4）洗澡方面。

最常见的问题是拒绝洗澡、洗不干净或是洗澡时间太长等。可能原因：患者不了解洗澡的意思、方法、目的；水温太低；浴室太滑，容易跌倒；肢体动作不灵活，所以洗澡时间比较久；不太记得洗澡的顺序；浴室东西过多，不知如何选择洗澡用品；等等。针对以上问题，我们可以做的是：

①帮助患者洗澡时，水温控制在40~45 ℃，不宜过冷或过热，并且要注意患者的隐私部位，可以拿毛巾遮住。

②准备充足的时间进行洗澡，不要太急太赶。

③营造舒适的环境，去除有危险的物品，洗澡的用品不宜过多，一瓶洗发水、一瓶沐浴露即可，选择患者喜欢的味道和牌子。

④浴室地面要注意防滑，地上应铺有防滑垫，最好是坐椅子洗澡。

⑤可以做一份记录，记录患者什么时候洗澡、一周洗澡几次，以防患者不记得之前有洗澡或刚才已经洗过澡。

⑥如果患者拒绝洗澡，可以跟患者谈条件，等洗完澡再去做某事等。如果患者很强烈地表示不想洗澡，可以转移其注意力，过会或者第二天再跟他谈。

（5）睡眠方面。

最常见的问题是日夜颠倒、入睡困难、睡眠质量差等。可能原因：患者因精神行为障碍导致入睡困难，夜间尿频影响睡眠的质量，白天嗜睡夜间兴奋，等等。照顾者可以这么做：

①减少其晚上喝水的次数，夜间穿纸尿裤。

②规律作息，给患者制定一天的时间安排表，比如7：30起床、8：00吃早餐等，做完一件事情可以在表后面打"√"。安排丰富的娱乐和体力活动，减少白天嗜睡的情况。

③如果是因为精神问题导致睡眠差，需要去看医生。

8. 居家环境方面

（1）客厅环境。

①光源充足，不要太刺眼，墙壁和地面色彩单一，图案不要过于复杂。

②家中桌子的边角和尖锐的物品都应该用防护条包住，避免使用落地窗和推拉门，或者在玻璃门上做好标记，避免患者不注意时撞到头部。

③家中客厅保持干净整洁，不要摆放过多的杂物，桌子上不要放置易碎、易倒物品和贵重物品。

④地板上避免使用有延长线的插线板，如若使用，应将这些线固定，避免绊倒患者。

⑤电源插座应该使用安全插头或防触电保护盖。

（2）卧室环境。

如果是复式楼，卧室与厕所在同一层更适合患者居住。如果是有阳台的卧室，应该将阳台护栏的高度改造成安全的高度，最好是封闭式，窗户只能开一半或装上有锁的窗户；可以在床旁边放置一盏小台灯，根据患者的需求调整台灯的亮度和设置夜间是否开灯；在卧室里安装带有荧光的标记，标记的最终指向是厕所，或是在房间角落放置坐便椅；在床的附近（患者伸手易触及的地方）放置呼叫装置，如果发生紧急事情，家属可以及时知道；冬天使用电热毯或电暖器时，避免患者烫伤或发生其他意外，选择安全性较高的电器，并且睡觉前提前打开，睡觉时关闭。

（3）厨房环境。

①锋利的菜刀和剪刀应放在安全的位置。如患者有能力做饭切菜，我们可以让患者使用儿童用的菜刀。也可以借助一些辅助工具，如切菜护手器、多功能切菜器等。

②使用煤气或者天然气会有危险，可以使用电磁炉炒菜，这样会更安全。

③冰箱应定期清理，检查食物是否过期或变质。

④地板应注意防滑，必要时铺上防滑垫。

（4）厕所与浴室环境。

①有时患者找不到厕所，我们可以在厕所的门上写上"厕所"，或用图片指示。

②保持浴室和厕所的地板干燥，可采用防滑垫。

③在浴室和马桶附近安置扶手，且扶手的颜色应是鲜艳的，需与墙壁颜色形成较大反差。

④应根据季节情况，帮助患者调节好洗手和洗澡的水温并固定，避免烫伤。

⑤在厕所的门口放置夜灯，让患者容易找到厕所的位置。

⑥要留意患者如厕的时间，若太久，应及时去查看。

⑦洗澡的时候，不要让患者一个人待太久，最好是留一人辅助。

（5）出入口环境。

①出入口是患者最容易走失的地方，我们可以在出入口的门上安装门帘，让患者看不到门锁，避免在家人不注意的时候走失。

②可以在门上加装开门警示器，当患者走出去时，门铃或音乐就会响起。

③门口避免放置小毛毯，以防患者跌倒。

④可以在门口放置凳子，方便患者坐下，避免因患者弯腰站起后头晕，或是站位平衡不够好造成跌倒。

⑤出入口避免堆放杂物，避免阻碍通道。

9. 其他辅助工具

如果患者独自在家中，常不记得吃药，家属可以使用电子定时吃药提醒器。家属设定时间，到时间会有声音提示患者要吃药了。

第二节 吞咽功能康复

一、吞咽障碍的概述

1. 吞咽障碍的定义

吞咽（swallowing）是人类最复杂的行为之一。吞咽障碍（dysphagia）是由于下颌、双唇、舌、软腭、咽喉、食管括约肌或食管功能受损，不能安全有效地把食物由口送到胃内取得足够营养和水分的进食困难。由此可见，经口到胃的通道中的任何疾病均可引起吞咽障碍，如口咽腔肿瘤、食管肿瘤等占位性病变，化学性烧伤，神经系统疾病，咽肌无力等。

吞咽障碍尚无准确定义，一般应符合下列标准：①食物或饮品从口腔输送至胃部过程中出现问题。②口腔及咽喉肌肉控制或协调不灵而未能正常吞咽，引起营养不良。③食物误入气管，引起反复肺部感染、误吸性肺炎。

2. 吞咽障碍的原因及影响因素

（1）疾病与吞咽障碍：吞咽障碍是许多疾病的并发症，常见如脑卒中、痴呆、帕金森病、运动神经元性疾病等。另外，患一些头颈部的肿瘤、脑外伤、咀嚼的困难等也会造成吞咽障碍。脑血管障碍患者约有40%在急性期并发吞咽障碍。这一时期，摄食不当很容易导致误咽性肺炎，因此，有必要及早对吞咽障碍加以注意和处理。随着疾病的自然恢复，多数情况下，吞咽障碍会逐渐好转，但如果到慢性期吞咽障碍还残留10%以下，这表明恢复情况不好，需要专业治疗的参与。

根据障碍部位吞咽障碍，可分为大脑半球病变和以延髓为中心的脑干部病变。

大脑半球病变中，一侧性病变在数周内自然恢复的病例较多。若存在两侧性病变的则呈假性延髓性麻痹状态，假性延髓性麻痹在口腔准备期、口腔期障碍严重，表现为咀嚼、食块形成、食块移送困难，但吞咽反射仍有一定程度的残留。

延髓性麻痹由殃及脑干部延髓吞咽中枢的病灶引起，障碍主要发生在咽部期，特征是吞咽反射的诱发极其微弱甚至消失。在口腔前期、口腔准备期，甚至口腔期没有障碍，即使有也很轻微。因此，延髓性麻痹往往误咽情况突出，多数病例治疗困难。表4-2将延髓性麻痹与假性延髓性麻痹所导致的吞咽障碍进行了鉴别。

表4-2 延髓性麻痹与假性延髓性麻痹导致吞咽障碍的鉴别

延髓性麻痹	假性延髓性麻痹
下运动神经元损害	双侧上运动神经元损害
不影响一般精神状态	影响精神状态，包括精神错乱，痴呆，定向、定位力差
咽反射消失	咽反射存在
情绪易变罕见	情绪易变常见
一般无病理反射	有病理反射
咽喉期	口腔期

此外，还有并发高级脑功能障碍的患者，常在口腔前期、口腔准备期出现，其症状有不知进食顺序、重复相同动作、进食中说话误咽危险加大、容易忽略餐桌一侧的食物。

（2）药物与吞咽障碍：一些精神药物如镇静、安眠药物、吩噻嗪、抗组胺剂等都有抑制中枢神经系统的作用，长期服用后可能出现肌张力障碍所致的说话和吞咽功能失调，服用时间越长，剂量越大，症状出现越早越重。

（3）饮食方式与吞咽障碍：良好的饮食习惯是老年人进食获取营养的重要保证。对于有吞咽障碍的老年人，良好的饮食管理是必须的。如进食时应保证环境的安静，注意力集中，细嚼慢咽，使用合适的进食工具和保持合适的进食速度等。长期并可持续性地进行饮食管理，能不同程度地改善其吞咽功能，在确保吞咽安全的同时及时获取营养。

3. 老年人认知与吞咽生理变化

正常情况下，食物的信息通过视觉、听觉、嗅觉等感觉器官被送往大脑皮层，引起唾液、胃液的分泌，为进食做好准备。由于年龄增加，大脑出现萎缩，细胞数量减少，脑区特异性下降，神经信息传递准确度下降，导致老年人认知能力整体呈现下降趋势。严重的高级脑功能障碍患者因对食物的信息判断能力差、配合能力差，不能认识食物，没有进食欲望，因而严重影响进食质量。认知障碍还可能导致吞咽失用。

同时，老年会使肌肉量减少和结缔组织弹性下降。肌肉量的减少和弹性的下降会导致运动力量和速度的下降，这会影响头颈区域的肌肉活动。这些改变会影响老年人的吞咽功能。有证据表明，只通过速度就可以区分老年人和年轻人的吞咽过程。尽管吞咽速度的下降不一定导致吞咽困难，但有可能出现食团运送方向错误的风险。当神经疾病或疲劳影响这些肌肉时，它们有可能无法正常发挥作用，在这些情况下，老年人的吞咽功能可能正常，但更容易失代偿。

（1）口腔期。

老年人的脂肪组织沉积在舌和咀嚼肌上，并且连接纤维增多，导致肌肉力量和运动范围下降，舌和咀嚼肌这些改变会影响其正常功能。有人发现，虽然老年人的舌能产生足够吞咽压力，但是维持等长活动的能力呈下降趋势。老年人还会出现初级味觉感受器减少的情况，并有报道称他们会有嗅觉丧失；有些药物的副作用使唾液分泌减少，从而使对吞咽十分重要的感觉输入系统处于危险之中；牙齿条件不好会导致吞咽疼痛，不良的咬合面可导致咀嚼不充分。咀嚼困难和缺乏口味最终会导致摄入的减少和营养不良。

（2）咽期。

实验研究表明，老年人呼吸道关闭的持续时间减少，尽管这更有可能是呼吸能力下降而不是声带运动的主要变化所致。伴随环咽肌开放程度的减少，老年人更有可能发生食团残留并使其进入没有保护的呼吸道，如Selley等证明吞咽后老年人的呼气保护反应很少见。调查者在环咽肌中进行压力测定发现，老年人括约肌内的压力降低，这表明，与年轻人相比，老年人防止食管内容物返流屏障不够强。

（3）食管期。

一些实验证据表明，随着年龄的增长，食管的蠕动能力下降，这可能与近端食管肌肉的下降和它提供启动收缩并足以触发正常蠕动反应的功能下降有关。也有证据表明，和环咽肌压力测定中发现的一样，老年人对胃内容物的食管下段括约肌（lower esophageal sphincter，LES）压力屏障不像年轻人一样强。

4. 吞咽障碍的临床表现

1）口咽部吞咽障碍：口咽部吞咽障碍又称"高位"吞咽障碍。当患者引发吞咽动作较费力时，通常被认为其颈部存在问题。

常见的伴随症状有：①引发吞咽动作困难。②鼻内容物返流。③咳嗽。④鼻音重。⑤咳嗽反射减弱。⑥噎塞（应注意在不发生噎塞或咳嗽时，咽下物也有可能进入喉部发生误吸）。⑦构音障碍和复视（也可伴有其他导致口咽部吞咽困难的神经症状）。

通常，这类吞咽障碍发生在患有神经功能失调如阿尔茨海默病、帕金森症或脑卒中患者的身上。此外，头颈部肿瘤（以及随后的手术或放疗）、牙齿脱落、糖尿病或口干也是造成口腔性吞咽障碍的重要因素。口咽部吞咽障碍还多与喉部肌肉无力、咽部高度下降、环咽肌功能降低及咽部吞咽迟缓等老年性退化现象有关。

2）食管吞咽障碍：食管吞咽障碍可能的发生部位在远端食管，又称"低位"吞咽障碍。但是需要注意，有些患者如贲门失弛缓症的患者，可能描述其不适部位在颈部，从而与口咽部吞咽困难混淆。

（1）如果有固体和液体吞咽障碍，通常也存在食管运动障碍。尤其当固体和液体的间歇性吞咽障碍伴发胸痛的时候，食管运动障碍的可能性将增加。

（2）如果吞咽障碍仅限于固体，则提示管腔狭窄和机械性阻塞的可能，直径15 mm。如果呈进行性，则考虑溃疡性狭窄或肿瘤。值得注意的是，溃疡性狭窄的患者通常有长期胃灼热感和反流的病史，但无体重减少。相反，食管癌患者通常年龄较大，且有明显的体重下降。虽然食管癌患者的颈/锁骨上淋巴结病也许可以触及，但是对食管部吞咽障碍患者进行体格检查意义有限。有些硬皮病和继发性溃疡性狭窄的患者会呈现CREST综合征（钙质沉着—指/趾、雷诺病、食管运动功能障碍、指/趾硬皮病、毛细血管扩张）。

5. 吞咽障碍的不良并发症

"民以食为天"，进食是保障人得以生存的条件之一，如出现吞咽障碍，轻则影响患者的生活质量，重则影响患者的生命安全。吞咽障碍患者的常见并发症有以下几点。

（1）误吸及误吸性肺炎。

误吸是由于液体和食物进入声门以下的呼吸道所致，误吸性肺炎是由误吸入肺的食物或液体引起的肺部感染。有研究指出，用吞咽造影对166例有吞咽障碍症状者进行检查，发现5%～12%有误吸；而一项前瞻性研究显示，因中枢神经系统疾病导致的吞咽障碍者，误吸发生率高达60%。还有，吞咽物的质地、黏度与是否发生误吸相关。另一研究用内镜结合吞咽感觉试验法，对122例中位年龄为65岁的吞咽障碍症状者进行检查，发现吞咽稀薄液体时发生误吸者高达93%～100%。正常人如果发生误吸，可以通过咳嗽反射将误吸物排出，而吞咽障碍患者尤其是老年吞咽障碍患者由于吞咽生理机制受损和呼吸功能下降而丧失或减弱了排出误吸物的能力，严重者将导致窒息甚至死亡。

（2）脱水和营养不良。

吞咽障碍者进食稀薄液体易导致误吸，这给患者造成进食的恐惧感，从而减少进食液体量，导致脱水，而脱水反过来也会影响吞咽功能。如果患者因脱水致口腔内缺乏足够的唾液，咀嚼会更困难，食物不容易形成食团，需要多次吞咽，加重吞咽障碍的症状。

营养状况的恶化常发生于吞咽障碍和需要他人喂食的患者身上。张小燕等对急性脑卒中的吞咽障碍者营养情况调查发现：营养不良发生率为34.8%，远高于无吞咽障碍者11.7%。与吞咽障碍有关的营养不良常包括进食恐惧、吞咽困难、消化不良导致的能量和营养素摄入不足。老年人群无论是要保持健康，或帮助疾病或损伤的恢复，营养和饮食都是重要的部分。

（3）精神障碍问题。

吞咽障碍会对患者心理产生不可估量的影响，如焦虑、羞耻、窘迫、恐惧和自尊心下降等。欧洲一项多中心研究显示，360名吞咽障碍患者中，55%有不愉快情绪，41%有焦虑和恐慌现象，36%出现拒食等；McHorney对386名吞咽障碍者调查得出33%的患者处于抑郁状态。如此高比例的精神障碍问题在临床上多被忽视。

二、老年人吞咽障碍的筛查与评估

所有已经存在或怀疑存在吞咽障碍的老年人都应及早进行吞咽功能筛查与评估，这有利于及早治疗，减少吞咽困难引起的各种并发症，减少脑卒中患者的死亡率及相关治疗费用，缩短住院时间。住院的老年吞咽障碍患者可以由医疗工作人员进行临床筛查和评估。然而，大部分老年吞咽障碍患者在后期都会生活在敬老院、社区、家庭等，这些老年人的照护者一般为社区工作者、陪护及家属等。他们缺乏专业的医疗知识，亦未接受过专门的培训，且缺乏有效筛查与评估的工具和量表。

1. 老年人吞咽障碍的筛查

筛查不同于全面的临床评估，后者要求检查吞咽困难的症状体征，并以制定治疗方案为目的。筛查要求简单、准确、可靠、安全、经济、有高敏感性，但目前还没有公认的统一的吞咽困难筛查方法。

在国外，较为流行的筛查方法有Daniels1997年制定的吞咽困难临床筛查系统、Depippo等1994年报道的Burke吞咽困难筛查试验（Burke dysphagia screening test，BDST）、1998年的Hinds限时试验、1996年Smithard床边吞咽功能评价（bedside swallowing assessment，BSA）、1996年Ellul标准吞咽功能评价（standardized swallowing assessment，SSA）及Logemann1999年制定

的28条筛查试验等。以下为目前较常用的几个筛查方法。

（1）吞咽困难临床筛查系统。

Daniels通过用不同量的水检测口咽性吞咽困难患者的临床吞咽功能，并制定了吞咽困难的临床筛查系统，包括6项临床指标：发声困难、构音障碍、咽反射异常、自主咳嗽异常、吞咽后咳嗽和吞咽后声音改变。以具有2个或2个以上指标为标准，可将中度、重度吞咽困难与正常或轻度吞咽困难（该吞咽困难的分级是改良吞钡试验下的分级）区分开，其敏感性和特异性分别为92%和67%。

（2）吞咽困难筛查试验（BDST）。

如果出现以下一项或多项阳性指标，则认为是未通过该试验，即有吞咽困难。BDST指标：①双侧脑卒中。②脑干卒中。③脑卒中急性期的肺炎病史。④进食引起咳嗽或300 mL饮水试验时出现咳嗽。⑤不能完成进餐。⑥进餐时间延长。⑦准备实施非口进食计划。该试验的敏感性和特异性分别为88%和27%。

（3）标准吞咽功能评价（SSA）。

SSA分为3个阶段：①阶段Ⅰ，首先对患者的意识水平、姿势控制及其他一些可能影响吞咽功能的一般因素进行初步评价。②阶段Ⅱ，要求患者饮3茶匙水（每勺5 mL），在每次饮完后均仔细观察喉运动、喉中咕噜声及误吸的指征（咳嗽、气哽及呼吸性窘迫），如果这一阶段的饮水试验是安全的，可进行下一阶段的试验。③阶段Ⅲ，要求患者饮一杯水（60 mL），除观察阶段Ⅱ的内容外，还要观察饮水速度及患者能否完成该阶段试验。测试内容共19条，只要任何一条出现异常，即提示有吞咽问题。

SSA首次为非专业医师评价吞咽功能提供了一个实践框架。临床研究表明，经过短期的理论指导和实践训练，没有专业经验的护士即能可靠地完成医师评价吞咽功能的评价，且在不同评价者之间的一致性也非常高。

2. 老年人吞咽障碍的评估

通过筛查，存在吞咽障碍的患者应尽快就医，由医护人员进行更为详尽的评估。临床详细评估的目的是确定吞咽障碍是否存在；提供吞咽障碍的解剖和生理学依据；确定患者有关误吸的危险因素，防止误吸发生；明确是否需要改变营养方式,以改善营养状态;为进一步检查和治疗提供依据。通常详细的临床评估应该包括:①吞咽困难的相关主诉。②既往史。③吞咽器官的感觉、运动、反射、结构的体格检查。④呼吸道的情况及呼吸功能的检查。⑤饮水试验和进食评估,可辅以仪器评估。

(1)饮水试验。

饮水试验是由洼田俊夫在1982年提出的。观察过程为:先让患者像平常一样喝下300 mL水,然后观察和记录饮水时间、有无呛咳、饮水状况等,并记录患者是否会出现下列情况,如啜饮、含饮、水从嘴唇流出、边吃边要勉强接着喝、小心翼翼地喝等,并对其进行分级及判断(表4-3)。

表4-3 饮水试验分级及判断标准

分级	判断
Ⅰ.可1次喝完,无呛咳	正常:Ⅰ级,5秒内完成
Ⅱ.分2次以上喝完,无呛咳	可疑:Ⅰ级,5秒以上完成
Ⅲ.能1次喝完,但有呛咳	异常:Ⅲ级、Ⅳ级、Ⅴ级
Ⅳ.分2次以上喝完,且有呛咳	
Ⅴ.常常呛住,难以全部喝完	

在临床评估过程中,由于担心患者进食300 mL水导致大量误吸而产生严重的不良后果,我们通常从进食少量水开始,一般用100 mL的注射器分别抽取20 mL、40 mL、60 mL、80 mL水让患者吞下,并观察患者的吞咽情况。如果患者吞咽情况较好,则可进一步进行洼田饮水试验,否则应该考虑停止洼田饮水试验。

(2)电视透视检查吞咽评估。

由于床旁评估存在局限性,仪器评估可帮助进一步明确诊断。改良的吞钡试验,也称为电视透视检查吞咽评估(videofluoroscopic swallowing study,VFSS),可以动态、全面地评估口、咽和食管上部吞咽功能,能明确患者是否发生误吸及误吸的原因,可谓吞咽困难评估的金标准。

(3)纤维光学内镜吞咽评估。

纤维光学内镜吞咽评估(fiberoptic endoscopic evaluation of swallowing,

FEES）是采用柔软鼻内镜经鼻腔及腭帆上方进入咽部进行吞咽评估。FEES价格便宜、便于携带、检查结果可靠，可作为吞钡试验的替代方法，在检测喉穿透、误吸和滞留方面，该方法与吞钡试验同样有效。专业人员可根据患者情况选择适当方法。

3. 摄食-吞咽功能评定

观察时使用的食物有：①流质：如水、清汤、茶等。②半流质：如稀粥、麦片饮料、加入加稠剂的水等。③糊状食物：如米糊、浓粥等，平滑而柔软，最容易吃。④半固体：如烂饭，需要中等咀嚼能力。⑤固体：如正常的米饭、面包等，需要较好的咀嚼力。开始使用糊状食物，逐步使用流质、半流质，然后过渡到半固体、固体。数量开始为1/4茶匙，约2.50 mL，在逐步增至半茶匙（约50 mL）、一茶匙（约100 mL），最后至一匙半（150 mL），进食液体顺序为从使用匙、杯到使用吸管。整个评估时间为20~30 min。从下列几个方面进行评估。

1）是否对事物存在认识障碍：给患者看食物，观察其有无反应。将食物触及其口唇，观察是否张口或有张口的意图。意识障碍的患者常有这方面的困难。

2）是否入口障碍：三叉神经受损导致患者舌骨肌、二腹肌食物支配引起张口困难；食物不能送入口中。面神经受损时口轮匝肌失去支配，不能闭唇，食物往口腔外流；鼻腔反流是腭咽功能不全或无力的伴随症状。

3）进食所需时间及吞咽时间：正常的吞咽包括一些要求肌肉精确控制的复杂的运动程序，这些运动快速产生，仅需要2~3 s就把食物或液体从口腔送到胃中，吞咽困难时吞咽时间延长。

4）送入咽部困难：主要表现为流涎、食物在患侧面颊堆积或嵌塞于硬腭、舌搅拌运动减弱或失调致使食物运动至咽部困难。

5）经咽部至食管障碍：主要表现为哽噎和呛咳，试图吞咽时尤为明显，因环咽肌不能及时松弛所致。其他症状包括鼻腔反流、误吸、气喘、满口食物需吞咽数次，吞咽反射启动延迟，咽喉感觉减退或丧失、食物残留在梨状窝、声音嘶哑或"湿音"、构音障碍、呕吐反射减退或消失、痰增多。声音嘶哑常提示误吸的可能性。

6）与吞咽有关的其他功能。

（1）进食的姿势：当患者不能对称地坐直时，常躯干前屈，不得不向后伸颈，颈前部肌肉被牵拉，舌头与咽喉的运动就更为困难。偏瘫患者躯干和头屈向偏瘫侧，难以将食物置于口腔中，几乎不可能在口腔内控制食物。因此，应评价用哪种姿势进食较容易，从而使误吸症状减轻或消失。体力较佳者，应尽量采取自然的坐位姿势；体力较弱者，可采取卧位，头部确保维持在30°以上。在以上体位者，可选择以低头、头旋转、侧头、仰头等姿势进食。选用姿势的原则是能使误吸症状减轻或消失。

（2）呼吸状况：呼吸和吞咽是维持生命的主要功能。正常吞咽需要暂停呼吸一瞬间（会厌关闭呼吸道0.3~0.5 s），让食物通过咽部；咀嚼时，用鼻呼吸。如果患者在进食过程中呼吸急促，咀嚼是用口呼吸或吞咽瞬间呼吸，则容易引起误吸。主要观察呼吸节律、用口呼吸还是用鼻呼吸、咀嚼和吞咽时呼吸的情况等。

4. 吞咽失用的检查

吞咽失用的主要表现为：在没有给患者任何有关进食和吞咽的语言提示时，给予患者盛着食物的碗，患者能正常地拿起进食，吞咽也没问题；在给予患者口头提示进食吞咽时，患者意识到需要吞咽的动作，却无法完成整个进食过程。当给予患者食物时，患者会自行拿勺子舀食物送入口中，但不会闭唇、咀嚼，或舌头不会搅拌食物，不能启动吞咽，在检查中，可观察到患者唇舌各种运动功能都正常。吞咽失用可能与认知功能有关。

通过完善以上各项检查，可对患者"摄食-吞咽障碍分级"进行评定，并把总体评定结果记录于表4-4中。

表4-4 摄食-吞咽功能等级评定

Ⅰ. 重度 无法经口腔进食，需完全辅助进食	1. 吞咽困难或无法进食，不适合吞咽训练 2. 误咽严重，吞咽困难或无法进行，只适合基础吞咽训练 3. 条件具备时误咽减少，可进行摄食训练

（续表）

Ⅱ．中度 经口腔和辅助混合进食	4. 可以少量进食 5. 一部分（1～2餐）营养摄取可经口腔 6. 三餐均可经口腔摄取营养
Ⅲ．轻度 完全口腔进食，需辅助和适应	7. 三餐均可经口腔摄取吞咽食品 8. 除特别难吞咽的食物外，三餐均可经口腔摄取 9. 可以吞咽普通食物，但需要临床观察和指导
Ⅳ．正常 完全口腔进食，无须代偿和适应等方法	10. 摄食—吞咽能力正常

此外，检查者需记录以下第一手资料：①患者采取何种姿势吞咽最合适。②食物放于口中的最佳位置。③最容易吞咽的是哪种食物。④患者吞咽异常的可能原因。⑤需要进一步完善哪些检查。

三、老年人吞咽障碍的治疗

1. 轻度吞咽障碍患者

对于症状较轻的患者，可以通过以下改变而达到安全进食的效果。

（1）指导患者家属进行食物选择：选择柔软、性状均一、不易松散、不易粘连的食物，如鸡蛋羹、藕粉、牛奶蛋糊或用搅拌机将各种食物搅拌成糊状，并根据病情相应调整。

（2）对于进食液体存在误吸的患者，可以把增稠剂添加到液体中，将液体调至蜂蜜状或者更稠，从而避免或减少误吸。

（3）选择合适的进食姿势：如患者不适合坐位，则一般选取身体呈30°的仰卧位，头部前屈；如患者一侧咽部麻痹，则将头转向麻痹侧。

（4）指导患者避免误咽：教会患者采取空吞咽（每次吞咽后再反复做吞咽动作几次）、交互吞咽（每次吞咽后喝一小口水）、点头样吞咽（进食后先颈部后屈挤出会厌处残留食物，再颈部前屈如点头样，同时吞咽）、侧方吞咽（进食后转动或倾斜颈部挤出梨状窝处残留食物，同时吞咽）和声门上吞咽（先吸气，屏住呼吸，然后吞咽，吞咽结束后紧接着自主咳嗽，以清除咽部的滞留食物）等方法，以避免误咽发生。

（5）教会患者误咽发生时的进食策略：如果进食时出现呛咳，不要紧张，马上改变进食体位，选择身体30°~45°的仰卧位，头部前屈，颈后垫一个枕头，即可避免误咽。

（6）心理指导：给予患者充分的安慰和关心，帮助其不断调整心态，树立战胜疾病的信心，营造轻松愉快、积极向上的进食环境，保证足量进餐。

2. 中重度吞咽障碍患者

中重度吞咽障碍的患者可以进行家庭康复操练习。

第一步，口唇闭锁、下颌开合、鼓腮运动、舌部运动。目的在于训练口腔周围肌肉的运动功能，解决口腔期问题。

第二步，深呼吸运动、头部旋转侧屈运动、耸肩运动、上肢伸展体侧屈运动。目的在于放松颈部，防止误咽。

第三步，构音训练，强化声门闭锁功能，改善吞咽相关器官的运动及协调性。

第四步，空吞咽练习，即每次吞咽后再反复做吞咽动作几次，使吞咽模式化。

3. 口腔管理

积极有效的口腔内清洁可以预防感染。患者经常进行口腔护理，包括保持口唇湿润、去掉口唇及口腔内脱落上皮、清理食物残渣、管理牙齿、利用漱口液清理口腔等；积极治疗牙周病，定时做咽拭子培养，经常检查患者口腔有无溃疡、真菌感染等，并及时对症处理。

4. 营养宣教

患者因生活习惯不同、医疗保证类型不等、消费水准悬殊、家属心态各异，故在纠正营养不良中有一定难度。如有的重医疗轻食疗；有的怕麻烦图省事；有的重滋补轻需要，误认为输入白蛋白可以解决所有营养问题等。因此，首先要与患者及家属交流，进行营养宣教，纠正误区，取得配合。向家属讲明此时患者在营养支持上最需要什么，适用何种类型，了解补充营养对于疾病治疗及维护健康的重要性，药物和膳食营养协同作用，才能起到相辅相成、事半功倍的效果。不适宜的管饲往往导致营养失衡，影响治疗效果，甚至加重病情。巩固与维护调整改善后的营养状况，出院时的管饲指导至关重要，暂时给患者制定出的各种营养素比例和管饲方法不能一劳永逸。首先，要使患者及家属树立长期管饲的信心，在给患者制定管饲营养配方的同时，要教授患者及其家属管饲食物的制作方法，最好有专人配制操作；其次，嘱患者定期来院检测常规的营养指标，及时酌情调整。

当管饲作为长期进食方式时，其健康与营养状况保持受年龄、疾病、药物、经济状况、家庭环境及季节等因素的影响。老年人个体差异大，慢性疾病多，对食物选择搭配、营养素配制、制作方法等有一定要求，个案性很强，长期管饲必须强化营养支持。胃肠内营养支持是疾病治疗中的重要环节，其具有维护肠功能、防止肠道菌群失衡、安全易行、费用低等优势，对老年管饲患者尤为重要。经多年临床实践，临床医师看到了胃肠内营养支持的效果，多主动要求患者配合，效果满意。

老年管饲者最终要以家庭为主，目前国内家庭胃肠内营养支持仍处于起步阶段，其开展需在医务人员和专业营养支持机构监管下进行。固定配制方案长期应用难免会发生这样或那样的营养问题，反复的营养失衡会为诱发相关疾病埋下祸根。老龄社会的到来，使心脑血管病、老年痴呆、肿瘤等慢性疾病的发病率相应增高，需家庭胃肠内营养支持的患者势必增多。建立以"医院—社区—家庭"为纽带的营养支持监管机构，有一定可行性，可使老年管饲患者得到很好的照顾，达到节约医疗资源提高生存质量、服务于社会的双赢目的。

第三节 语言功能康复

语言（language）与言语（speech）是两个既不同又有关联的概念。

语言是以语音为物质外壳，由词汇和语法两部分组成，并能表达出人类思想的符号系统。人们通过运用这些符号达到交流的目的，是人类区别于其他动物的重要特征之一。其表现形式包括口语、书面语和姿势语（如手势、表情及手语）。语言障碍是指在口语和非口语的过程中词语的应用出现障碍，表现为在形成语言的各个环节，如听、说、读、写各个部分，单独或多个部分受损所导致的交流障碍。代表性的语言障碍为脑卒中和脑外伤所致的失语症及认知交流障碍。

言语是指人们掌握和使用语言的活动，具有交流功能、符号功能、概括功能，即音声语言（口语）形成的机械过程，也即说话的能力。言语障碍是指口语形成障碍，包括发音困难或不清、嗓音产生困难、气流中断或言语韵律异常等导致的交流障碍。代表性的言语障碍为构音障碍，临床上多见脑卒中、脑外伤、脑瘫等疾病所致的运动性构音障碍。

本节语言功能康复的对象包括语言障碍者和言语障碍。

一、失语症的概述

失语症通常是优势半球受损导致的交流障碍，最常见的病因是脑卒中，20%~40%的脑卒中患者患有失语症。此外，脑外伤、痴呆及其他进行性神经系统疾病也可能引起失语。失语症表现形式取决于脑损害部位，一般分运动和感知两类，分别涉及言语生成和言语理解两方面。常常出现听、说、读、写和计算等方面的障碍，成人和儿童均可发生。失语症不包括由于意识障碍和普通智力减退造成的语言症状，也不包括听觉、视觉、书写、发音等感觉和运动器官损害引起的语言、阅读和书写障碍。因先天或幼年疾病引致学习困难而造成的语言机能缺陷，也不属于失语症范畴。

1. 失语症的语言症状

1）听觉理解障碍。

听觉理解障碍是失语症患者常见的症状，是指患者对口语的理解能力降低或丧失。根据失语症类型和程度的不同而表现在对字词、短句和文章不同水平的理解障碍。程度较轻者可理解简单的字词，但在下达长句子或复杂句子指令时会出现理解障碍，反复询问"什么"或要求再说一遍；程度严重者可对文字出现严重的理解障碍，包括语义理解障碍（患者能正确辨认语音,但不明词义,是由于音意联系中断造成,往往造成词义混淆或不能理解词意)和语音辨识障碍(患者能像正常人一样听到声音,但听对方讲话时,对所听到的声音不能辨认,给人一种似乎听不见的感觉)。

2)口语表达障碍。

(1)发音障碍:发音错误往往多变,这种错误常与言语失用有关。重症时仅可以发声,中度时可见随时说话和有意表达分离,即刻意表达不如随意说出,模仿语言发音不如自发言语,且发音错误常常多变,可有韵律失调和四声错误。

(2)说话费力:与发音障碍有关,表现为说话不流畅,常伴有叹气、面部表情和身体费力的表现。

(3)错语:不符合言语习惯和规则的音节、单词或句子。包括:①语音性错语:指词中音素被别的音素置换,如"苹(ping)果"说成"xing果"。②词性错语:想表达的字词与另外的有意义的字词置换,如"毛巾"说成"咸菜"。③新造语:用无意义词或新创造的词代替说不出的词,如将"鼻子"说成"祖子"。

(4)杂乱语(jargon):说话时大量错语混有新词,杂乱无章,令人费解。

(5)找词困难:患者在谈话过程中,欲说出恰当词时有困难或不能,多见于名词、动词和形容词。

(6)命名障碍:面对物品或图片,不能说出其名称。表达性命名不能,即知道名称,但说不出正确的词,语音提示有效;选字性命名不能,即知道用途,但说不出正确的词,语音提示无效;能从列举的名称中选出正确名称词义性命名,不能命名,不能接受语音提示,不能从列举的名称中选出正确名称。

(7)刻板语:为固定、重复、非随意表达的惰性言语,如"嗒嗒嗒"。也可能是词,如讲粗言,即使语言功能完全丧失也可能保留。

(8)持续性言语:持续重复用同样的词组、句子去表达。

(9)模仿语言:一种强制的复述检查者的话,如检查者询问患者"你多大岁数了",患者重复"你多大岁数了"。多数有模仿语言的患者还有语言的补完现象，例如检查者说"1，2"，患者可接着数下去，有时补完现象只是自动反应，患者可能并不一定了解内容。

（10）语法障碍：包括失语法和错语法两种。①失语法表达时多是名词和动词的罗列，缺乏语法结构，不能很完整地表达意思，类似电报文本。②错语法指句子中的实词和虚词存在，但用词错误，结构及关系紊乱。

3）阅读障碍。

因大脑病变致阅读能力受损，称失读症。与听觉理解相似，患者的受损程度不同，表现出的阅读理解障碍也不同。程度较轻者可理解简单的字词，但在收到长句子或复杂句子指令时出现理解障碍；程度严重者对文字出现严重的理解障碍。阅读包括朗读和对文字的理解，两者可以出现分离现象，即患者不能朗读但可理解文字的意义，或能够正确朗读但不理解文字的意义，或两者都不能。

4）书写障碍。

常见于以下几种表现：①书写不能，表现为完全性书写障碍，无法书写字形。②书写障碍，表现为笔画增添或减少，或者所写笔画全错。③镜像书写（mirror writing），即书写的字左右颠倒，像照在镜子里一样。④书写过多，类似口语表达中的言语过多，书写中混杂一些无关字、词。⑤惰性书写，写出一字词后，让患者写其他词时，仍不停地写前面的字词，与口语障碍中的言语保持现象相似。⑥错误语法，书写句子出现语法错误，常与口语中的语法障碍相同。

2. 失语症的分类

迄今为止，人们对失语症的分类仍未取得完全一致的意见。一般认为，大脑某一部位的损害，会造成一组完全或不完全的语言临床症状较高频率的出现，如果是局部损伤，多表现为典型的失语症状；如果损伤范围较广，会呈现非典型的失语症状。失语症影响患者的表达能力和理解能力，一些患者保留较为完好的理解能力，但表达能力明显受损；一些患者则在理解和表达方面均受损。

根据患者说话时的说话量、费力程度、语句长度、韵律及所能表达信息量的多少，我们常把失语症患者分成非流畅性及流畅性两种类型，详见表4-5。

表4-5　非流畅性与流畅性失语症的鉴别

项目	非流畅性	流畅性
说话量	减少，每分钟少于50词	正常或多
费力程度	费力	不费力，正常
语句长度	短，电报式	可说长句子
韵律	异常	正常
信息量	多：仅有实词，突出名词	少：空洞，缺乏实词，虚词多

根据受损的能力表现，失语症的类型包括运动性失语、感觉性失语、传导性失语、完全性失语、经皮质运动性失语、经皮质感觉性失语、命名性失语、交叉性失语和原发进行性失语，详见表4-6。

表4-6　失语症类型

失语类型	病灶	表达及理解障碍的表现
运动性失语	左侧额下回后部皮质及深部机构	表达：非流利性，费力，命名困难，语量少 理解：有障碍，但比表达好
感觉性失语	左侧颞上回区或顶下皮质累及角回	表达：流利，韵律正常，语义错乱，新词，无意义语。患者不能意识到自己的错误 理解：常是严重受损，对口语能力理解差
传导性失语	左侧颞上区域或顶叶缘上回	表达：流利，命名困难，语言错乱，自我修正，复述困难 理解：口语、听理解能力保留相对完整
完全性失语	额颞顶部	表达：口语表达差，但可有刻板语 理解：对口语及书面语理解都差
经皮质运动性失语	大脑前动脉闭塞所致左侧额叶Broca区上部及前部	表达：与运动性失语相似，非流利，言语发音困难 理解：通常是完好的
经皮质感觉性失语	Wernicke区后部及下部	表达：与感觉性失语相似，但可以复述及模仿 理解：对口语及书面语的理解有较为严重的受损
命名性失语	左侧颞顶区	表达：主要的障碍为找词困难和命名困难，言语中断，迂回，常有好的预后

(续表)

失语类型	病灶	表达及理解障碍的表现
交叉性失语	发生率低，右侧半球病变引起失语	表达及理解：左侧半球的镜像失语，一些患者伴有与右侧病变相一致的视觉空间障碍
原发性进行性失语	起病隐匿	最初的症状有找词困难，与急性失语相似，但随着痴呆或其他认知障碍可出现表达障碍及理解困难的扩大与加重

二、失语症的评定与康复治疗

1. 失语症的评定方法

评估内容包含语言中的某一项能力（口语表达能力、听理解、阅读及书写）受损及这些能力受损的严重程度。一些标准化的评估方法，如波士顿诊断性失语症检查（boston diagnostic aphasia examination，BDAE）、西方失语症成套测验（western aphasia battery，WAB）、日本标准失语症检查（standard language test of aphasia，SLTA）、Token测验、汉语标准失语症检查、汉语失语成套测验（aphasia battery of Chinese，ABC），经常被用于评估受损的能力及指导治疗。

（1）波士顿诊断性失语症检查（BDAE）。

此检查是目前英语国家普遍应用的标准失语症检查。检查由27个分测验组成，分为五个大项目：①会话和自发性言语。②听觉理解。③口语表达。④书面语言理解。⑤书写。该测验在1972年标准化，1983年修订后再版，此检查能详细、全面地测出语言各种模式的能力，但检查需要的时间较长。我国已有学者将此检查方法翻译成中文，并通过常模测定。

（2）西方失语症成套测验（WAB）。

西方失语症成套测验克服了波士顿诊断性失语检查法冗长的缺点，在1小时内便可检查完，比较实用，而且可单独检查口语部分，并根据结果进行分类。此检查法的内容除了检查失语部分外，还包含运用、视空间功能、非言语性智能、结构能力、计算能力等内容的检查。因此可做出失语症以外的神经心理学方面的评价。这是一个定量的失语症检查法。除可测试大脑的语言功能外，还可测试大脑的非语言功能。

此检查法还可以从失语检查结果中计算出：①失语指数（AQ）。②操作性指数（PQ）。③大脑皮质指数（CQ）。结果以百分比来表示。

（3）日本标准失语症检查（SLTA）。

此检查由日本失语症研究会设计完成，检查听、说、读、写、计算五大项目，包括26个分测验，按6阶段评分，在图册检查设计上以多图选一的形式避免了患者对检查内容的熟悉，使检查更加客观。此方法易于操作，而且对训练有明显的指导作用。

（4）Token测验。

Token测验是De Renzi和Vignolo于1962年编制，此测验由61个项目组成，包括两词句10项，三词句10项，四词句10项，六词句10项及复杂指令21项，适用于检测轻度或潜在的失语症患者的听理解。目前用得较多的是简式Token测验，优点是在用于重度失语症患者评定的同时，还能通过量化指标测出听理解的程度。

（5）汉语标准失语症检查。

此检查是中国康复研究中心听力语言科以日本的标准失语症检查为基础，同时借鉴国外有影响力的失语评价量表的优点，按照汉语的语言特点和中国人的文化习惯来编制，亦称中国康复研究中心汉语标准失语症检查（China rehabilitation research center aphasia examination，CRRCAE）。此检查包括两部分内容：第一部分是通过患者回答12个问题了解其言语的一般情况；第二部分由30个分测验组成，分为9个大项目，包括听理解、复述、说、出声读、阅读理解、抄写、描写、听写和计算。为不使检查时间太长，身体部位辨别、空间结构等高级皮层功能检查没有包括在内，必要时可另外进行。此检查只适合成人失语症患者。在大多数项目中采用了6等级评分标准，在使用此检查前要掌握正确的检查方法，需要由参加过培训或熟悉检查内容的检查者来进行检查。

（6）汉语失语成套测验（ABC）。

此检查法1988年开始用于临床，是国内目前较常用的失语症检查方法之一，包括自发谈话、复述、命名、理解、阅读、书写、结构与视空间、运用和计算九个大项目，并规定了评分标准。

（7）失语症严重程度的评定。

目前，国际上多采用波士顿诊断性失语检查法中的失语症严重程度分级（表4-7），用0~5级将失语症的严重程度分为6个级别，其中，0级、1级为重度失语，2级、3级为中度失语，4级、5级为轻度失语。

表4-7 失语症严重程度分级

分级	描述
0级	无有意义的言语或听觉理解能力
1级	言语交流中有不连续的言语表达，但大部分需要听者去推测、询问和猜测；可交流的信息范围有限，听者在言语交流中感到困难
2级	在听者的帮助下，可能进行熟悉话题的交谈。但对陌生话题常常不能表达出自己的思想，使患者与检查者都感到进行言语交流有困难
3级	在仅需少量帮助或无帮助的情况下，患者可以讨论几乎所有日常问题。但由于言语和/或理解能力较弱，使某些谈话出现困难或不大可能
4级	言语流利，但可观察到有理解障碍，思想和言语表达尚无明显限制
5级	有极少可分辨出的言语障碍，患者主观上可能感到有点儿困难，但听者不一定能明显觉察到

2. 失语症的治疗

对于患病前已经接受过教育且有个人经验的成人失语症患者，其治疗是特定的、个体化的。失语症所致的语言障碍往往使得这些患者不能表达自我的基本需求，更不能再继续扮演以前的生活角色。他们变得孤立，社交范围明显减少。因此，言语治疗师需要将治疗干预重点放在功能的恢复以及代偿策略和技巧上，以促进患者达到最大限度的独立。

1）治疗目标。

失语症患者语言受损程度不同，其预后也会存在较大的差异，一般可根据波士顿诊断性失语严重程度分级，大致确定失语患者的治疗目标，详见表4-8。

表4-8 失语症的治疗目标

程度	严重程度分级	长期目标
轻度	4、5	改善语言功能，力争恢复就业
中度	2、3	充分利用残存功能，在交流上做到基本自如
重度	0、1	利用残存功能和代偿方法，进行简单的日常交流

注：严重程度分级参考表4-7。

2）治疗时机。

语言训练开始时，患者应意识清醒，病情稳定，能够耐受集中训练30分钟左右。训练前应做语言评估，根据患者的不同失语类型及其程度给予针对性的训练。传统语言训练时间为30～40分钟/天，目前有些研究关注失语症患者的治疗强度，有研究表明短时间高强度的治疗优于长时间低强度的治疗。尽管失语症患者发病3～6个月是言语功能恢复的高峰期，但临床发现，即使是发病2～3年后的失语症患者，只要坚持系统的和强化的言语训练，仍然会有不同程度甚至明显的改善。

3）治疗原则。

言语治疗的目的是促进交流能力的再获得，其基本原则如下。

（1）提示患者给予事先选择好的刺激，如图片、文字、食物等。

（2）若患者出现正确的反应（正反应），则告诉患者回答正确（正强化）。

（3）若患者反应不正确（错误反应），则告之错误（负强化）。

（4）在治疗师的帮助下，使患者努力做出正反应。正反应增多，并固定和保持下来。

（5）正反应一固定，则移向上一阶段的项目。

（6）反复进行，当达到目的阶段时结束。

4）失语症的治疗方法。

（1）Schuell刺激促进法：由Schuell创立，以对损害的语言系统应用强的、控制下的听觉刺激为基础，最大限度地促进失语症患者语言功能的恢复，是20世纪以来应用最广泛的训练方法。Schuell刺激促进法包括六个原则，即适当的语言刺激、多种途径的语言刺激、反复刺激提高其反应性、刺激引起患者某些反应、对患者正反应的强化和矫正刺激。

（2）阻断去除法：此法为Weigl所提倡的建立于简单再学习机制假设上的语言治疗法。研究者们认为，大脑一定区域的损伤会造成某种功能的阻断，从而影响到某种语言形式的活动不能正常进行，使失语症患者不同语言形式中的语言功能的水平不同。他们还发现，通过具体语言材料（词和句子）的选择性练习，可以促进语言恢复，这种恢复不局限在所练习过的语言材料，还可以推广到相似内容或相似结构的语言材料上。同时，可以将未受阻断的较好语言形式中的语言材料作为"前刺激"，引出另一语言形式中有语义关联的语言材料的正反应，而使阻断去除。Weigl强调，在阻断去除的过程中，无须让患者有意识地注意到学习的内容是什么，而应在训练设计上注意在前刺激所运用语言材料中去除阻断的语言材料，且使之在语言功能上有某种关联，并要求前刺激的语言形式完整保留。

（3）功能重组法：由Luria所提倡的方法，Luria认为损伤干扰了功能系统，而恢复则是通过对功能系统残存成分的重新组织或再加上新的成分，产生一个适于操作的新的功能系统。让患者把学会的或自行发现的新认知策略作为操作的新基础，比如，通过加强形象化的种种方法，有可能将记忆策略教给患者。

（4）脱抑制法：用患者本身可能的机能（如唱歌等）来解除机能抑制的一种方法。

（5）强制性诱导语言治疗法（constraint-induced aphasia therapy，CIAT）：这一新的治疗方法近年来开始应用于科研及临床，有文献报道该方法对慢性失语症患者的语言功能有较为明显的改善。其治疗是以小组为模式的高强度语言治疗，患者按词语输出和理解能力的严重程度分组，每个小组有2~3个患者和1个语言治疗师。每个患者在2周内接受30小时（每天3小时）的强制诱导语言治疗。在游戏形式的治疗环境中，参加者必须通过描述和理解其他患者或治疗师提出的要求而获取所要求的图卡。在慢性失语症患者治疗中，应用强制性使用疗法的理论基础是"习得性废用"的形成、矫正模式和机制。该方法遵循集中训练、强制性-诱导和生活相关等原则，其中，强制-诱导原则被认为对慢性失语症患者言语能力的康复起着决定性作用。

5）失语症的具体训练内容。

（1）口语理解训练：采用词汇、短语、语句、语段等语言材料，给予听觉输入，是提高失语症患者听理解能力的治疗方法，适用于听理解障碍者。

（2）口语表达训练：采用不同的方式刺激患者的口语表达，是提高患者言语表达能力的治疗方法，适用于表达障碍者。

（3）阅读与朗读训练：采用词汇、短语、语句、语段等文字材料，给予视觉输入，是提高失语症患者阅读理解能力的治疗方法，适用于阅读理解障碍者。

（4）书写训练：采用抄写、部件组合、完形书写等形式刺激患者做出书写反应，是促进患者文字表达能力的治疗方法，适用于书写障碍者。

（5）实用交流能力训练：应用多种交流方式刺激患者，是较大程度地提高失语症患者利用其残存的交流能力，适应日常生活活动的治疗方法，适用于各种类型的失语症。训练时，患者及治疗师分别将一叠图片正面向下放在桌上，治疗师与患者交替摸取，不让对方看见自己手中图片的内容，利用各种表达方式（如命名、描述、手势、书写等）将信息传递给对方，接受者通过反复确认、猜测、质问等方式进行适当反馈。

（6）辅助交流技术：采用手势、图画和交流板等代偿手段提高患者日常生活交流能力的治疗技术，适用于重度失语症。具体包括交流效果促进法、代偿手段的应用（手势、画图表意、交流板或交流册、扩大替代交流技术等）。

（7）扩大替代交流技术（augmentative and alternative communication，AAC）：在恢复早期，患者不仅饱受不能表达自己需求的痛苦，还要承受自身状态改变引起的心理负担。失语症所致的语言障碍使患者不能完全按照要求进行康复，所以言语语言病理学家要教患者采用一些代偿的方法和技巧，并在训练、护理、家庭生活中应用这些代偿手段。AAC是其中一项为失语症患者个体化制定的代偿方法和技巧，形式可以从低科技（图片、交流板、相册、书写等）到高科技（用于患者交流的计算机交流设备和软件），其内容的特定性（图片还是文字）和复杂性（低科技还是高科技，以及交流条目的数量）需要根据患者的情况和照顾者或家属的反馈来进行认真评估和选择。例如，在为听理解障碍患者进行听觉治疗的同时，可在板上给予文字输入或图片刺激以提高其听理解能力；表达障碍严重的患者可以通过指出图片来向照顾者或家属表达自己的基本需要和一般情况（居家、家庭、职业、兴趣等）。这些代偿的AAC策略与技巧可以帮助患者交流他们的需要，使他们最大限度地参与到周围环境中来。此外，言语治疗师则注重把患者缺失的语言功能（例如命名、对话、阅读、书写）恢复到更高水平。两种方法的结合也是需要的，尤其是对于重度受损的患者，因为他们的理解和表达能力是处于不断恢复的过程，而这些患者在很长一段时间内可能处于某个平台期，需要长期进行AAC辅助交流。

此外，一些新的治疗方法目前也被用于言语的扩大补充治疗，例如重复经颅磁刺激治疗技术（repeated transcranial magnetic stimulation，rTMS）、经颅直流电刺激技术（transcranial direct current stimulation，tDCS）和计算机辅助治疗。一些调节神经递质活动的药物，如左旋多巴、多奈哌齐、加兰他敏、美金刚等，结合失语干预治疗，在失语症治疗上取得了一定的疗效。

6）治疗项目的选择。

不同语言模式及其失语程度的言语训练内容见表4-9。

表4-9　不同语言模式及其失语程度的言语训练内容

语言模式	程度	训练内容
听理解	重度	单词与画、文字匹配，是或非反应
	中度	听简单句做是或非反应，正误判断，执行简单指令
	轻度	复杂句、短文、长文章，内容更复杂
阅读理解	重度	画字匹配（日常物品，简单动作）
	中度	读短句执行指令
	轻度	复杂句、短文、长文章，提问

（续表）

语言模式	程度	训练内容
口语表达	重度	复述（单音节、单词、系列语、问候语）称呼常用词
	中度	简单句表达
	轻度	描述情景画，日常生活话题交谈
书写	重度	姓名，听写日常用词
	中度	简单句书写
	轻度	复杂句、短文书写，描述性书写，日记
其他		计算练习、钱的计算、绘画、写信、查字典、唱歌

7）注意事项。

（1）选择合适的训练项目。根据言语-语言障碍的类型选择合适的训练方法，根据障碍的程度及患者的障碍表现，并结合患者的年龄、性别、职业及性格特点，选择适合患者的项目。

（2）布置治疗环境。言语治疗有其特殊性，需要一定的设备，对环境也有一定的要求。环境需要尽可能安静，避免噪音，以免干扰患者的情绪，分散其注意力，或者加重患者自我紧张；座椅舒适稳定，桌子高度适当；室内照明、温度、通风等要适宜。

（3）重视反馈。反馈是指治疗过程中，患者对自己的反应（如指出图片或发出声音等）有意识的认识，一是对自己所进行的活动有意识客观的把握，二是能认识到反应的正确与否。

（4）确保交流手段。利用手势、笔谈、交流板等交流工具建立非语言交流的方式，确保现存状态下有可能的交流。

（5）结合自我训练和家庭训练。充分调动患者与家属的积极性，配合训练。除了在治疗室训练外，在日常生活当中、在家中也应进行训练，训练项目和内容可以一样。有些患者治疗时，家属在场可能会影响治疗情绪，但治疗师需要让家属观察整个训练过程，以帮助其掌握训练患者的方法，这时最好使用有单向玻璃的观察窗口，家属可以看到患者，而患者看不到家属，以避免干扰。

（6）注意观察患者的异常反应。治疗前要了解患者的原发病、并发症方面的资料，关注可能出现的意外情况。另外，要注意患者的身体状况、疲劳表象，出现异常状况要及时终止言语治疗、及时处理。

（7）充分理解患者，尊重患者的人格，让患者对自身障碍有正确的认识。以认真、耐心的态度帮助患者改善，与患者建立充分的信赖关系是治疗成功的关键。

（8）注意心理治疗，增强患者自信心。语言障碍患者因为存在交流障碍，往往容易出现抑郁等心理问题，治疗师应充分注意并加以正面引导，避免否定患者的言行；当患者出现细微的进步时，应加以鼓励，提高患者的训练欲望。

（9）重视健康宣教的作用。一般家属或朋友往往难以理解认知障碍和语言障碍，他们必须明白失语症的表现，也需要意识到患者是不能通过语言来和他们正常交流的。因此，需要教导他们使用口语以外的其他方式与失语症患者交流，例如，写下关键词语可帮助失语症患者理解谈话的主题。如患者长时间难以适应这种语言能力缺失的现状，将不利于患者回归社会。对这种情况应及时干预，进行宣教和为其提供代偿方法技巧可促进患者及家庭最大限度地参与训练、适应变化及改变态度。

三、构音障碍的概述

构音是指将已经组成的词转变成声音的过程。构音障碍是指由于发音器官神经肌肉的器质性病变，引起发音器官的肌肉无力、肌张力异常及运动不协调等，产生发音、共鸣、韵律等言语运动控制障碍。患者一般听理解正常，并能正确地选择词汇及按语法排列词句，但不能很好地控制重音、音量和音调。

1. 构音障碍的常见病因

凡能影响到发音器官正常发挥功能的疾病均能引起构音障碍，最常见的病因是脑血管疾病，包括脑梗死、脑出血；急性感染性多发性神经根炎，因可累及延髓而产生构音障碍；其他包括舌咽神经、迷走神经、舌下神经损害、运动神经元性疾病，如肿瘤、脑膜炎、损伤、脑性瘫痪、遗传性共济失调、多发性硬化等,以及肌肉疾病,如重症肌无力。

2. 构音障碍的分类

构音障碍一般分为运动性构音障碍、器质性构音障碍及功能性构音障碍,对老年人而言,最常见的是运动性构音障碍。

(1) 运动性构音障碍(kinetic dysarthria)。

由于参与构音的诸器官(肺、声带、软腭、舌、下颌、口唇)的肌肉系统及神经系统病变导致运动功能障碍,如言语肌肉麻痹、收缩力减弱和运动不协调所致的言语障碍。一般分为六种类型,包括弛缓型构音障碍、痉挛型构音障碍、共济失调型构音障碍、运功过弱型构音障碍、运动过强型构音障碍、混合型构音障碍,其特点详见表4-10。

表4-10 构音障碍类型及其特点

构音障碍类型	病灶	神经肌肉症状	言语表现
弛缓型	周围神经系统或下运动神经元损伤	肌力下降,肌张力低下	鼻音重,关节活动不精确,发音含糊,气息音
痉挛型	椎体或锥体外系	肌力下降,肌张力增高	声音粗糙,关节活动不精确,费力,不自然中断,鼻音过重
共济失调型	小脑	运动速度慢,震颤	发音延长,速度慢,关节活动不精确,不规则的中断
运动过弱型	基底节或皮质下结构	运动速度慢,范围受限	语速较缓,语量较少,关节活动减少
运动过强型	基底节或皮质下结构	运动快,不能保持,不随意运动	声音粗糙,费力,肌张力障碍使声音中断,不随意的与言语运动
混合型	上下运动神经元	根据运动神经元受损的水平表现各异	混合的,例如粗糙且带有气息音

(2) 器质性构音障碍(deformity dysarthria)。

由于构音器官的形态异常导致机能异常,从而出现构音障碍。常见形态异常的原因有先天性唇腭裂、先天性面裂、巨舌症、齿列咬合异常、外伤致构音器官形态及机能损伤、神经疾患致构音器官麻痹、先天性腭咽闭合不全等。其中，器质性构音障碍的代表性病因是腭裂。

（3）功能性构音障碍（functional disorders of articulation）。

错误构音呈固定状态，但找不到构音障碍的原因。患者听力在正常水平，语言发育已有4岁以上水平，构音器官无形态异常和运动机能异常，而构音已固定化。患功能性构音障碍的原因目前尚不十分清楚，可能与语音的听觉接受、辨别、认知因素、获得构音动作技能的运动因素、语言发育的某些因素有关，大多数病例可通过构音训练完全治愈。

四、构音障碍的评定与康复治疗

1. 构音障碍的评定方法

构音障碍累及言语过程的一个或多个系统，包括呼吸系统、发声系统（喉）、共鸣系统（腭咽）、构音系统（唇、舌）。为了明确构音障碍的类型和受损系统对言语的影响，可采用一系列的量化评估，包括构音器官功能检查和仪器检查。

（1）构音器官功能检查。

构音器官功能检查主要通过三个方面的评估来确定有无异常，包括：①听患者说话时的声音特征。②观察患者的面部器官（唇、舌、颌、腭、咽、喉部）在安静和说话时的运动情况，以及呼吸状态。③让患者做各种与言语肌肉相关的运动。

最常用的构音器官功能性检查是由Pamela博士编写的Frenchay评定法，该方法分为八个部分，包括反射、呼吸、舌、唇、颌、软腭、喉、言语可理解度及其影响因素，如听力、视力、牙齿、语言、情绪、体位等。我国据此修订成中文版Frenchay评定法，此法可动态观察病情变化、诊断分型，并为疗效判定提供客观依据，对治疗预后有较肯定的指导作用。具体内容包括：①反射：通过观察患者的咳嗽反射、吞咽动作和流涎情况来判断。②发音器官：观察患者在静坐时的呼吸情况，如能否用嘴呼吸、说话时是否气短；口唇在静止状态时的位置，鼓腮、发音和说话时口唇动作是否有异常；颌、软腭、喉和舌在静止状态的位置和发音及说话时的动作是否有异常。③言语：通过读字、读句，以及会话评定发音、语速和口腔动作是否有异常。

此外，李胜利等依据日本构音障碍检查法和其他发达国家的检查方法，按照汉语普通话的发音特点和我国的文化特点，于1991年研制出构音障碍检查法，这也是常用的检查方法。检查中，使用压舌板、笔式手电筒、长棉棒、指套、秒表、叩诊锤、鼻息镜等简易工具，对呼吸情况、喉、面部、口部肌肉、硬腭、腭咽闭合、下颌等构音器官功能，以及音节、文章等构音情况进行评估。通过该方法的评定，不仅可以检查出患者是否患有运动性构音障碍及其程度，也可用于器质性构音障碍及功能性构音障碍的评估，对治疗目标的设定及治疗计划的制定具有指导意义。

（2）清晰度测试。

清晰度包括词语清晰度和言语清晰度。清晰度测试可以量化构音障碍在音素产生上的影响，同时可以量化它对患者日常环境中交流能力的影响。

（3）仪器检查。

此法采用现代化的仪器设备，对说话时喉部、口腔、咽腔和鼻腔的情况进行直接观察，对各种声学参数进行实时分析，有利于诊断和疗效的评价。仪器检查包括：①鼻流量计检查。②喉空气动力学检查。③纤维喉镜、电子喉镜检查。④电声门图检查。⑤肌电图检查（electromyography, EMG）。⑥电脑语音分析程序，例如Visi-Pitch Ⅳ，可量化分析音高、震颤等语音受损特征，床边评估和初始言语测试，这些工具可以为患者提供一个全面的分析，例如分析构音障碍的类型、严重程度及影响。

2. 构音障碍的康复治疗

1）治疗原则。

构音障碍的治疗与言语治疗既有联系又有区别，遵循的原则如下。

（1）针对言语表现进行治疗：按照言语治疗学的观点，治疗往往针对的是异常的言语表现，而不是按构音障碍的类型进行治疗。言语的发生受神经和肌肉控制，如身体姿势、肌张力、肌力或运动协调的异常都会影响到言语的质量。言语治疗应从改变这些状态开始，这些状态的纠正会促进言语的改善。

（2）按评定结果选择治疗顺序：一般情况下，按呼吸、喉、腭和腭咽区、舌体、舌尖、唇、下颌运动逐个地进行训练。构音器官评定所发现的异常部位便是构音运动训练的出发点，当多个部位出现运动障碍时，为了利于言语的产生，可选择几个部位同时开始；随着构音运动的改善，可以开始构音训练。对于清晰度较好、可实现日常表达的患者，应该以主动训练为主；对于清晰度较差、难以进行日常交流的患者，由于患者自主运动较差，应以治疗师采用手法辅助治疗、训练使用交流辅助系统为主。

（3）选择适当的治疗方法和强度：恰当的治疗方法对提高疗效非常重要，不恰当的治疗会降低患者的训练欲望，使患者习得错误的构音动作模式。治疗的时间原则上越长越好，但要根据患者的具体情况进行调整，避免过度疲劳，一般情况下一次治疗以30 min为宜。

2）训练方法。

构音障碍的训练方法包括恢复口语交流能力的直接训练法和非言语交流方式。简介如下。

（1）直接训练法。

构音障碍的治疗是需要根据受累的构音子系统和构音障碍严重程度进行的。如呼吸功能差的患者，需要先进行一些特定的训练，练习腹部运动、使用生物反馈工具（如呼吸感应体积描记法）、使用声音放大设备等。腭咽闭合不良的患者，需要直接处理过渡鼻音化，因为它影响言语过程中的呼吸动力。训练可使用鼻腔封闭器和腭托等矫形器。常见的功能训练如下。

①松弛训练：痉挛型构音障碍的患者，往往伴有咽喉肌群紧张和肢体肌肉张力增高的情况，通过放松肢体的肌紧张可以使咽喉部肌群也相应地放松。训练方法包括特别挑选出来的用于肩部、颈部、声带和构音器官的一系列放松运动。

②呼吸训练：重度构音障碍患者往往呼吸很差，特别是呼气相短而弱，很难在声门下和口腔中形成一定压力，所以建立有规则、可控制的呼吸，能为发声、发音动作和节奏练习打下坚实的基础。呼吸训练过程如

下：患者需要腹部放松并平稳地呼吸；治疗师的手平放在患者的上腹部，在吸气末时，随着患者的呼气动作平稳地施加压力，通过横膈的上升运动使呼气相延长；逐步让患者呼气时发出/f/、/ha/等音。呼吸训练可采取仰卧位平静呼吸、过渡状态平静呼吸、坐位平静呼吸或站立位平静呼吸等多种体位及多种方式进行。

③下颌、舌、唇的训练：当出现下颌的下垂或偏移而使口不能闭合时，可以用手拍打下颌中央部位和颞颌关节附近的皮肤，促进口的闭合，防止下颌的前伸。也可利用下颌反射的方法，帮助下颌的上抬。多数患者都有不同程度的口唇运动障碍，以致发音歪曲或置换成其他音，应训练唇的展开、闭合、前突、后缩运动，还有舌的前伸、后缩、上举和侧方运动及开展舌肌力量训练等。

④语音训练：对伴有口颜面失用和言语失用的患者，在语音训练时需做下述两方面的练习：a.构音器官的自发运动引发自主运动，言语治疗师画出口形图，告诉患者舌、唇、齿的位置及气流的方向和大小，以纠正口颜面失用。b.模仿治疗师发音，包括汉语拼音的声母、韵母和四声。原则上，先发元音，如"a""u"，然后发辅音，先由双唇音开始，如"b""p""m"。能发这些音后，将已学会的辅音与元音结合，如"ba""pa""ma""fa"，熟练掌握以后，就采取"元音+辅音+元音"的形式继续训练。最后过渡到训练单词和句子的发音。

⑤减慢言语速度训练：构音障碍的患者可能表现为绝大多数音可以发，但由于痉挛或运动的不协调而多数音发成歪曲音或韵律失常，利用节拍器控制速度，由慢开始逐渐变快，患者随节拍器发音可以明显增加言语清晰度。

⑥音辨别训练：音的分辨能力训练，首先要让患者分辨出错音，可以通过口述或放录音，也可以采取小组训练形式，由患者说一段话，让其他患者评议，最后由治疗师纠正。

⑦克服鼻音化的训练：鼻音化构音是由于软腭运动减弱，腭咽部不能适当闭合而将非鼻音发成鼻音，这种情况会明显降低音的清晰度而使对方难以理解。训练时，可采用引导气流通过口腔的方法，如吹蜡烛、吹喇叭、吹

哨子等。也可采用"推撑"疗法，让患者把两手放在桌面上向下推或两手掌放在桌面下向上推，在用力的同时发"啊"音，可以促进腭肌收缩和上抬功能。此外，发舌根音"卡"也可加强软腭肌力，促进腭咽闭合。

⑧韵律训练：由于运动障碍，很多患者的言语缺乏抑扬顿挫和重音变化，表现为音调单一、音量单一及节律异常。训练时，可用电子琴等乐器让患者随音的变化训练音调和音量，用节拍器让患者随节奏发音纠正节律。

⑨音节折指法训练：是指患者每发一个音，健侧一个手指掌屈，音速与屈指的速度一致。目的是使患者通过自己本体感觉及视觉建立较好的反馈通路，改善说话方式，达到自主控制说话、提高说话清晰度的目的，适用于痉挛性、运动失调性和迟缓性构音障碍。

⑩声带运动训练：是采用多种运动方式，对造成构音障碍的喉运动异常进行治疗的方法，适用于各种中枢神经系统损伤或病变、周围神经系统损伤或病变等导致的声带内收障碍。第一步，推撑运动：坐在有背部支撑的椅子上，双手直臂去推前方稳定的桌子，推的同时说出"一、二、三、四、五"。第二步，双手合掌（双手十指相对），深呼吸，对掌的同时说出"一、二、三、四、五"。第三步，一人与患者的手用力互推时同时说出"一、二、三、四、五"。

（2）非言语交流方式。

①手势语：在交流活动中，手势语不单指手的动作，还包括头及四肢的动作。手势语在交流活动中，具有标志、说明和调节等功能。训练可以从常用的手势开始，例如用点头、摇头表示"是"或"不是"。训练时，治疗师先示范，然后让患者模仿，再进行实际的情景练习，以强化手势语的应用。

②画图：具有一定绘画能力的严重言语障碍患者，可以利用画图来进行交流。训练前，先进行画人体及漫画理解等检查。与手势语训练相比较，画图训练的优点在于画的图不会瞬间消失，可让他人有充足的时间推敲领悟，并可保留以供参照。用画图表达时还可随时添加和变更。训练中，鼓励患者加用其他的传递手段，如画图加手势、加单字词的口语、加文字等。

③交流板或交流手册：适应于口语及书写交流很困难，但有一定的认

识文字和图画能力的患者。交流板或交流手册是将日常生活中的活动通过常用的字、图片或照片表示出来，患者通过指出交流板上或交流手册中的字或图片来表明自己的意图。二者的区别在于交流板内容简单，携带不方便，而交流手册不仅内容多，更可以随身携带。如果交流手册的内容很丰富，患者也可以与人"交谈"。

④扩大替代交流技术（AAC）：对于那些进行性退化的中重度构音障碍患者，例如肌萎缩性脊髓侧索硬化症患者，有证据显示其使用高科技AAC后，言语交流速率可达到120字/分钟。Ball和他的同事发现，在言语交流速率达到120字/分钟或正常语速的一半时，语言清晰度可高达90%或以上，当语速继续增加时清晰度会随之下降。这些数据可以帮助言语语言病理学家为患者排列和设置高科技AAC设备，保证患者在疾病中仍能进行有效的交流。在患者进行语言训练过程中，AAC可作为暂时的或长期的交流设备。研究发现，在多年病程的构音障碍患者中，有部分患者在功能方面仍有所改善，因此，在疾病过程中，需要功能训练的长期介入，并采用一些代偿补充交流的方法。

五、特殊语言障碍及其康复治疗

1. 认知交流障碍

认知交流障碍是一个专业术语，用于描述由于记忆力、新事物学习能力、注意力、意识、问题解决能力，组织、计划、执行及执行等各方面能力受损而引起的交流障碍。受损的原因不同，治疗的方法也不同。此外，受损是否严重、病情是稳定的还是持续退化的等也会影响治疗效果。下面将描述右侧半球脑卒中、脑损伤及痴呆所导致的认知交流障碍。

（1）右侧半球脑卒中。

常有报道，右侧半球损伤后认知交流障碍主要表现在注意力、忽略、感知、学习和记忆等方面。通常包括一系列的损伤，如记忆力、注意力、问题解决能力、意识等下降或观察力严重不足，不能理解和表达高级的或抽象的概念，情绪低落或淡漠，不能使用组织、策划和其他执行功能。而视觉空间忽略是一种常见的能力缺损，会影响阅读书写时的观察与注意和在各种环境下的安全性。

言语治疗师所关注的重点是患者重返家庭、社区及与工作相关的活动，需要考虑具体受损的能力并分析这些受损的能力在具体活动中的影响。例如，一个患者要重返工作，在工作中所需要的能力（阅读、书写、问题解决和时间处理能力）均要进行评估，并采用一些代偿方法或恢复手段进行干预。

（2）脑损伤。

脑损伤患者都有一定程度的神经行为障碍或认知障碍。一些轻度脑损伤的患者，早期的脑成像不一定能检测出来，在住院期间常被忽略。然而，一些高级功能的损伤，如执行功能（计划能力、组织能力、注意力、自我监督能力、前瞻性记忆力和观察力）的受损最为常见，会影响他们的居家、工作及社区生活。很多这类患者来门诊治疗，这些功能受损，使一些患者难以胜任其岗位工作，此时干预的目的是补偿这些损失的能力，使患者可以维持就业和正常扮演生活角色。

干预的重点在于提高大众对这些受损能力的认识和宣教，发展和应用一些代偿性的方法和技巧（例如，使用组织系统、记忆日志、策划人员、特殊的回忆方法、电子提醒仪器、重组工作环境等以促进回忆和组织）。能力持续受损的患者，代偿策略可能要伴随终身，以使他们尽可能独立地参与工作和生活角色。重度语言功能受损患者可能存在失语症或构音障碍，其评估与治疗请参考失语症或构音障碍的评估与治疗。

（3）痴呆。

痴呆的病理生理特性因人而异，病因可能是大脑中的神经退行性变化、血管源性、毒性反应、感染或反复头部受伤。基于大量的病史资料、认知和神经心理学测试、精神评估和大脑扫描，排除了失语症、失用症、失认症或执行功能受损后的短期和长期记忆障碍方可明确诊断。语言病理学家可以帮助识别这些特定认知沟通障碍及其严重程度及其他情况。

治疗重点在于对患者、家庭和照顾者的宣教和补偿策略的实现。在早期，轻中度受损时，治疗的重点是对患者使用记忆缺失的代偿方法和让患者保持最大程度的独立参与能力。如果出现表达障碍，此时还要增加代偿性的交流方法。治疗期间，需要为患者的家属和照顾者提供一些相关技巧，因为痴呆是持续发展的，患者的独立性会变得越来越差。在疾病进展过程中，住院治疗是关键时期，需为患者选择一些代偿策略和为照顾者和家属提供宣教。

2. 言语失用症

言语失用症（apraxia of speech，AOS）是一种肌肉功能正常、言语计划或程序被干扰的运动性言语障碍，主要临床症状是说话速度缓慢、延长发声、声音中断、声音扭曲、一致性的错误和异常的韵律。言语失用症往往伴随失语症或构音障碍，也可单独出现。言语失用症的神经病灶常为左侧大脑半球的运动前区和运动区皮质，布罗卡氏区或岛叶也可能受累。在交流中，可发现患者的语言存在如下特点：①随着发音器官运动调节复杂性增加，发音错误增加。②词的开头为辅音比在其他位置发音错误多。③重复朗读相同的材料时，倾向出现一致的错误发音。④模仿回答比自发性言语出现更多发音错误。⑤发音错误随着词句难度的增加而增加。⑥其他特点，如摸索现象、持续的错误、错误随着语句长度的增加而增加、启动困难、喜欢自发语言等。重度的言语失用症患者，仅能表达个别词语。

言语语言病理学家对言语失用症的评估包括口腔的评估和言语的评估。正式的评估常使用第二版的成人失用症检查（the apraxia battery for adults，second edition，ABA-2），儿童的正式评估方法有Kauffman言语行为测试、儿童言语运动评估、运动言语技能的动态评估（the dynamic evaluation of motor speech skills，DEMSS）。其中，言语的评估是通过给予不同的言语任务观察患者的表现，言语任务有简单字的复述、词语的复述、交替动作评估（简单音节复述）、顺序动作评估（顺序音节复述）、自发性言语和意志性言语的对比、朗读及交谈时的言语情况等。

治疗通常需要强烈的、重复的行为疗法，最常见的一种方法是构音器官关节运动训练法，基于运动学习的原则，重点关注发音器官的位置或运动。构音器官运动学法使用多种刺激提示（要求患者看着、听着，和治疗师一起做动作），逐步增加言语产生的准确性。言语失用症患者需要高强度的练习，在早期，进行言语受阻的、单一性的训练，并给予即刻的、频繁的反馈。取得初步成功后,过渡到进行随机多变的训练,并给予延迟的、少量的反馈,以获取更大的泛化成功。

目前,对言语失用症最常用的治疗方法为Rosenbeke成人言语失用八步治疗。成人言语失用八步治疗步骤如下。

第一步:联合刺激——"请看着我"〔视觉(V1)〕,"请听我说"〔听觉(a)〕,同时发音(患者和治疗师同时发音或词语)。当一起发音时,治疗师要嘱患者注意听准确,特别是正确发音(词)时的视觉提示。

第二步:联合刺激(V1、a)和延迟发音(治疗师先发音或词,稍隔一会儿,患者模仿)伴(V1)提示。治疗师先示范说出一个音(词),然后治疗师重复这个音或词的口形但不发音,患者试图大声说出这个音(词),也就是这时只有视觉提示而衰减了听觉刺激。

第三步:联合刺激(V1、a)和不伴视觉刺激(V1)的延迟发音。这是传统的"我先说一个音(词),随后你说",此时治疗师没有提示。

第四步:联合刺激和不提供任何刺激及听觉(a)或视觉(V)状态下正确发音(词)。治疗师发音(词)一次,患者在无任何提示的状态下连续发这个音(词)几次。

第五步:书写刺激(V2),同时发音(词)。

第六步:书写刺激(V2),延迟发音(词)。

第七步:提问以求适宜回答,放弃模仿,由治疗师提出适宜问题以便患者能回答相应的靶音(词)。

第八步:角色发挥情景下适宜的反应,治疗师、工作人员或朋友被假定为靶词语角色。患者做恰当回答。

针对言语失用,还可采用一些视觉反馈的手段,例如采用观看自我言语的视频、采用平板电脑的VAST软件等。其他的一些方法也可以促进患者的自主言语,例如为患者选择一些个体化的核心短语或句子进行训练。目前,专家也正在研究一些速度控制和节律控制的方法。言语失用症的治疗过程是漫长的,言语治疗师可在早期为患者选择一些低科技的AAC或高科技的AAC,使患者能进行有效的交流。

(武惠香)

◎ 参考文献

[1] 翟秀丽. 护理指导下家庭认知训练对老年性痴呆患者的效果评价[J]. 中国医药科学, 2013, 3 (11): 120-121.

[2] 樊惠颖, 李峥. 怀旧疗法在老年痴呆患者中的应用进展[J]. 中华护理杂志, 2014, 49 (6): 716-720.

[3] 屠丽君, 麻丽萍, 张燕红, 等. 老年痴呆患者生活自理能力与认知功能的训练[J]. 中华护理杂志, 2003, 38 (11): 845-847.

[4] 胡承平, 瞿正万, 傅红梅, 等. 老年痴呆患者综合康复训练提高生存质量有效性评估[J]. 中国康复医学杂志, 2013, 28 (2): 154-156, 165.

[5] 徐金献, 陈长香. 脑卒中执行功能障碍康复技术的研究进展[J]. 中国康复理论与实践, 2013, 19 (1): 50-52.

[6] 张西菊, 马有娣, 魏红艳. 行为干预方法对老年痴呆患者生存质量的影响[J]. 中国康复医学杂志, 2006, 21 (6): 551-552.

[7] 章莹, 付伟. 英美两国老年痴呆预防指南解读及社区护理启示[J]. 中国全科医学, 2015, 18 (1): 4-7.

[8] 封海霞, 林征. 综合康复护理对脑梗死轻度认知功能障碍的疗效观察[J]. 现代医学, 2013, 41 (10): 720-724.

[9] 窦祖林. 作业治疗学[M]. 2版. 北京: 人民卫生出版社, 2013: 157-165.

[10] 邱铭章, 汤丽玉. 失智症照护指南[M]. 台北: 原水文化, 2012: 67-124.

[11] 陈小梅. 临床作业疗法学[M]. 2版. 北京: 华夏出版社, 2013: 32-34, 150-154.

[12] 李胜利. 语言治疗学[M]. 北京: 人民卫生出版社, 2008: 75-111.

[13] CRUICE M, WORRALL L, HICKSON L. Quantifying aphasic people's social lives in the context of non-aphasic peers[J]. Aphasiology, 2007, 20: 1210-1225.

[14] DAVIDSON B, HOWE T, WORRALL L, et al. Social participation for older people with aphasia: the impact of communication disability on

friendships [J] .Top Stroke Rehabil, 2008, 15: 325-340.

[15] VICKERS C. Social networks after the onset of aphasia: the impact of aphasia group attendance [J]. Aphasiology, 2010, 24: 902-913.

[16] HOOVER E, WATERS G, CAPLAN D, et al. An intensive, interdisciplinary treatment program for persons with aphasia, Proceedings of the forty-third clinical aphasiology conference [M]. Tucson, AZ, 2013.

[17] BALL L, BEUKELMAN D, PATTEE G. A protocol for identification of early bulbar signs in ALS [J]. Journal of the Neurological Sciences, 2001, 191: 43-53.

[18] BEUKELMAN D R, FAGER S, BALL L, et al. AAC for adults with acquired neurological conditions: a review [J]. Augment Altern Commun, 2007, 23: 230-242.

[19] SHAMES J, TREGER I, RING H, et al. Return to work following traumatic brain injury: trends and challenges [J]. Disabil Rehabil, 2007, 29: 1387-1395.

[20] STRAND E A, MCCAULEY R J, WEIGAND S D, et al. A motor speech assessment for children with severe speech disorders: reliability and validity evidence [J]. Journel of speech, Language, and Hearing Reseaech, 2013, 56: 505-520.

[21] YOUMANS G, YOUMANS S R, HANCOCK A B. Script training treatment for adults with apraxia of speech [J]. American Journal of Speech-Larguaqe Pathology, 2011, 20: 23-37.

[22] YAVUZER G, KUCUKDEVECI A, ARASIL T, et al. Rehabilitation of stroke patients: clinical profile and functional outcome [J]. Am J Phys Med Rehabil, 2001, 80: 250-255.

第五章

老年人日常运动指导

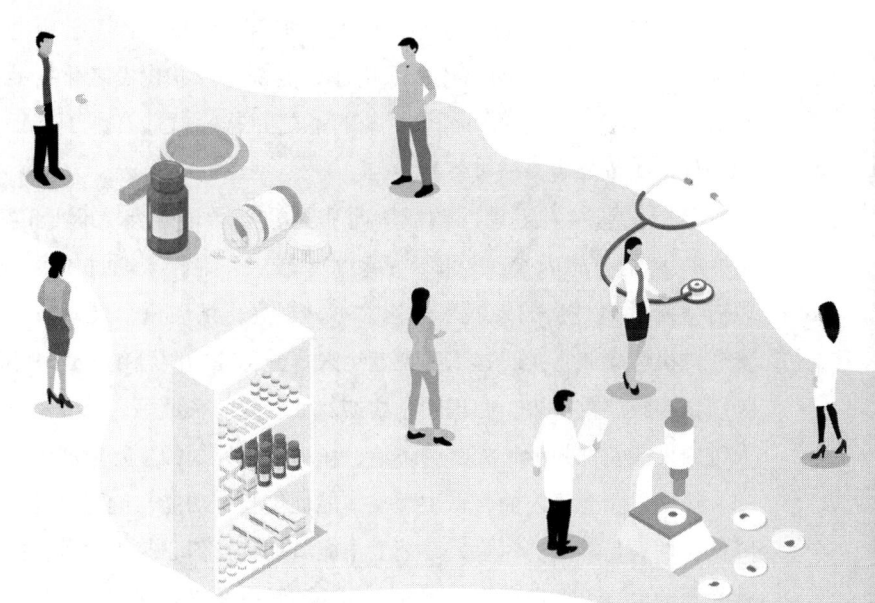

第一节 发展老年人运动方案的重要性

一、老年人日常运动的现状

社会老龄化已是我们面临的一个常态化的严峻问题。据WHO统计，发达国家60岁以上老年人口中身体健康的比例超过60%，而我国只有43%左右。发展老年人体育事业，对于积极应对老龄化的挑战，促进社会的安定团结，具有重要的意义。中国人口老龄化具有规模大、速度快、不平衡和"未富先老"等特点，在当前及今后一段时期，人口老龄化面临的挑战和压力突出表现在日益沉重的养老保障负担、迅速膨胀的医疗卫生消费支出和需求渐增的老年社会服务上。而上述三方面的挑战和压力均受到老年人尤其是高龄老年人身体状况的直接影响。健康老化是缓解人口老龄化压力的关键。高龄化社会所衍生的老年人健康、医疗、照护、经济、社会发展及福利等相关问题，将对社会产生全面性的冲击与影响，因此，针对老年人问题，政府设立目标：①健康老化：不失能，有活力。②正向老化：不忧虑，能快乐。③积极老化：不依赖，有尊严。④成功老化：不恐惧，有智慧之目标，营造有利于老年人活动的条件，减少障碍，增进各种参与。

其中，老年人运动问题成为重中之重。影响老年人健康的主要因素——生活方式因素，与日常活动关系较大。老年人通过体育运动，可以有效降低慢性病的发病率和死亡率，提高生活质量，同时减少医疗投资。国民健康调查（2014）发现老年人普遍存在的问题包括运动不足、容易跌倒导致严重后果、心理问题增加及社会参与率低等，并提出将促进老人健康体能及加强老年人跌倒防治，作为促进计划的主要发展工作项目。

运动对于老年人而言，生理上，能促进身体功能与健康、延缓老化及降低慢性病与跌倒的风险；心理上，能增加其自信心与正向积极的态度；社会互动上，更能提升老年人的人际互动频率及提高其对生活品质的满意程度。适合老年人参与的运动类型相当多元，不论是从事哪一种类型运动，其目标若能以功能性体适能（functional fitness）的提升为主，则最富意义。良好的体适能可协助老年人迈向独立自主的老年生活，也是促进健康的关键。

目前，老年人的运动现况表现为：①运动项目单调。②运动强度不高。③方案缺乏延续性。④缺乏整体性运动课程规划。老年人的运动问题应该引起个人、家庭和社会全方位的重视。

二、老年人运动效益与正确运动观念

1. 老年人的运动效益

运动是良药，此一观念已普遍为各界所认知与接受，不论针对何种年龄人群都具有正面的效益。老年人若能参与科学、规律的运动，将可以维持适应环境、生活等的良好综合能力。

张少熙、方怡尧、陈少卿（2012）整理老年人参与运动的效益如下：①改善心肺功能。②强化肌肉适能及骨质密度。运动可以维持及提升肌肉适能，并增加骨质的密度，避免肌肉流失及骨质疏松症产生。③增进感觉统合的能力。运动能改善肌肉、神经与感觉之间的统合，增进平衡、反应能力，减少跌倒发生的概率。④改善慢性疾病。规律运动能有效提高基础代谢率、稳定血压、调整血糖、增加高密度脂蛋白胆固醇（HDL-C），同时降低血脂、甘油三酯（TG）、总胆固醇（TC）、低密度脂蛋白胆固醇（LDL-C），避免动脉粥状硬化、糖尿病、高血压病、肥胖、血管阻塞与胰岛素阻抗等症状的发生，降低罹患慢性病的概率。⑤减缓认知衰退及失智。运动增加大脑血流量，也刺激海马神经元细胞的发展成长，并提高脑源性神经营养因子（brain-derived neurotrophic factor，BDNF）的分泌量，避免神经细胞退化，减缓认知衰退及失智。⑥正向乐观、对抗忧虑。适度的运动能促进脑内分泌多巴胺，让人常葆快乐，情绪放松，充满自信，并且降低忧虑与压力的症状。

2. 老年人的正确运动观念

现代人对运动的理解存在许多误区，错误的运动观念会让人忽略运动的重要性，而导致不运动、乱运动的结果。

张少熙、方怡尧、陈少卿（2012）整理老年人需建立的正确运动观念如下。

（1）开始运动永远不嫌晚。

任何年龄进行运动都有健康促进效果，老年人参与运动不但可以提升免疫力、预防疾病、降低死亡率，相对于食补、药补，运动是最经济实惠且乐趣多多的健康投资。

（2）老年人可进行中、高强度的运动。

WHO及美国运动医学会（American College of Sports Medicine，ACSM）都建议老年人进行中高强度的运动，每周至少进行150 min的中等强度运动，或者75 min的高强度运动。老年人运动应遵守渐进式原则，由中低强度运动开始，逐渐进入中高强度运动。

（3）进行多元性运动。

根据统计，老年人的运动形式多属于低强度和单一形态的散步、体操活动。为获得多面向的健康促进，世界卫生组织建议老年人从事伸展、有氧、阻力及平衡等多元类型运动。

（4）不应以流汗作为运动强度的判断标准。

运动的强度应以心跳及呼吸频率或者吃力程度做判断较为适当。运动虽然会流汗，但流汗与气温、湿度有关。例如，去桑拿室虽然会流汗，但并不属于运动，也没有运动的效果。

（5）适度的低冲击运动可以增加骨质密度。

在安全的环境下，配备合适的运动装备，并以正确的方式参与低冲击的运动，例如快走运动，不仅可减少膝盖受伤的机会，相对于散步，还可以通过低冲击的运动方式，维持或增加老年人的骨质密度。

（6）有慢性病的老年人更需要运动。

在医生评估无安全隐患的情况下，患有慢性病或者体弱的长者也应该参与运动。从低强度、少量运动开始，依据个人状况逐渐调整并加强适合自己的运动方式。体弱者在安全的情况下，也不要放弃参与运动的机会。

（7）运动前、中、后都要补充水分。

原则上以少量（每次100~2 000 mL）、多次（每次10~15 min）的方式随时补充水分。天气热或运动量大时，可增加饮水量，特别注意，应在还没口渴前喝水。运动缺水时凉水（不冰也不热）最容易被人体吸收，也能达到降温、解渴的效果。

（8）有氧运动加阻力训练是最好的减肥方式。

长时间的有氧运动可增加热量消耗，达到减去脂肪的效果。阻力运动不但可以增加肌肉质量，更可以避免减肥时肌肉的流失。应避免错误的减肥方式，例如摇呼啦圈（非有氧运动），此项运动无法减少腰部的脂肪。

（9）运动有其潜在危险，而不运动对身体的伤害更大

我国对老年人运动的观念多停留在"风险太高，散步、走路即可"的错误观念。大量研究指出，适当强度的运动可以促进老年人健康，帮助其预防疾病，并可降低死亡率。运动有其潜在危险，但不运动对身体的伤害更大，运动是社会公民对自己健康的责任，所以让我们开始运动吧！

3. 专业组织对老年人的运动建议

世界各国在老年人健康促进政策方面逐渐表现出关注老年人运动参与情况，倡导加强提升"身体活动量"与"运动参与之形式及强度"的倾向。美国是全球首个单独制定老年人体育政策的国家。2001年，美国国家疾病预防控制中心、国家老龄研究所、美国运动医学学会、美国退休者协会、美国老年病学会和罗伯特·伍德·约翰逊基金会等6个组织共同发表了《国家计划：促进中老年人身体活动》。英国于2011年成立的老年行动联盟一直致力于探索老年人积极健康的生活方式，与不同基金会和协会合作开展老年体育活动。澳大利亚在其卫生部印发的《全国成年人体育运动指南》的基础上特别针对老年人推出《关于体育运动有益老年人健康的全国性建议》。虽然各国对老年人的运动建议略有不同，但大多参考WHO和ACSM针对老年人所发布的运动原则与建议（表5-1）。因此，发展老年人运动可参照此推荐。

表5-1　老年人运动建议一览表

组织	具体内容
WHO	1. 老年人每周至少做150 min中等强度的有氧运动，或每周至少做75 min高强度的有氧运动，或做中等和高强度两种运动相当量的组合 2. 有氧运动应该每次至少持续10 min 3. 为获得更多的健康效益，老年人应增加有氧活动量，达到每周300 min中等强度或每周150 min高强度的有氧运动，或中等强度和高强度两种活动相当量的运动组合 4. 活动能力较差的年长者，每周至少应有3天进行提高平衡能力和预防跌倒的活动 5. 每周应至少有2天从事大肌肉群的阻力运动 6. 因健康状况不能达到所建议身体活动水平的老年人，应尽可能在能力和条件允许的情况下，积极进行身体活动
ACSM	老年人若要有效提升身体健康，其运动形式应尽可能采取多元类型，包含有氧、阻力、柔软度与平衡运动等，其实施频率与原则如下。 1. 有氧运动训练：使用身体的大肌肉群，持续长时间有节奏的中等强度以上运动，每周建议至少累积150 min 2. 阻力运动训练：使用肌肉对抗阻力的运动模式，建议每周2~3天，每次进行8~10组主要肌群，每组8~12下，需达到中高强度 3. 柔软度运动：能够维持或增进关节活动范围的运动，每周累积2次，达到中等强度 4. 平衡训练：增强下肢肌力与降低跌倒可能性的运动，建议每周至少需进行2~3次

（蔡　庆）

第二节 · 老年人运动指导原则

专业运动指导员是老年人科学正确运动的关键，运动指导员除须具备运动相关知识、技能及教学经验外，亦须注意在指导过程中发生的相关事件与人员的反应。运动指导员是运动技能的传递者，更是运动活动成败与否的灵魂人物。以下原则内容可供运动专业运动指导员参考。

1. 安全、乐趣与正确

从事老年人运动教学应以安全的运动指导、有趣的活动设计及传授正确的运动技能与知识为重要原则。尽可能地掌握指导对象的健康状况及各脏器的功能水平，为其合理设计运动项目和选择适宜的运动量提供依据。在此原则下，长者可通过运动获得健康促进效益，并养成规律运动的状态。

2. 热心、耐心与同理心

老年人运动指导员除应具备老年人运动知识与技能之外，更应有服务长者的热心、耐心及同理心，并以此专业态度进行课程教学，这样可使自己不断成长与进步，也可逐步提升自身的专业能力。同时，老年人也能感受到热忱和专业的教学，学习运动新知，获得运动效益。

3. 多元类型运动课程

根据老年人的运动需求及喜好，并了解参与者的体能状态，提供多元类型运动课程内容（有氧舞蹈、太极、肌力训练、瑜伽等）及多元性运动技能学习（伸展、有氧、阻力及平衡运动），让老年人获得多元运动健康促进效益。重点选择有助于心血管健康的运动，如游泳、徒步、有氧健身操等运动可以保证心血管系统得到有效锻炼，建议每周锻炼4~5次，每次30~60 min，强度从温和到稍剧烈，增加心率40%~85%为宜。要根据老年人的身体反应、外界环境和条件变化不断进行锻炼内容与锻炼负荷强度的变化调整。同时，提高对老年人力量训练的重视程度。老年人肌肉力量弱化严重，适当的力量训练可以防治肌肉萎缩，减缓钙质流失，有助于提高内脏器官的功能水平。可以采用小重量的杠铃和拉力器进行力量训练，需要注意的是，每次运动时间不宜过长，负荷不宜过大，可采取3~5次为一组，组间充分休息，每次力量训练设计4组即可，每周训练2次为宜。

4. 传授运动知识

老年人运动除指导老年人运动技能、强化其身体健康外，亦可加强正确运动知识的传授，例如传授运动健康益处、运动伤害处理、运动装备选择、运动安全环境等知识。通过学习运动知识，改变运动行为，使其享受更优质、多元及安全的运动生活。

5. 安全至上

老年人进行运动有其潜在风险，但运动的好处一定大于缺点。因此，运动课程前，应主动询问、评估其是否适合参与运动；在课程进行中，应随时注意其生理变化，并且安排足够的课间休息，及时补充水分；要追踪运动训练后的身体反应。另外，曾罹患重大疾病者或体弱者进行运动时要重视安全维护，并避免高强（难）度运动。

6. 循序渐进、适度调整

运动活动初期，应以轻度、简易及有趣的运动为主。在运动课程进行了一段时间后，老年人的身体与心理皆会随运动训练而产生变化。通过建议测验（坐姿及起立次数）或运动活动观察，可循序渐进地调整运动强度、类型及时间，以提高运动乐趣、训练成效，增进健康促进效益。

7. 重视个人差异

教练应特别注意老年人的个别差异，如年龄、健康状况、体适能差异及运动习惯等。指导者应针对差异个体进行指导或动作（强度）调整，例如相同动作可设计成"简易版"与"进阶版"动作，让能力佳者持续进步，能力不佳者也能持续运动。

8. 正向积极鼓励

关注老年人体育锻炼前后的心理状态。体育锻炼必须持之以恒，这对老年人更为重要。但通常的情况是，由于体质较弱、体能较差、意志减弱或伤病困扰，不少老年人在锻炼时往往会产生一些负面情绪（如急躁、难为情、沮丧等），使锻炼不能起到预定的健身效果。因此，运动指导员应仔细观察，多关注、多鼓励这些情绪差的老年人参与运动。在运动课程中，运动指导员应与老年人密切互动，多多给予积极、正向的鼓励，使老年人获得赞美及成就感，对运动参与抱有高度兴趣，进而持续运动，获得运动健康。

9. 建立保护机制

运动活动进行中有助教、志愿者或年轻长者在协助，可确保高龄或体弱长者的运动安全。运动指导员亦应教导助教、志愿者及年轻长者正确的协助、保护方式，让运动过程更加专业与安全。

10. 增加社交与互动乐趣

社区老年人参与运动活动，除学习运动技能与促进健康外，增加人际交流也是参与运动的收获。因此，在运动活动中，运动指导员应营造课堂的快乐气氛，通过团体活动或小游戏进行运动训练，让长者参与运动的同时也增加社交机会。

11. 考量运动过程的流畅性

安排老年人的运动活动，应考量运动种类及身体动作的流畅性，以暖身运动、主要运动、缓和运动的顺序进行课程，并且多次休息、补充水分。另外，动作设计上可依据运动肌群、关节的相关性进行编排。例如，伸展运动可从头颈部开始，然后手臂、躯干、下肢依序动作，让运动教学顺畅，亦可协助老年人牢记。

12. 运动目标设定与参与记录

指导老年人进行运动目标设定，促使老年人设立日常生活中的多元运动目标，并且记录个人运动情况，最终构建多元、规律的运动生活形态。

13. 鼓励与回馈

社区老年人运动活动的经营，除运动专业技能、专业知识的传递，更应加强人际互动与运动健康社群的建立。运动指导员可于每月或运动课程进行一阶段后，举办成果展或者心得分享。让参与长者通过成果发表获得成就感，在彼此的分享中感受自己身体、心理的变化，彼此回馈、鼓励。

14. 社区运动环境资源利用

社区公园及绿地是长者最常前往的运动场所，因此，运动活动设计应包含社区运动环境及设施的认识与应用，到社区公园实地、练习、使用相关器材，或者进行户外运动教学，亦可设计社区运动、健走地图，让老年人充分使用社区运动资源。

15. 指导老年人运动须注意伦理

（1）重视老年人整体感受，给予最优质的运动教学服务。

（2）不可泄漏个人资料及健康状况。

（3）运动指导过程中，身体接触指导须征求对方同意。

（4）不回答非自身专业问题，疾病、疼痛问题应咨询医师。

（5）不讨论或介入私人问题。

（6）不接受不适当的馈赠。

（蔡　庆）

第三节 老年人的运动安全管理

一、老年人运动前安全评估

1. 老年人运动前安全筛查

老年人由于心肌力量衰退、动脉壁弹性减退和硬化导致血压升高，心脏肌肉供血更加困难，所以能承受的运动负荷大大降低。有些老年人甚至由于呼吸肌的萎缩及弯腰驼背等情况，导致呼吸不畅，呼出气体不足，氧气供应不足，连日常生活都不能很好地应付。同时，考虑到老年人骨质疏松、肌肉萎缩导致的力量和柔韧性减退，韧带变硬等问题，他们更容易发生劳损、骨折、骨关节炎症等情况，所以我们建议老年人在运动之前，有必要进行安全筛查活动。

如果你身边有这样的老年朋友，在他运动之前，请先问他几个问题：①你的医师有没有说过你有心脏问题并且你只可以做医师指定的运动？②你做运动的时候有没有感到胸痛呢？③在过去的一个月里，你有没有没在做运动时感到胸痛呢？④你有曾经因为头晕而失去平衡或者失去意识吗？⑤你有没有关节或者骨头的问题，且这些问题在运动过程中加重？⑥你的医师有为你的血压或者心脏问题开药（例如利尿药）吗？⑦你知道其他任何你不应该做运动的原因吗？

如果老年人对其中一个或者多个问题的回答是"是的"，而且他不热爱运动，那我们就要注意了，应该在让他进行必要活动之前询问医师，从而确定是否应该服用处方药及安排适当的运动剂量和运动形式。

如果以上问题所作出的回答都是否定的，我们就可以适当地安排一些运动来维持其身体健康。但是在运动的过程中，我们需要对老年人进行监护，并且让其有运动安全的意识，例如不可以做速度过快和力量过大的动作（甩头、下腰等），不可与他人攀比，应量力而行以及多注意运动的环境和气候问题。

2. 老年人适当的运动量

老年人在进行运动时，最重要的是掌握适当的运动量，我们常用测量运动量的方法有以下两种。

（1）测量脉搏。

正常人的最大运动脉搏是220减去自己的年龄，例如65岁的老年人最大能耐受的脉搏数为220-65=155次/min，而理想的运动强度就是最大脉搏数的70%～80%，也就是说一个健康的65岁老年人在运动过程中，合适的脉搏数应该是108～124次/min。当然，不同的身体素质和拥有不同锻炼基础的老年人，适合的心率也是不一样的，如果身体强壮、经常锻炼的话，其能耐受的最大心率值也会更大。一般的老年人需要把自己运动时的脉搏数控制在120次/min以下。自测脉搏的方法：将自己的手指放在手腕桡动脉的地方，然后观察时钟，时间过去10 s之后，读出自己的脉搏数，再乘以6，就是每分钟的脉搏数。这是一个简易的筛查方法，只要我们在10 s内读出自己的脉搏数不超过20次即算正常。脉搏的测量应该在运动后的10 s内进行，因为规律运动的时间越长，心脏适应运动的情况就会越好，心率也就趋向缓慢，测量的数据就不是在此次运动中的最大心率了。

（2）判断自己的劳累程度。

运动过量时，一般人常表现为失眠、浑身酸痛、精神不济等，而对于老年人来说，还会出现气喘、心悸、眩晕、拉伤等情况。运动过量会产生运动损伤，所以，老年人需监测运动情况，做到既充分运动又不产生运动伤害。

首先，应该注意要有准备活动和整理活动，也就是做足运动前的准备工作和运动后的收尾工作。这两种运动通常持续5～10 min，目的在于提高心肺适应性及肌肉软组织的柔韧性，还可以根据每个人的年龄、体能及季节气候来调整时间。准备工作使得身体由相对安静的状态进展至一定强度的运动状态，肌肉的黏滞性下降，肌肉弹性增加，从而减小运动风险的发生；整理活动则使机体从运动状态平和过渡到平静状态，防止心梗等危险情况。在准备活动中，心率基本可达到100次/min。我们尤其要做好踝部的关节活动和踝关节周围的软组织牵拉，为了防止崴脚，需要增加踝关节的侧方牵拉。

其次，在运动过程中，当我们的运动质量开始下降，出现出汗、发热的情况时，即使当时我们觉得不太累，也需要稍作休息，降低运动强度。切记，尤其是刚开始实施运动计划、体质不太强健的老年人，一定要从简单的运动开始，方能起到很好的健身效果，切莫心存攀比，导致运动损伤，否则得不偿失。同时，也不可太过于自我保护而草草活动，只有运动充分，才能起到提高心肺功能和肌肉力量的作用。

二、老年人运动原则

除了保证老年人有充分而安全的运动强度，我们还需掌握老年人的运动原则，促使运动效果最有利并保护老年人已形成的运动损伤。老年人运动的过程中需要遵循的原则如下。

1. 循序渐进原则

准备运动后，根据自己的能力，从最简单且用时较短的活动开始做起，再进行一些需要付出努力才能达到的运动。例如，我们可以先做关节活动，然后进行柔韧性活动，确定柔韧性较好后再做抗阻训练，在柔韧性和力量情况都较好的情况下，就可以进行平衡性活动。

2. 交替性原则

老年人的运动锻炼，需要按照"大肌群→小肌群"的顺序进行，且大肌群运动的时候，还要交叉替换不同的肌肉群，防止出现肌肉过度疲劳，发生运动损伤。例如，大肌群运动可以选择按照"腰背—腹肌—上肢肌肉—下肢肌肉—手部肌肉—足部肌肉"的顺序依次训练。同时，我们在运动的时候，还应该让四肢和内脏的肌肉都得到充分的锻炼，例如心肌和呼吸肌就属于脏器肌肉，也是运动中必不可少的肌肉，在运动过程中注意呼吸和心率的配合也很重要。

3. 对称性原则

运动过程中，注意身体左右两侧的对称性也很重要，很多常见的姿势性的腰痛或颈痛都是由肌肉不平衡引起的。因此，运动时需按照左右两侧可以承受的不同强度分别给予锻炼，不可一侧过于强势（通常人有左利手和右利手之分，所以两侧肌肉不可能完全平衡）。除了左右两侧，例如双足、双上肢或者双下肢，还应该注意前后两侧的平衡，例如腰腹肌的平衡，我们常见的腹性肥胖除了腹部脂肪较多的原因，大多伴有腹肌弱于腰背肌的问题，从而导致骨盆前倾、腹部突出；弯腰驼背的老年人，则常出现腰背肌和腹肌都较弱的情况，腰背肌弱是因为长期受牵拉，而腹肌弱则是因为弯腰的姿势使得腹肌很少被用到。

4. 持久性原则

为了让运动起到预期效果，需要保证运动时间，无论是每次运动的时间还是每周一共运动的时间都要达到一定的长度，而且需要在一段时间内有规律地坚持做运动才能看到训练效果。每天运动，对人的精神和心理都能起到很好的作用。运动是老年人退休生活的良好爱好，持之以恒，可以使身心都得到很好的锻炼和发展。

5. 因时性原则

所谓因时，就是说根据不同的时间和季节来安排我们的运动。例如，冬天运动，需要在充分的热身运动之后才进行；老年人有导致肺功能不好的疾病，特别是气道敏感的疾病，需要在较为温暖适宜的场所进行运动；夏天运动，则需要谨记补充水和电解质，防止出现中暑等情况；户外运动，例如登山、游泳等，则需要判断好锻炼日的天气情况，做好保暖和急救的准备。

三、老年人常见运动损伤与处理

1. 踝部扭伤

踝部扭伤俗称崴脚，是最常见的扭伤，通常表现为足踝部前外侧疼痛，多使患者活动受限。如果患者出现肿胀、撕裂性疼痛等情况，24 h内受伤部位应用冰敷，尽量制动，尤其不能负重和行走，避免出现二次损伤。其次，要到医院确认是否有骨性损伤，并确认踝外侧韧带的撕裂程度，以确定后续治疗，切不可在初期的时候不以为意，加重损伤。经过24 h之后，如果疼痛和肿胀依然较为明显，则可以改为热敷。

2. 骨折

老年人运动中若摔倒，最容易出现骨折，如前臂骨折、腰椎骨折和髋部骨折。如果出现剧烈的疼痛或者有异常的摩擦音或者肢体形状，则高度怀疑有发生骨折的可能。原则上，首先要做好固定，然后马上送到医院诊治。前臂骨折时，首先评估损伤的程度，根据损伤情况紧急处理：如果未在表面看到骨头，则应该用附近的木板类物体以及绳子沿着手臂轴线固定，然后转送到医院；如果有出血，则应该在伤口上方的位置，用绳子扎住止血。腰椎骨折时，应该避免患者出现躯干扭转或者过大的屈伸动作，需平稳地将其转送到医院。髋部骨折时，患者不能够屈髋和外旋髋部，应做好固定，马上送到医院，然后做相应的检查、复位及手术，减少额血管和神经的进一步损伤。

（张潇雅）

第四节 老年人多元运动类型

一、老年人的基准水平活动和健康提高类物理运动

根据运动强度分类，老年人运动可分为基准水平活动和健康提高类物理活动。

1. 基准水平活动

基准水平活动指低强度的日常生活活动，如站立、慢走、提轻物等。只做这类活动的老年人被认为运动是非常不积极的，他们通常只可以维持一小段短时间的中等到高强度的活动，如爬一段楼梯，这类活动并不被列为可以影响健康的活动。我们通常鼓励的基准水平活动是为了让老年人燃烧卡路里，保持健康体重；合理负重，保持骨健康；提高慢性病患者的活

动水平，将其改善至积极活动状态。

2. 健康提高类物理活动

健康提高类物理活动则是在基准水平活动的基础上，加入对健康有好处的活动。常见的运动类型，统计如下：

（1）徒手类：快步走、慢跑、上楼梯、打太极、跳舞（广场舞、华尔兹、探戈等）、练体操等。

（2）球类：高尔夫、保龄球、羽毛球、乒乓球、足球、网球、棒球等。

（3）特殊场地类：水中步行、水中柔软体操、游泳（划水、蛙泳、自由泳、仰泳）、登山、滑雪、滑冰等。

二、老年人的有氧运动

按照代谢情况分，老年人的运动类型可分为有氧运动和无氧运动，不同强度的有氧运动对健康有着不同程度的影响，在合适的范围内，强度越高，对健康越有好处。

有氧运动又称为耐力运动，是指身体大肌肉群维持一段时间有节奏的运动，例如健步走、跑步、骑自行车、跳绳等。有氧运动由三个要素组成，即强度、频率和运动时间。有氧运动的强度分为两种，即温和的（等于健步走所需要付出的努力）和有力的（等于跑步或慢跑所需要付出的努力）。有氧运动的量，指温和的强度下有氧运动的时间，对有氧运动的效果在三个因素中作用最大。有氧运动的时间可粗略分为低于每周150 min、150~300 min及300 min以上，对于因患有慢性疾病而不能达到一周150 min标准的老年人，可适当降低此标准。做有氧运动会使人的心跳比平常人更快，因此有氧运动的强度因人而异，在运动过程中以"有点喘但又不太喘、能说话"为标准。老年人可以根据自己的喜好和运动场所来决定自己做有氧运动的类型，合理安排一个星期内的运动，科学保持运动量，从而维持更好的健康状态；体弱或者有心脏问题的老年人应该避免高强度的有氧运动。

此外，老年人的运动类型还有其他分类方式。如果按照运动方式分类，可分为关节活动训练、柔韧性运动、抗阻力运动、灵活性运动和平衡协调运动。对于老年人来说，关节柔韧性下降、骨质疏松、肌肉纤维变性及运动前反馈系统退化都严重影响老年人的运动功能，以上运动对老年人来说都是非常必要的，老年人可在有氧运动中适当加入上述运动。

下文将详细展开介绍。

三、老年人的关节活动及柔韧性训练

老年人的关节活动训练根据不同的关节部位，训练方法有所不同。常见的需要运动部位及具体的训练方法如下。

1. 全范围的关节活动训练

我们经常见到老年人自行进行的关节活动训练，这些运动是老年人在进行其他低中等强度有氧运动之前必须准备的，通常需要做到的动作，有头部的环转、绕肩、扩胸、弯腰、伸腰、扭腰、抬腿、绕踝等。运动过程中，老年人需按照自己的运动能力，匀速缓慢充分地运动，运动幅度由小到大、由易到难。除了做运动前的其他准备活动，建议一天两次进行全范围的关节活动训练，每次10 min。在此过程中，应多做扩胸、伸腰等动作，防止驼背弯腰的出现。此外，踝背屈的动作也不容小觑，老年人的活动度训练中背屈运动需达到15°~20°。

2. 柔韧性运动

老年人常见的驼背、弯腰等情况，在很大程度上是关节周围的关节囊、韧带等软组织逐渐老化、失去水分、失去弹性所致，所以，进行柔韧性运动对维持老年人的运动能力和保持体形都起到关键作用。

1）柔韧性问题自查。

老年人可通过观察镜子中自我的姿势来检查自身是否存在柔韧性问题。

（1）正常人体姿势中，侧面观，耳屏和肩峰应处于同一直线上。

（2）正常人背部曲线呈轻微向后弯曲。

（3）正常人双手自然下垂可以碰到大腿侧面中部。

（4）正常人可以伸直双腿（一些人，尤其是女性有可能存在膝反张）。

（5）正常人站立位下可以翘起脚尖（足跟着地）。

上述情况中，不符合第一、第二项的可能存在驼背情况，不符合第三项的可能存在弯腰和髋关节屈曲的情况，不符合第四项的可能存在髋关节屈曲和膝痛的情况，不符合第五项的可能存在平衡功能差或走路乏力的情况。

2）柔韧性运动训练方法。

（1）牵拉胸椎、胸廓及其周围软组织：将一个软枕放置于上背部，同时用另外一个稍低的枕头放置于头部后方，仰卧其上，双臂向外自然打开，直至双手背碰到床面，以感到背部及胸廓两前上方有酸胀感为宜。

（2）牵拉髋关节及其周围软组织：将一侧下肢向前跨一步呈弓步，前侧下肢屈膝90°，同时保证后方下肢伸膝完全，后方下肢脚跟抬起，该动作需做到后方下肢髋关节前侧有酸胀感，同时保持躯干竖直，不可出现弯腰的情况。

（3）牵拉膝关节及其周围软组织：做弯腰动作，使得双上肢向下尽量伸展，以接触地面为目标，直至下背部、膝后部产生酸胀感为宜。

（4）牵拉踝关节及其周围软组织：寻找5~10 cm高的台阶，将前侧脚掌放置于台阶上，足跟落地，保持身体竖直，以足后跟和膝关节后方出现酸胀感为宜。

所有柔韧性锻炼需要在不憋气、不发生抖动的情况下进行，每个动作可维持15 s以上，每周2次以上。

3. 肩周炎老年人的关节活动及柔韧性训练

老年人患有肩周炎，需要每天科学活动肩关节，延缓其限制老年人活动的情况。常用的动作包括：

（1）钟摆运动：站立位，弯腰向下，使双臂自然下垂，使患侧手臂划圈，可按照顺时针或逆时针方向来回转动，可手持0.5~1 kg重物。

（2）蚂蚁爬树：站立于墙壁前，患侧手指从低到高像蚂蚁一样一点一点向上攀爬，直到感觉到自己难以忍受的时候停止。该动作需要每天坚持，为自己设定目标，每天攀爬的高度高一点，就会延缓肩关节粘连的速度，保持一定的肩关节活动度。

（3）够后背：肩周炎患者大多出现梳头和穿衣困难，患者可每天做掌心向后,手背靠后背,尽量向上攀升的动作,每天加大该动作幅度,直到自己难以忍受为止。

四、老年人的抗阻力运动

抗阻力运动即肌肉在克服外来阻力时进行的主动运动。该运动不仅可以帮助老年人保持肌肉容量,而且可以帮助老年人维持一定的心肺功能,是非常有必要的运动。

1. 利用体重,进行特定动作、特定肌群的练习

(1) 腰背部肌肉:背对椅子,双手向后支撑于座椅上,臀部向前离开椅面,用双手力量支撑躯干上升。

(2) 腰背部肌肉:双手双膝支撑于地面或其他平面上,抬起一侧下肢,保持膝关节伸直,保持头部向前方,每个动作维持3~6 s,稍作休息后可进行下一个。可根据自己的耐受程度决定运动量,若感觉疲劳,可以换一边或者换姿势进行运动,让大肌群交替休息和运动(图5-1)。

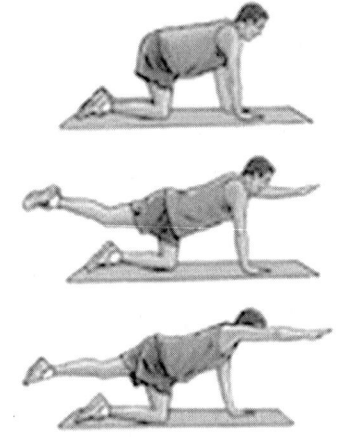

图5-1　腰背部肌肉锻炼

(3) 腹部肌肉:做仰卧起坐运动,一种方法可寻找公园内专门的仰卧起坐椅,双手扶持椅子以减低难度,最好可以做到卷腹的动作。鉴于仰卧起坐的难度较高,每组动作可保持在10个以内,若感觉疲劳可充分休息后再进行下一组;另一种方法为双下肢屈髋屈膝向上运动,直至骶尾部抬高,每个动作保持6 s,每组动作做6次(图5-2)。

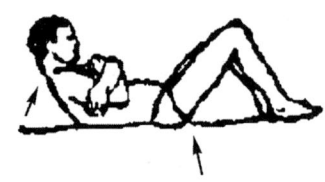

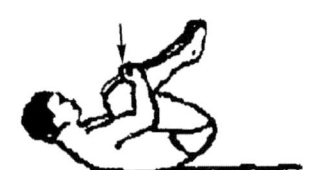

图5-2　腹部肌肉锻炼

(4) 腿部肌肉:老年人还可以在床上进行直腿抬高的动作,该动作

一般抬起30°左右，保持3~5 s，亦可根据每个人的耐受程度自行决定保持的高度和时间，若双腿一起抬起，则时间可保持得少些。

（5）大腿肌肉：大腿肌肉可以通过很多攀登动作来锻炼，例如登山、打太极等，最简单的动作包括扎马步、踩单车、上楼梯等。这些负重训练不仅可以增加肌肉的力量，还可以预防骨质疏松的发生，对于一些曾经出现股骨骨折、胫骨骨折的老年人尤其重要。肌肉力量的增强有助于减轻关节的压力，对于轻度的膝关节疼痛有一定的效果。

（6）胫前肌：胫前肌是勾足背最主要的肌肉，老年人因为对环境的反应能力和肌肉的反应速度下降，很多时候足部的稳定性差，以至于经常发生跌倒。因此，这块肌肉是老年人要经常练习的肌肉。锻炼的动作很简单，站立位，做双足同时勾起的动作，每个动作坚持5 s。与平衡训练相结合的话，可以背对墙面或大树，在向后倾倒的过程中，有意识地使用勾脚背的策略来维持自己的平衡，练习自己的反应速度，相信会对老年人的行走安全有很大的帮助。胫前肌相对比较弱，练习的过程中容易有酸胀感，所以要多注意劳逸结合，在自己稍感疲累之后可做适当的休息。

（7）其他肌肉：还有很多细小的肌肉，例如手部和足部的肌肉也是需要时常锻炼的。需要注意的是，随着年龄的增长，老年人的肌肉组织会被脂肪组织浸润，这些细小肌肉的灵活性也会变得更差，所以当你或者你身边的老年人觉得某些动作开始变得不灵便时，请尽量不要惊慌失措。最好能够就这一种动作反复练习，制订计划，劳逸结合，以延缓和预防一些功能的丧失。

2. 利用器械进行抗助力运动

老年人除了利用自己肢体的重量运动，例如上楼梯、踩单车等日常活动和进行特定动作、特定肌群的练习外，还可以利用器材运动。利用弹力带、哑铃等器械是大家常见的抗阻力训练。训练过程中应遵循以下原则：以不憋气、不疼痛为基础，重量轻、次数多地进行训练，全身各个大肌群交替运动，每个动作做8~12次，每周进行2次以上，每2次训练应间隔48 h。

五、老年人的灵活性与平衡性锻炼

1. 灵活性锻炼

老年人由于大小脑萎缩和外周结构逐渐缺失，需要进行一些灵活性锻炼来增加神经处理和传导的速度及肌肉的反应速度，也就是我们所说的运动智能。

（1）手部。

手指的灵活性，是我们日常生活活动能力的关键，以抓握动作为例，在抓握易碎物体时，与年轻人相比，老年人的手部运动加速更慢、运动时间更长。与年轻人相比，老年人的手部精细动作控制存在时间变异性和空间变异性。前者指的是运动持续时间和相对的减速时间的变异性，后者指的是老年人的精细动作轨迹不流畅，速度、准确性下降。所以，我们建议老年人进行一些折纸、剪纸、写毛笔字、十字绣等活动，来锻炼手眼协调和手部精细活动的空间准确性；在运动的速度和时间上，我们建议老年人进行打地鼠类的游戏活动，锻炼自己的反应能力。

（2）躯干及下肢。

至于躯干及下肢部分的灵活性，我们可以进行一些较为简单的活动，例如交叉步、小跑步训练，又或者是舞蹈这类我们认为较为复杂的运动。其中，舞蹈是一个很好的方法，它不仅可以增加我们肺部摄取氧气的功能，还起到陶冶情操、愉悦心情、充实生活的作用。交谊舞、拉丁舞，甚至广场舞，都是很好的选择。可以从最简单的节拍和简单的舞步开始，以使我们老年朋友的信心和兴趣倍增，当适应以后，再增加不同的节奏和舞曲，让身体适应变化的节奏，并变得更加灵活。这既增加了老年人生活的情趣，也在无形中增强了对其身体的控制能力和使用能力。

2. 平衡性锻炼

基于老年人足部稳定性差、有弯腰驼背的情况因而对环境的感知能力下降等问题，我们提出以提高平衡能力为目的的锻炼项目——平衡性锻炼。

对于足部稳定性来说，除了单纯的力量训练之外，还需要让足部适应多个方向上的干扰。具体方法视能力而定，老年人需能够在平地上稳步行走，不用搀扶，才可以进行以下训练。例如，我们可以让老年人站在柔软质地的物体上，使其保持平衡，或者可以使其在保护下走在崎岖不平的鹅卵石路上。在保持平衡的过程中，他们的身体会增加对视觉和本体感觉信息的协调能力，并做出更快更准确的反应。训练需每周2次以上，每次可进行20~30 min。

更简单一些，还可以进行躲避障碍训练。在20 ㎡的范围，按顺序摆放各种颜色的障碍物，让老年人按照顺序躲避障碍物。设置障碍物时，可将障碍物按照一定的形状摆放，例如放在长方形的四个顶点、每条边的中点以及对角线的连线上，还可以改变障碍物的颜色和形状，以模拟各种不同的场景。

若老年人适应了以上训练，则可以进一步通过减少感官作用的方法进行平衡训练，例如，把灯光调暗或者让其闭上眼睛进行训练。这种训练对于老年人在夜间活动保持平衡有很大的益处，但需要在监护下完成。

在平衡训练过程中，需要评估老年人有无出现严重的颤抖、走路速度变慢和不时出现跌倒倾向等情况，有则需要酌情调整。如患者出现严重的颤抖，则可观察其是否手部也有相同的情况，是否在拿东西的时候越抖越厉害，是否出现口吃、说话不清晰等症状。若没有以上症状，则可从增加一定的肌力开始训练；若患者出现走路速度变慢，则需要询问其是否出现髋部疼痛或者其他不适，如果不是，则需要在看护的情况下，带他多进行日常生活的锻炼。日常生活的锻炼可以根据需要转换各种场景，如菜市场、超市、公交站等。如果发现其有跌掉倾向，则需要观察其在哪些方向有跌倒倾向，注意多提醒，必要时可以配备拐杖等辅助用具。

需要说明的是，以上锻炼方法都是针对亚健康状态的老年人的，如有脑卒中后遗症的老年人则需要带其到正规医院的康复医学科接受系统科学的恢复。在家中，如果发现老年人有任何运动方面的异常情况，例如颤抖、疼痛、驼背严重、平衡变差等，都应该尽早带其到医院进行检查，进行及时的治疗和干预，才能预防更加严重的后果发生。

（张潇雅）

◎ 参考文献

[1] 夏亚，杨舒涵，王靖增，等. 关于国民体质之健康运动状况的调查 [J]. 重庆邮电大学学报，2014.

[2] 王秀华，李淑芳，等. 不同运动阶段老年妇女其功能性体适能与健康生活品质之研究 [J]. 体育学报，2011，44（3）：333-350.

[3] 张少熙，方怡尧，陈少卿，等. 银发族爱运动 [J]. 台北：台北市政府卫生局，2012.

[4] 王丽. 美国老年人健康教育探究 [D]. 开封：河南大学，2011.

[5] 周兰君. 美国老年体育政策对我国的启示 [J]. 中国体育科技，2013，（1）：57-62.

[6] 周兰君. 荷兰德国老年人体育活动模式研究 [J]. 体育文化导刊，2009，（7）：155-159.

[7] CHODZKO-ZAJKO W. ACSM's Exercise for Older Adults [M]. London：Lippincott Williams & Wilkins，2013.

[8] DE VRIES N, VAN RAVENSBERG C, HOBBELEN J, et al. Effects of physical exercise therapy on mobility, physical functioning, physical activity and quality of life in community-dwelling older adults with impaired mobility, physical disability and/or multi-morbidity：A meta-analysis [J]. Ageing research reviews，2012，11（1）：136-149.

[9] MAMMEN, G, FAULKNER G. Physical activity and the prevention of depression： a systematic review of prospective studies [J]. American Journal of Preventive Medicine，2013，45（5）：649-657.

[10] LEVY S S，MACERA, C A.，HOOTMAN J M, et al. Evaluation of a multi-component group exercise program for adults with arthritis：Fitness and Exercise for People with Arthritis（FEPA）[J]. Disability and Health Journal，2012，5（4）：305-311.

[11] RIKLI R E, JONES C J. Development and validation of criterion-referencedclinically relevant fitness standards for maintaining physical independence in later years [J]. The gerontologist，2013，53（2）：255-267.

第六章
老年人心理上的照护

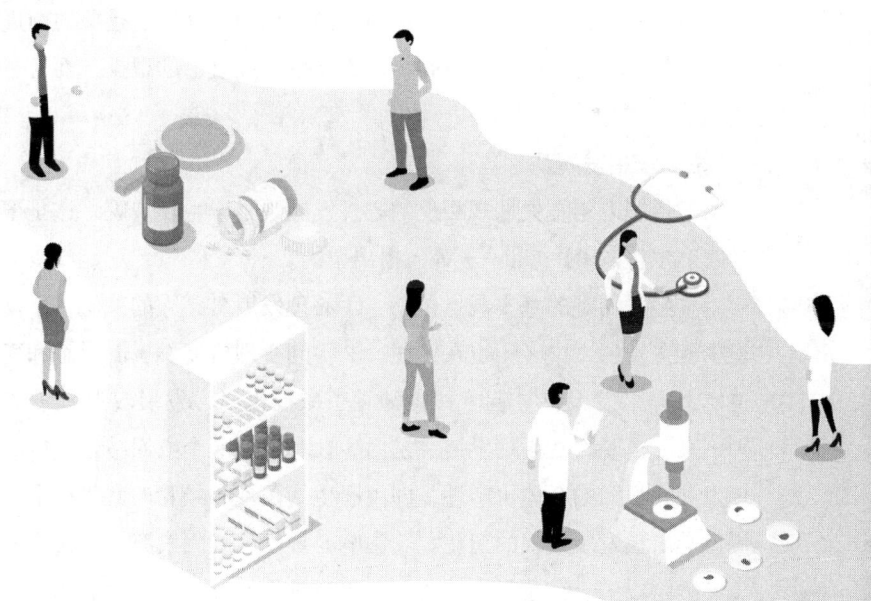

第一节 老年人的心理发展特点及心理任务

一、老年期的心理变化观

对老年期心理的变化,研究者们持有不同的观点,主要有"老年丧失期观"和"毕生发展观"两种。

1. 老年丧失期观

传统的观点(老年丧失期观)认为,从出生到成年,心理机能是不断发展的,而到老年期以后便开始衰退,这种变化只能称作"老化",不能叫作"发展",老年期是一生获得的丧失时期。这里的"丧失"主要指身心健康、经济基础、社会角色和生活价值的丧失。这些对人生具有重大意义的内容相继丧失,被认定是老年期的基本特征。

老年丧失期观实际上是把老年的心理变化描写成只是不断地老化和衰退,而没有发展。其主要依据是:人是生物有机体,其心理活动随着机体的发展而发展,随着机体的衰退而衰退;认为心理发展是单向前进的、不可逆转的;认为年龄(即时间)是心理发展或衰退的根据,而且是普遍适用的。

2. 毕生发展观

与传统老年丧失期观相反的心理发展观是毕生发展观,这是德国心理学家巴尔特斯(P. Baites)等人提出来的。

毕生发展观的基本观点包括:①心理发展贯穿人的一生,不仅儿童、青少年在发展,中老年也在发展。②不同心理机能发展的形态和变化速率也有差异,发展较早者(如感知觉)减退也早,发展较迟者(如逻辑推理)衰退也晚。③心理发展总是由生长和衰退两个方面结合而成的。④心理发展有很大的个体可塑性,即由于生活条件和经验的变化,个体心理发展也会出现发展形式的变化。⑤影响心理发展的因素有多种,主要有成熟(年龄阶段)、社会历史文化、非规范事件等,且三者之间相互作用,年龄并非影响心理发展的唯一要素。

个体心理发展变化的总趋势就是儿童期发展迅速，中年期有所减速但较平稳，老年期走向衰退，这一发展趋势是客观存在的事实。但是，衰退不过是老年期的一个方面，并不意味着老年人只能被衰退和丧失俘虏，不能再有任何其他的发展。我们更应该从这种衰退中看到生命所包含的发展、动力、希望、目标，以及积极、乐观、向上、努力的一面。

毕生发展观为我们理解老年人的身体发展、认知能力、情绪变化及个体的社会性发展提供了理论依据和支持。生命全程都在不断发展着，我们应该科学、正确地看待老年期心理的发展变化。

二、老年人的心理发展特点及影响因素

1. 老年人的心理发展特点

老年人的心理变化是指心理功能和心理特征的改变，包括感知觉、智力和人格特征等。老年人的心理变化特点主要表现在以下几个方面。

（1）感知觉的变化。

感知觉是个体心理发展最早、衰退也最早的心理机能，衰退的主要表现是感觉阈限升高，即感受性下降。随着老化，老年人的感觉器官逐渐衰退，出现视力、听力下降，味觉减退等。总体来说，60岁以后各种感觉都有明显下降，这些都会给老年人的生活和社交活动带来诸多不便。例如，由于听力下降，容易误听、误解他人的意思，出现敏感、猜疑，甚至可能出现心因性偏执观念。老年人的知觉一般尚能保持，只是较易发生定向力障碍，影响其对时间、地点、人物的辨别。

（2）记忆的变化。

老年人记忆变化的总趋势是随着年龄的增长而下降，但是记忆衰退的速度和程度也因记忆过程和个体因素的不同而存在差异。一般说来，成人记忆50岁开始有明显减退，70岁以后减退更明显，过了80岁记忆减退尤其迅速。老年人记忆变化的特点为：有意记忆为主，无意记忆为辅；近事容易遗忘，远事记忆尚好；再认能力尚可，回忆能力相对较差，有命名性遗忘；机械记忆不如年轻人，在规定时间内速度记忆衰退，但理解性记忆、逻辑性记忆常不逊色。记忆与人的生理因素、精神健康状况、记忆训练、

社会环境等相关。

（3）智力的变化。

智力分为流体智力和晶体智力两大类。流体智力是指获得新观念、洞察复杂关系的能力，如知觉速度、机械记忆、识别图形关系等，主要与人的神经系统的生理结构和功能有关。晶体智力指对词汇、常识等的理解能力，与后天的知识、文化和经验的积累有关。随着年龄的增长，老年人的流体智力呈逐渐下降的趋势，高龄后下降明显；晶体智力则保持相对稳定，随着后天学习和经验的积累，有的甚至还有所提高，到高龄后才缓慢下降。此外，大量研究证实，智力与年龄、受教育程度、自理能力等有密切关系。

（4）思维的变化。

思维是人类认知过程的最高形式，是更为复杂的心理过程，但由于老年人记忆力的减退，无论在概念形成、解决问题的思维过程还是创造性思维和逻辑思维推理方面都受到了影响，而且个体差异较大。

（5）人格的变化。

人到了老年期，人格也逐渐发生相应改变，如由于记忆减退，说话重复唠叨，再三叮嘱，总怕别人和自己一样忘事；学习新事物的能力降低、机会减少，故多根据经验办事，保守、固执、刻板，因把握不住现状而易怀旧和发牢骚等；对健康和经济的过分关注与担心使其易产生不安与焦虑。

（6）情感与意志的变化。

老年人的情感和意志过程因社会地位、生活环境、文化素质的不同而存在较大的差异。老化过程中，情感活动是相对稳定的，即使有变化也是生活条件、社会地位变化所造成的，并非本身年龄所决定。

2. 老年人心理变化的影响因素

（1）各种生理功能减退。

随着年龄的增加，各种生理功能减退，出现老化现象，如神经组织尤其是脑细胞逐渐发生萎缩并减少，神经递质功能减退，导致精神活动减弱、反应迟钝、记忆力减退，尤其表现在近事记忆方面。视力及听力也逐渐减退，感知觉随之降低。

（2）社会地位的变化。

由于退休等导致社会地位发生变化，可使一些老年人发生心理上的种种变化，最常见的是出现不安全感、孤独感、自卑感、焦虑、抑郁等。

（3）家庭人际关系。

退休后，老年人的主要活动场所由工作单位转为家庭。家庭成员之间的关系对老年人影响很大，如夫妻关系、亲子关系、婆媳关系和代沟产生的矛盾等，这些对老年人的心理也会产生影响。

（4）营养状况。

为维持人体组织与细胞的正常生理活动，老年人需要足够的营养，如蛋白质、糖、脂肪、水、盐类、微量元素、维生素等都是必需的营养物质。当营养不足时，尤其是神经组织及细胞缺乏营养时，常可出现精神不振、乏力、记忆力减退、对外界事物不感兴趣，甚至发生抑郁及其他精神神经症状。

（5）体力或脑力过劳。

体力或脑力过劳均会使记忆力减退、精神不振、乏力、思想不易集中，甚至产生错觉、幻觉等异常心理。

（6）疾病。

有些疾病会影响老年人的心理状态，如脑动脉硬化，使脑组织供血不足，脑功能减退，促使记忆力减退加重，晚期甚至会发生老年痴呆等。脑卒中等又常会使老年人卧床不起，生活不能自理，以致产生悲观、孤独等心理。因此，应积极防治各种疾病，以使老年人保持良好的心理状态。

三、老年人的心理任务

有很多老年人会在老年期这一阶段难以面对自身的变化，从而出现各种各样的身心困扰，比如沉溺于回忆、变得越来越自私、过分攀比、得过且过混日子等等。无论是哪一种消极情绪，都会影响到老年人的健康和生活，甚至激化老人与家人之间的矛盾。既然如此，我们就要防患于未然，让老年人及其子女及社区工作者和老年群体服务者，都清楚地认识到人们进入老年期之后可能出现的一系列变化，这样就更能够在问题来临时不慌不惧，逐一化解。

1. 转变角色，适应社会

角色适应问题是老年人退休伴随的矛盾。退休对于老年人来说，是一个会使他们从"有用的人"的角色向"不再被需要"的角色转换的过程，在这个过程中，老人们会丧失对自我价值的肯定，从而影响心理的平衡。这种不平衡感，其实每个老年人都会有，只不过因为性格、心态、经历都各不相同，每个老年人的表现形式有所不同。老年人要努力调整好心态，叮嘱自己要顺应规律，尽快适应退休后的生活，平稳过渡这一人生的重大转折期。

2. 老有所养，老有所为

根据国外的一些研究，缺乏独立的经济来源或可靠的经济保障，是老年人心理困扰的重要原因。一般来说，由于缺乏经济收入，社会地位不高，使得这类老年人容易产生自卑心理。具有较高的价值观念和理想追求的老年人，通常在退休后都不甘于清闲。他们渴望在有生之年再为社会多做一些贡献，退而不休，老有所为。因此，可鼓励老年人发挥余热，找到一些适合自己的相对清闲的工作，回归社会；善于学习，保持社交，多与亲朋好友、旧同事等交往；或帮助子女带孩子，和老伴一同回归二人世界，找回自我价值。

3. 安度晚年

家庭是老年人生活的主要场所，是其情感和精神的主要寄托。但目前家庭结构小型化、城市化进程加快及传统家庭观念改变都造成空巢老年人数量的快速增长，使老年人过去那种儿孙承欢膝下、健康长寿、共享天伦的美好愿望与实际生活中的情况有所出入。老年人要自我调整，不消极，不回避，不封闭，积极生活，在自己身体情况允许的范围内多培养兴趣爱好，营造生活乐趣，多与子女联系沟通；对于丧偶者，要鼓励他们积极追求爱和陪伴，支持再婚，度过一个美好祥和的晚年。

4. 坦然面对死亡

衰老、患病和死亡是每个老年人都要经历的自然规律，是不可抗拒、不可改变的。心理学家库伯勒·罗斯认为，人们接受死亡需要经历以下五个阶段：否认、愤怒、争取、抑郁、接受。虽然我们无法轻易改变死亡的事实，但要做到树立正确的生命观，积极地对待疾病，以乐观的态度和充足的信心去克服自己的怯懦，使自己的每一天都过得充实而有意义。这才是对生命最大的尊重。

（荣　丽）

第二节 老年人常见的心理问题

目前，老年人心理问题的发病率日趋上升，而老年人心理问题的临床表现往往不典型或明显不同于青年、中年人，所以治疗护理常有其特殊性。老年人常见的心理问题包括焦虑、抑郁、多疑、孤独、自卑、退休综合征、老年痴呆等，本节仅就老年人中常见、对老年人危害较大的几种心理问题进行阐述。

一、焦虑

焦虑可以是人体一种正常的情绪反应，适当的焦虑有利于提高机体的警觉水平，应付心理应激。但焦虑过于持久且过于严重以致影响个体生活或患者主观感到痛苦而来求医，则被称为病理性焦虑症状，影响个体的身心健康。

1. 原因

老年人焦虑的可能原因为：①体弱多病，行动不便，力不从心。②疑病性神经症。③各种应急事件，如退休、患病、丧偶、家庭关系不和、经济窘迫、搬迁及生活常规的打乱等。④某些疾病，如抑郁症、甲状腺功能亢进、眩晕症、慢性肾功能衰竭等，以及某些药物引起的副作用，如抗胆碱能药物、咖啡因、β受体阻滞剂、皮质类固醇、麻黄碱等均可引起焦虑反应。

2. 表现

老年人的焦虑常表现为无目的、无对象地担心害怕，惶惶不可终日，犹如大难临头，不知怎么办，常伴有心悸、气促、出汗、脉搏加快、血压升高、尿频、尿急等自主神经系统变化与运动性不安（如坐立不安、无目的动作增加等）。可分为急性焦虑和慢性焦虑两类。

（1）急性焦虑：又称为惊恐发作（pannic disorder）。发作时突感不明原因的惊慌、伴濒死感和失控感及严重的自主神经紊乱，患者觉得好像死亡将至、灾难将至，或奔走、惊叫、四处呼救，伴胸闷、心动过速，一般历时5~20 min，很少超过1 h，发作期间意识清醒。

（2）慢性焦虑：在老年人中较为常见，主要表现为持续性精神紧张。经常提心吊胆，有不安的预感，平时处于高度警觉状态，敏感，易激惹，生活中稍有不如意就心烦意乱，易与他人发生冲突，注意力不集中，健忘等。

持久过度的焦虑可严重损害老年人的身心健康，加速衰老，增加失控感，损害自信心，并可诱发高血压、冠心病；急性焦虑发作可导致脑卒中、心肌梗死、青光眼高压性头痛失明，以及跌倒等意外发生。

3. 预防与处理

（1）评估焦虑程度：可使用宗氏焦虑自评量表或汉密尔顿焦虑量表对老年人的焦虑程度进行评定。

（2）松弛训练：运用呼吸松弛法、意念松弛法或冥想技术进行放松训练，进行自我放松。每天练习2~3次，每次15~30 min，有利于缓解焦虑情绪，建立规律的活动与睡眠习惯。

（3）针对原因处理：指导和帮助老年人及其家属认识并分析焦虑的原因和表现，正确对待离退休问题，处理好家庭成员之间的关系，鼓励和倾听老人的内心宣泄，积极治疗原发疾病，想办法解决家庭经济困难，尽量避免使用或慎用可引起焦虑症状的药物。

（4）抗焦虑药物治疗：重度焦虑应遵医嘱使用抗焦虑药物，如地西泮、氯氮卓等。

二、疑病

疑病症状是指对自身的健康状况或身体的某些功能过分关注，以致怀疑患了某种躯体疾病或精神疾病，而与现实健康状况并不相符；医师的解释或客观医疗检查的正常结果不足以消除患者的疑病观念，因而到处反复就医。有数据显示，医院的内科病例中，约有5%属于疑病症，而非躯体疾病。而这5%的疑病症患者，几乎是55岁以上的中老年人。

1. 原因

老年人的心理较年轻人而言更为脆弱，他们更敏感，更容易受到心理暗示的影响，更不容易接受新鲜事物，更关注自己。正因为如此，老年人罹患疑病症的概率才会远远高于年轻人。

成长经历对此也有一定影响。如果患者在年幼时经常受到家人的冷漠对待或者打骂，这些早年的不幸经历可能会埋下疑病的种子，患者可能会通过不自觉地"称病""疑病""装病"等极端行为来获得家人、朋友的关心。

除自身的原因外，外界刺激也会加重老年人的疑病倾向。如果身边的老年人有身患重病或死亡的，就会在一定程度上加深老年人对自身健康的担忧。另外，在就医过程中，如果医生出现失误或者态度不好，也会在老年人心中造成阴影，使老人们对医生诊断的准确性产生怀疑。

2. 表现

老年患者常担心自己身体会出现各种各样的问题，或者非常确信自己已经患上某种十分严重的疾病，感到十分害怕。他们往往感觉过敏，对一般强度的外来刺激感到不堪忍受，对内脏的正常活动也能"清晰"地感知并过分关注，如感到体内膨胀、堵塞、跳动、牵扯、扭转、缠绕、流窜、热气上冲等。这些内脏性不适便成为疑病观念的始因和基础，加上多疑、固执的个性，便可发展出疑病观念。

3. 预防与处理

既然躯体化症状更多是由心理因素造成的，那么想要消除老年人的疑病情绪，主要还是采取心理治疗的方式。从老年人的情感入手，取得老年人的信任，营造一个安全的环境，使老年人逐渐开放自己，解开心中郁结。

（1）让老年人正确看待衰老：让老年人意识到，大部分人上了年纪，身体功能下降产生不适都是正常的，只有坦然接受逐渐衰老这个事实，才不会太过曲解和夸大自己的病情。

（2）要信任医生的专业能力：如果有严重的疾病，医院一定能检测出来。所以应打消顾虑，配合医师的诊断治疗。同时，还要引导老年人正确地理解医学知识，避免他们盲目地照搬照套，随意对号入座。

（3）鼓励老年人多参与社交活动：老年人越是生活空虚无寄托，就越是把注意力放在自己身上，担心自己的身体。要鼓励老年人养成有规律的体育锻炼的习惯，培养自己的爱好，寻求丰富多彩的生活乐趣和活动领域，从而减少对自我的过度关注。

三、自卑

自卑，即自我评价偏低，就是自己瞧不起自己，是一种消极的情感体验。当人的自尊需要得不到满足，又不能实事求是地客观分析自己时，容易产生自卑心理。

1. 原因

老年人产生自卑的原因：①老化引起的生活能力下降。②疾病引起的部分或全部生活自理能力和适应环境的能力丧失。③退休后角色转换障碍。④家庭矛盾。

2. 表现

一个人形成自卑心理后，往往从怀疑自己的能力开始，变得畏首畏尾，本来通过努力可以达到目标，也会认为"我不行"而放弃追求，最后发展为不能表现自己的能力，甚至怯于与人交往甚至孤僻、退缩和自我封闭。他们看不到人生的光华和希望，领略不到生活的乐趣，也不敢去憧憬美好的明天。

3. 预防与处理

目前，我们逐渐进入老龄化社会，人们应该善待老人群体，尊老敬老，鼓励老年人继续投入社会，做力所能及的事情，挖掘他们的潜能，发挥余热，实现一些自我价值，增加生活的价值感。对完全不能自理的老年人应注意保护隐私，尊重他们的生活习惯，使老年人的尊重需要得到满足。

四、退休综合征

退休综合征（retirement syndrome）是指老年人由于退休之后不能适应变化，无法顺利接受新的社会角色和生活方式，而悲伤、抑郁、焦虑，进而产生偏离常态行为的一种心理障碍，这种心理障碍往往会引发其他生理疾病，影响身体健康。有相关调查报告显示，在我国的退休人群中，大概有1/4的人都曾出现不同程度的消极情绪及行为反应。退休综合征经过心理疏导或自我心理调适，大部分在1年内可以恢复常态，个别需要较长时间才能适应，少数患者可能转化为严重的抑郁症，也有的并发其他身心疾病，极大地危害了老年人的健康。

1. 原因

退休综合征产生的原因包括：①退休前缺乏足够的心理准备。②退休前后生活境遇反差过大，如社会角色、地位、家庭关系等的变化。③适应能力差或个性缺陷。④社会支持缺乏。⑤失去价值感。

研究表明，退休综合征与个性特征、个人爱好、人际关系、职业性质和性别有关。事业心强、好胜而善辩、拘谨而偏激、固执的人退休综合征发病率较高；无心理准备突然退休的人发病率高且症状偏重；平时活动范围小、兴趣爱好少的人容易发病；退休前为领导干部者比工人发病率高；男性比女性适应慢，发病率较女性高。

2. 表现

退休综合征主要表现在情绪和行为两方面。情绪上，容易急躁和发脾气、多疑、反复无常；对现实有诸多不满，常常沉浸在回忆之中，性格变化明显，可存有偏见。行为上，坐卧不安、行为重复或缺少动力，经常感到无所事事或无所适从；注意力不集中，做事常出错；对身边的人总是看不惯，对一些小事纠缠不休；大多数当事者还有失眠、多梦、心悸、阵发性全身燥热等症状。总之，患者的行为举止全都明显异于从前，给别人一种退休前后判若两人的感觉。

3. 预防与处理

（1）正确看待退休。

老年人到了一定的年龄，由于职业功能的下降，退休是自然、正常、不可避免的，要叮嘱自己调整好心态，顺应规律，好好享受生活，而不要自暴自弃。

（2）注意养成良好的生活方式。

刚退休的老年人打乱了原本规律的作息时间，很容易"放纵"自己。应在退休之后，给自己制定切实可行的作息时间表。坚持早睡早起、按时休息，养成良好的饮食习惯，适当参加体育锻炼，戒除某些不良的生活习惯，努力给自己创建一个健康、有意义、积极的生活节奏。这种以养生保健为首要目的的生活方式，也会在特定的时间里给老年人以回报，让他们的身体变得更加强健，心态变得更加乐观。

（3）建立良好的社会支持系统。

家人的陪伴和鼓励，是老年人尽快摆脱退休综合征阴影的最大保证。家人应热情温馨地接纳老年人，以安抚陪伴为主；单位要经常联络关心退休老年人，有计划地组织退休人员的集体活动，从而减少其心理问题。

（4）回归社会，发挥余热。

如果身体健康，可以鼓励老年人做一份力所能及的工作，继续为社会做贡献，实现自我价值，然而这个阶段的工作应量力而行，以免影响身体健康。另外，可以让老年人多一些业余爱好，丰富和充实自己的生活。许多老年人通过爬山、跳舞、下棋或社区活动结识了朋友，体会到了老年生活的乐趣。

（5）善于学习，保持社交。

俗话说，"活到老学到老"。学习不仅可以促进大脑运转，延缓智力衰退，还能通过接触新鲜事物了解社会的发展。同时，也别忘了扩大自己的生活圈子，积极主动地去建立新的人际网，比如可以将邻居、老同事、旧相识、有共同爱好的新朋友都纳入其中，良好的社交可以开拓我们的视野，让我们的生活更加有意思，彻底摆脱孤单寂寞。

五、老年期抑郁症

老年期抑郁症（depression in the elderly）泛指存在于老年期（≥60岁）这一特定人群的抑郁症，包括原发性抑郁（含青年或成年期发病，老年期复发）和见于老年期的各种继发性抑郁。严格而狭义的老年期抑郁症是指首次发病于60岁以后、以持久的抑郁心境为主要临床特征的一种精神障碍。

抑郁症是老年人最常见的精神心理疾病之一。国外65岁以上老年人抑郁症患病率在社区为8%~15%，在老年护理机构约为30%。我国老年人抑郁症患病率可达7%~10%，在那些患有高血压病、冠心病、糖尿病、癌症等疾病的老年人中，抑郁症发病率高达50%。抑郁症还因反复发作而使患者丧失劳动能力和日常生活能力，导致精神残疾。相关研究发现，老年人的自杀和自杀企图有50%~70%继发于抑郁症。所以老年期抑郁症已成为全球性的重要心理卫生保健问题，被世界卫生组织列为各国的防治目标之一。

1. 表现

老年期抑郁症的临床症状多样化，趋于不典型，老年人可能主诉缺乏体力或其他躯体症状，把症状归因为高龄和躯体疾病，或忽略抑郁症状，这就导致对老年期抑郁症的诊断和治疗都比较困难。具体表现为以下特点。

（1）疑病性。

很多老年人常从一种不太严重的身体疾病或症状开始，继而出现焦虑、不安、疑病、抑郁等情绪，由此反复去医院就诊，即使检查结果阴性也不能打消其顾虑。疑病性抑郁症患者疑病内容常涉及消化系统、心血管系统及神经系统症状等，如便秘、胃肠不适、心悸、胸闷、头晕、乏力、疼痛等是此类患者最常见也是最早出现的症状之一。

（2）激越性。

激越性抑郁症随年龄而增加，表现为焦虑、恐惧，终日担心自己和家庭将遭遇不幸、大祸临头、顿足搓手、坐卧不安、惶惶不可终日，夜晚失眠，或反复追念着以往不愉快的事，责备自己做错了事导致家人和其他人不幸，对不起亲人，对环境中的一切事物均无兴趣。轻者喋喋不休诉其体验及"悲惨境遇"，重者出现冲动自杀。

（3）隐匿性。

隐匿性即躯体化症状。许多否认患有抑郁症的老年患者主要表现为各种各样的躯体症状，经常去普通科门诊就诊，而躯体症状和情绪障碍纠缠在一起，很容易被非精神科医师或家人忽视，直到发现老人有自杀企图或行为时方到精神科就诊。这类抑郁症因其抑郁症状被躯体症状掩盖，故称为"隐匿性抑郁症"。诸多的躯体症状可表现为：①疼痛综合征：如头痛、胸痛、肩颈痛、背痛、腹疼及全身疼痛。②胸部症状：胸闷、心悸、呼吸困难。③消化系统症状：厌食、腹部不适、腹胀、便秘。④自主神经系统症状：面红、手颤、肢体麻木、出汗是常见症状。因此，在临床实践中对有各种躯体症状的患者，医学检查查不出相应的阳性体征，或是有持续的疑病症状的老年患者，应考虑隐匿性抑郁症的可能，可转介精神心理科治疗。

（4）迟滞性。

迟滞性即抑郁症患者的意志行为减退。通常是以随意运动缺乏和缓慢为特点，影响躯体及肢体活动，并发面部表情减少、言语阻滞。多数老年抑郁症患者表现为闷闷不乐，愁眉不展，缺乏兴趣，思维迟缓，对答简短缓慢，活动减少。严重时可达抑郁性木僵的状态，表现为整日缄默不语，双目凝视，情感淡漠，不吃不喝、不动，对外界无动于衷，言语活动和动作行为处于完全抑制状态，大小便潴留。抑郁症行为阻滞与思维过程缓慢具有一致性关系。

（5）妄想性。

大约有15%的患者抑郁比较严重，可出现妄想和幻觉。幻觉主要以幻听和幻视多见，表现为听见或看见不存在的东西。在妄想状态中，以疑病妄想（深信自己患了一种或多种躯体疾病，反复就医，经多种检查阴性均不能打消其观念）和虚无妄想（感到自己已不复存在，或是一个没有五脏六腑的空虚躯壳，并认为其他人甚至整个世界都不复存在）最为典型，其次为被害妄想（坚信自己受到迫害或伤害）、关系妄想（坚信周围与其无关的人和物都与自己有关）、罪恶妄想（坚信自己犯了严重错误，罪大恶极）等，这些妄想坚定不移，患者坚信之，几乎无法改变。这类妄想一般以老年人的心理状态为前提，同他们的生活环境和对生活的态度有关。

（6）自杀倾向。

老年期抑郁症患者自杀的危险要比其他年龄组大得多，是抑郁症最危险、最严重的症状。抑郁症患者由于情绪低落、悲观厌世、疑病症状、自责自罪等，很容易产生自杀念头，且由于患者逻辑思维基本正常，实施自杀成功率较高。患者往往计划周全，或写遗书安排好后事，或会见亲人，情绪可一反常态地好转，很容易出现假象，使亲人疏于防范，导致自杀无法挽回。据统计，抑郁症患者的自杀率比一般人群高20倍。由于自杀是疾病发展到一定严重程度时才会发生的，所以对于老年期抑郁症，要早发现早治疗，这对预防自杀相当重要。

（7）季节性。

有研究发现，老年人具有季节性情感障碍的特点。老年期抑郁症常于冬季发作，春季或夏季缓解。

（8）抑郁症性假性痴呆。

抑郁症性假性痴呆即可逆性的认知功能障碍。人们已经普遍地认识到，抑郁症性假性痴呆常见于老年人，这种认知障碍经过抗抑郁治疗可以改善。但必须注意，某些器质性的不可逆性痴呆也可以抑郁为早期表现，需加以鉴别。

2. 诊断

根据美国精神病学会DSM-Ⅳ抑郁发作的诊断标准，在两周的时期内，同时出现下列症状中的5个或以上，其中至少一项是"心境抑郁"或"丧失兴趣或乐趣"。

（1）心境抑郁。

（2）丧失兴趣或乐趣。

（3）明显体重减轻（未节食）或增加，或食欲的增加或下降。

（4）失眠或嗜睡。

（5）精神运动性激越或迟缓。

（6）疲劳或缺乏精力。

（7）无价值感、过分或不恰当的自责。

（8）思考能力、集中注意的能力下降，犹豫不决。

（9）反复想到死，有自杀意念、企图和计划。

DSM-Ⅳ标准不是专门针对老年人的，但老年人的认知症状可能更突出。

3. 预防与处理

老年期抑郁症治疗护理的总体目标是：减轻抑郁症状，减少复发的危险，提高生活质量，促进身心健康状况，减少医疗费用，严防自杀。治疗原则包括：采取个体化原则，及早治疗，一般为非住院治疗，但有严重自杀企图或曾有自杀行为或严重拒食、激越者，须住院治疗，以药物治疗为主，配合心理治疗及其他治疗手段。

（1）日常生活照顾。

加强饮食调理，保证营养的供给；抑郁症患者睡眠障碍较多见，睡前要给予一些促进睡眠的措施，如睡前温水泡脚、洗热水澡及喝热牛奶等。鼓励患者白天多进行活动，可以帮患者拟定一个简单的作息时间表，内容包括起居、洗漱、运动、沐浴等，以免昼夜颠倒；给予积极的关注、鼓励和支持，使患者建立起生活的信心。

（2）心理干预。

一般来说，心理治疗师或咨询师会通过倾听、理解、共情等方式使老年人产生安全感，然再针对具体问题进行疏导，制定近期生活目标，并鼓励老年人尝试着去完成它，由此帮助他们重新树立起自信，愿意尝试扩大活动范围，和别人进行交流等。除此之外，营造良好的生活环境对患有抑郁症的老年人来说也很重要，这会让他们觉得自己被家人重视，能让他们获得更多的勇气。老年抑郁症患者对自己或外界常不自觉地持否定的看法，这种否定的看法被称为负性思考，心理治疗师或咨询师必须协助老年人找出这些负性思考，和老年人一起讨论，设法打断这种负性循环，建立起新的认知模式。可运用合理情绪疗法或认知行为疗法找出患者不合理的情绪或信念，打断负性思考，帮助他们从负性情绪中摆脱出来。

（3）抗抑郁药物。

药物是重症抑郁患者治疗的有效手段，在用药过程中，应密切观察药物的耐受性和不良反应。目前临床上应用的抗抑郁药主要有：①三环类和四环类抗抑郁药，以多塞平、阿米替林、氯丙嗪、马普替林等为常用，这些药物应用实践较久，疗效肯定，但可出现口干、便秘、视物模糊、直立性低血压、嗜睡、心动过速、头晕、心脏传导阻滞、诱发癫痫等副作用，不可作为老年患者的首选药物。②选择性5-羟色胺再摄取抑制剂（selective serotonin reuptake inhibitor，SSRI），目前临床主要应用的有氟西汀、帕罗西汀、氟伏沙明、舍曲林、西酞普兰等，常见的副作用有头痛、影响睡眠、食欲减退、恶心等，症状轻微，多发生在服药初期，之后可消失，适合大多数老年患者使用。③单胺氧化酶抑制剂（monoamine oxidase inhibitor，MAOI）和其他新药，因前者毒副作用大，后者临床应用时间不长，仅供选用，不作为一线药物。因为老年人多患有慢性疾病，所以在医生开药的时候一定要注意询问抗抑郁药和常吃的慢性病药物是否可以同服。需要注意的是，抗抑郁药通常在服用两周之后才会起效，并且症状消失后还要继续坚持服药数月至数年，不能擅自改变服药量或停药，需按医嘱服药，以防止复发。

（4）严防自杀。

自杀观念是抑郁症患者最严重而危急的症状，家人或照顾者要学会识别自杀的征兆，如表达出生无可恋、沉默少语、询问有关死亡的方法、写遗书交代后事，或抑郁的情绪突然"好转"时要严密观察，24h专人看护，或住院治疗监护，尤其是在夜间、凌晨等出现失眠时，以防意外发生。居住房间要去除刀具、剪刀、绳索等危险物品，妥善保管好药物，房间布置整洁、光线明亮、空气流通、色彩明快，以利于调动患者积极良好的情绪。

（5）健康指导。

老年人要面对现实，合理安排好生活，与朋友保持密切接触。子女与家人除了给予老年人生活上的照顾，还要在精神上多关心、体贴他们。社区和养老机构要重视老年人的抑郁问题，多组织社区活动，开展有关抑郁症的健康教育讲座，有条件的地区可设立网络和电话热线进行心理辅导。

六、老年痴呆

老年痴呆是指发生在老年期，在大脑广泛性病变的基础上出现的一种常见的脑部慢性综合征。通常是慢性、进行性、不可逆（15%左右可逆）的智能减退与人格衰退；记忆力、思考能力、理解、判断、计算及言语能力都受到损害，并由此严重影响患者的社会功能。

1. 原因

引起痴呆最常见的病因是脑组织变性引起的疾病，首先阿尔茨海默病最常见，占所有老年痴呆症的60%~70%，女多于男，大部分发生在65岁以上；其次是脑动脉硬化引起脑部的多发性梗死，男多于女，大多发生在中年后期（50~60岁）。其他的脑部病变，如感染、外伤、肿瘤、药物中毒等也可引起痴呆。

2. 表现

（1）早期表现。

早期表现有：①最早的症状常为近记忆力下降。如表现为记不住定好的约会，记不起近期发生的事情，但远记忆力受损不明显，仍记得诸多往事。②学习新知识、新技能的能力下降。③由于对自己的疾病有自知力，所以患者常常出现焦虑、烦恼、易激惹等心理反应。④个性变化，如活动兴趣下降、对周围漠不关心，不注重仪表，变得多疑、固执等。

（2）中期表现。

中期表现有：①近记忆力下降明显，远记忆力也受损，但瞬间记忆力受损较晚（如顺背数字）。②理解、判断、计算、定向力均受损。思维失去条理性、明晰性（如说话离题，缺少抽象思维）。渐渐发展至电报式语言，缺少形容词，思维内容日渐贫乏。③由于智能与个性缺损相当严重，患者对外界常做出错误判断，极易出现妄想。④行为变笨，不守规矩，控制力下降，如出现偷窃、性犯罪等行为。

（3）晚期表现。

晚期表现主要是智力、人格衰退严重。①记忆力极差，事情刚过即忘，如刚吃完饭又说要吃饭；出门不知归家，甚至厕所、床铺都找不到。②个人生活料理能力丧失。③语言理解与表达能力严重受损,翻来覆去只说几句简单的话,最终发展为失语。④行为刻板或出现某些职业性刻板动作。⑤最后发展为大小便失禁、肢体瘫痪、终日卧床,最后可死于感染、内脏衰竭等疾病。

3. 预防与处理

(1) 早期预防痴呆。

老年痴呆的预防要从中年开始做起,积极合理用脑,劳逸结合,保护大脑,保证充足睡眠,培养广泛的兴趣爱好和开朗的性格,培养良好的饮食习惯,戒烟戒酒,积极防治高血压、脑血管病、糖尿病等慢性病,尽可能避免使用铝制餐具,慎用镇静剂、抗胆碱能药物、抗精神病药物及甲磺酸苯扎托品。

(2) 日常生活照顾。

保证老年痴呆患者的安全相当重要。应提供较为固定熟悉的生活环境,患者外出时最好有人陪同或佩戴写有住址、联系人姓名和电话的卡片或手镯,防止跌倒、烫伤、烧伤、误服、自伤或伤人等意外。

(3) 药物治疗。

老年痴呆的治疗常用到一些药物,并以口服为主,可给予促脑代谢药、血管扩张剂、神经肽类等,但效果不肯定。对伴发的精神症状,如焦虑、抑郁、妄想等给予对症处理。

(4) 心理干预。

尊重患者,经常用微笑、友好、简单的语言和他们沟通,保持耐心。运用共情的技术去理解患者,体会他们想要表达的意思,运用重复的技术来表达对他们的肯定,我们不需要和患者争辩是对是错,给患者创造一个充分安全信任的环境。还可以经常进行友好的触摸,如握着手、搀扶等,带着患者一起去完成一些力所能及的家务,和他们一起回忆往事。

(5) 智能康复训练。

对不可逆的痴呆,要加强记忆训练、智力训练、社会适应能力训练等康复训练,减轻或延缓其功能残缺。可参考第四章第一节案例部分"老年痴呆的居家康复"中的内容。

(荣 丽)

第三节 老年人心理障碍个案分析

一、退休综合征个案分析

丘某,男,60岁,半年来出现情绪不稳、烦躁不安、缺少动力、诸多抱怨等表现。

1. 一般资料

(1)人口学资料。

丘某,男,60岁,已婚。还有3个月就面临退休,是一名高中教师,育有一女,与妻子、女儿同住,家族中无精神疾病史。

(2)个人成长史及生活简历。

患者从小体健,成绩优异,有两个姐姐,6岁前与外婆住,直到读小学才回到父母身边。大学毕业后经历过两次工作升迁调动,现在是单位的中层领导。做事严谨认真,外界评价高,与同事关系一般。平时爱看财经节目,喜欢投资理财。

(3)精神状态。

神清,可以接触,有问有答,对答切题,情绪稍显焦虑,意志行为稍减退,未获幻觉、妄想,否认有自杀观念,自知力欠全。

(4)身体状态。

无精打采,易疲劳,乏力。

(5)社会功能。

情绪不稳,总是对身边的人和事看不惯,影响与人交往。缺少动力,无所事事。

(6)心理测验。

SAS(焦虑自评表):52分,轻度焦虑。

SDS(抑郁自评表):43分,无抑郁症状。

EPQ(艾森克个性问卷):个性内—外倾向为偏内向,情绪不稳,焦虑、紧张,依赖性强,自我掩饰能力强。

2. 主诉和个人陈述

（1）主诉：情绪不稳，烦躁不安，缺少动力，诸多抱怨半年余。

（2）个人陈述：最近半年觉得自己变了个人似的，情绪特别不稳定，一点小事就容易发火，经常觉得心情不好，想找人说话解闷，有时觉得自己特别没有用，没什么事干，很无聊，觉得自己什么都干不好，生活没什么乐趣，还不如早点死了算。

3. 观察和他人反映

（1）咨询师观察。

患者情绪显焦虑、悲伤，接触一般，有问有答，言语条理清楚，反复说几件事，抱怨单位领导不重视自己，没能施展自己的才干，反复述说妻子做家务没有达到自己的要求，孩子照顾得不好。觉得工作没价值，生活不满意，缺乏动力，得过且过，期间数次唉声叹气，紧皱眉头。

（2）女儿的反映。

患者是单位的领导，很得人心。"大家都喜欢他，爱跟他聊天，他以前总是很温和的，最近他像变了个人似的，情绪波动很大，逮着谁都跟人家说他心情不好，后来所有人看见他都恨不得躲着走，我跟母亲劝了他很久，做了好多工作，才缓和了一点。以前他工作繁忙，行事严谨，好胜心强，除了工作外，还有很多爱好，也经常不断学习，忙忙碌碌的，现在快退休了，没什么工作安排，闲下来反而什么都不想干了，整天不停抱怨这抱怨那的，总认为生活没意思。"

4. 评估与诊断：退休综合征

5. 咨询目标及方案

（1）咨询目标：稳定情绪，帮助其完成角色转换，尽快适应社会，促进心理健康。

（2）咨询方案：每周一次，每次50 min左右，共计进行6次咨询。

第1次咨询：建立咨访关系，收集资料，形成初步诊断阶段。

第2次咨询：采用以求助者为中心的疗法，尊重、无条件地接纳患者，与患者共同探讨内心的感受和对退休的看法，帮助其调整好心态，鼓励患者尽快适应角色转换。

第3~4次咨询：针对老年人对自我的一些不良认知，如"我老了""我没用了"等，采用认知行为疗法，纠正其错误认知，从而改善情绪。

第5次咨询：家庭治疗，与患者妻子、子女进行沟通，家人做到多陪伴、包容和关心患者，帮助他们尽快摆脱离退休综合征。

第6次咨询：巩固成果，结束咨询。

6. 咨询效果观察及记录

二、老年疑病症个案分析

周某，女，69岁，反复失眠20年，半年来出现口干、眼干、多关节疼痛，多次住院检查病因无果。

1. 一般资料

（1）人口学资料。

周某，女，69岁，已婚。退休人员，一直没有生育能力，有一养女，为丈夫前妻所生，养女结婚后不同住，外甥女已就读大学，其父母仍健在，但已高龄，兄弟姐妹共8人，家族中无精神疾病史。

（2）个人成长史及生活简历。

患者出生在湖南省的一个贫困家庭，因兄弟姐妹较多，身为家中长女，自幼独立，吃苦耐劳，能承担大量的家务活，甚至经常背着弟妹上学，成年后自由恋爱结婚，曾做过财务工作及招待所的接待工作，其间倒过夜班。性格较急，与丈夫、养女感情好，平时都是一个人承担家务活，空闲时间偶尔打太极拳及跳舞，结交同龄的朋友，且很健谈。

（3）精神状态。

神清，主动，有问有答，对答切题，情绪稍低落，焦虑，存内感性不适，未获幻觉、妄想，否认有自杀观念，自知力欠全。

（4）身体状态。

口干，眼干，多关节疼痛；平素有上腹部隐痛、反酸、胃灼热、嗳气；入睡困难，易醒，睡眠时间短；双下肢乏力。

（5）社会功能。

因眼干、关节疼痛而不能做家务活，因双下肢乏力而不能进行打太极拳及跳舞等活动，但进食、穿衣、如厕、洗漱及床边短时间行走等不受影响。

（6）心理测验。

SAS（焦虑自评表）：55分，轻度焦虑。

SDS（抑郁自评表）：65分，中度抑郁。

EPQ（艾森克个性问卷）：个性内—外倾向为平衡型，情绪不稳，焦虑、紧张、抑郁，对刺激反应过于强烈，情绪激发后很难平复；自我掩饰能力强。

2. 主诉和个人陈述

（1）主诉：口干、眼干、多关节疼痛半年，反复失眠20年。

（2）个人陈述：最近半年老觉得口干、口苦，眼睛也很干，欲哭无泪，多关节疼痛，食欲下降，每餐进食很少；20年前开始间断失眠，一周有2~3个晚上睡眠只有3~4 h，症状逐渐加重，近半年需要口服阿普唑仑后方可入睡，但也只睡到凌晨1~2点便醒；诉小时候因弟妹多，需要干很多家务活，还经常背着弟妹上学，生活很艰苦，现在父母已经都老了，自己身体不好都不敢回家看望父母。兄弟姐妹之间感情很好，住院期间侄子也经常来看望她，与丈夫、养女感情也好，住院后由丈夫陪伴并照顾，养女工作忙，住得远，没时间过来；这两年常常觉得胃不舒服，住了几次院，前后共做了4次胃镜，结果显示慢性浅表性胃炎、胃—食管反流病，但都是小问题；20年前因流产行子宫及附件全切术，并否认此事对她有任何影响，之后就老觉得下腹部有一股气体游来游去，很不舒服；这次住院主要想查找口干、口苦及关节痛的原因，之前患者曾就诊于眼科、内分泌科都没查出问题，所以这次来风湿科住院，虽然医生已排除她干燥综合征，但患者症状无改善，睡眠越来越差，对治疗缺乏信心，感觉很痛苦。

3. 观察和他人反映

（1）咨询师观察。

患者黑眼圈较重，身体偏瘦，言语条理清楚，说话滔滔不绝，谈及小时候艰苦的生活时情绪波动大，眼泪盈眶，几次问起20年前流产导致子宫切除不能生育的事情都简单作答，并有意识避开不谈，一直没有提及自己不能生育及养女不是她亲生的事情。

（2）丈夫的反映。

患者平时很爱操心，例如每次出远门都要提前一个星期做大量的精细准备工作；她曾有过几次流产，后来导致不能生育；丈夫有两次婚史，前妻在女儿3岁时已病故，妻子一直把女儿当亲生的来抚养，家庭和睦，女儿结婚后不同住，但很孝顺，常回家；妻子过分担心身体状况，睡眠不好，希望能得到帮助。

4. 评估与诊断：老年疑病症
5. 咨询目标及方案

（1）咨询目标：缓解焦虑、抑郁情绪，改善睡眠，减轻对身体状况的关注和不适感，促进人格完善。

（2）咨询方案：每周一次，每次50 min左右，共计进行6次咨询。

第1次咨询：建立咨访关系，收集资料，形成初步诊断阶段。

第2次咨询：运用松弛技术，指导患者进行放松训练，改善其睡眠，必要时继续遵医嘱使用镇静催眠药。

第3~4次咨询：采用支持疗法，以言语手段实施心理支持为主，运用倾听、共情、解释、鼓励等技术，营造安全信任的环境，鼓励患者表达内心的感受，与患者一起探讨身体的不适感产生的原因，运用暗示疗法，缓解焦虑、抑郁情绪，减轻其对身体症状的担心。

第5次咨询：家庭治疗，与患者丈夫进行沟通，一起探讨问题。

第6次咨询：巩固成果，结束咨询，患者反映现阶段睡眠、情绪、身体状况等情况，再次进行SAS、SDS心理测验。

6. 咨询效果观察及记录

三、老年抑郁症个案分析

张某，女，68岁，近一年来情绪低落，经常哭泣，兴趣缺乏，活动减少，伴有失眠和食欲下降。

1. 一般资料

（1）人口学资料。

张某，女，68岁，小学文化，丧偶。出生于广州，一直在家务农，育有一子一女，子女均已成家，与儿子同住。

（2）个人成长史及生活简历。

生长发育正常，身材中等，既往身体健康。排行老大，现与儿子一家同住，儿孙待她孝顺，在家中种田，带孙子，喜欢与邻里聊天，与邻居朋友交往较好，信奉佛教。2013年12月老伴因病突然去世，儿子媳妇怕她禁不起打击，直到送医院后才告知患者，以致未见上最后一面。否认两系三代有精神病史。

（3）精神状态。

神清，接触较被动，有问有答，对答切题，情绪低落，焦虑，思维稍迟缓，兴趣缺乏，不愿意出门，曾有轻生观念，但否认有自杀计划，未获及幻觉、妄想，自知力不存在。

（4）身体状态。

有头晕、头痛等不适感，经常感觉全身无力，胃口下降，体重较前减轻5千克，睡眠不好，经常有入睡困难，早醒。

（5）社会功能。

患者原本在家做家务，照顾孙子，由于疾病原因，现在无法从事家务活动，但生活尚可自理，有时需要家人督促。

（6）心理测验。

SDS标准分：64分，中度抑郁。

SAS标准分：53分，轻度焦虑。

2. 主诉和个人陈述

（1）主诉：情绪低落，经常哭泣，兴趣缺乏，活动减少，伴失眠，食欲下降一年余。

（2）个人陈述：2013年12月患者的老伴因病突然去世，儿子媳妇怕她禁不起打击，直到送医院后才告知患者，其是最后一个知道的，赶到医院时老伴已经离世，未见上最后一面，讲述时泪流满面。原来患者与老伴的关系特别好，老伴很关心患者，两人经常一起参加很多活动。自从老伴走后，患者很多活动都不愿意参加了，待在家里的时间多了，总觉得没什么事情是值得高兴的，高兴不起来，食欲下降，体重减轻了5 kg，对什么都提不起兴趣，也不想说话。睡眠变差，经常凌晨两三点就醒了，睡不着就开始想不开心的事，有时忍不住发脾气骂人。总认为自己对老伴的去世负有责任，如果早点陪他去医院检查，或者当时在他身边，说不定就不会有事了，心里觉得痛苦。曾想过跟老伴一起去了算了，但儿子儿媳都劝她想开点，他们都孝顺，希望她能安享晚年，但自己一想到老伴辛辛苦苦一辈子，还没过几天幸福日子就突然走了，就无法接受这个事实。没有自杀计划。

3. 观察和他人反映

（1）咨询师观察。

患者衣着整洁，身材偏瘦，情绪低落，哭泣，有问有答，言语条理清楚，连贯，但内容稍贫乏，目光接触少，讲述丈夫去世一事时细节清楚，情绪波动较大。

（2）儿子的反映。

父亲在世时，她与父亲经常一起活动，可能养成比较强的依赖性，自从父亲去世，对她的打击不小，生活习惯上也有所改变。母亲平时脾气很好，但这一年多来，她变了，时常发脾气，骂我们不孝顺，所以老爸才这么早走。有时她又不说话，呆坐在沙发上，问她什么都不理。她这个人很在意别人的看法，什么事情都不容易放下。我们都经常劝她想开点，好好安享晚年，但没什么效果，她不听我们的劝说。

4. 评估与诊断：老年抑郁症

5. 咨询目标及方案

（1）咨询目标：缓解抑郁情绪，改善睡眠，纠正不合理信念，建立起良好的认知模式，严防自杀，促进心理健康。

（2）咨询方案：每周一次，每次50 min左右，共计进行6次咨询。

第1～2次咨询：建立咨访关系，收集资料，形成初步诊断阶段。

第3次咨询：运用倾听、共情、解释等支持性技术，鼓励患者表达对应激事件的感受，与患者一起回忆往事，引导其情感的表达。

第4～5次咨询：采用合理情绪疗法及认知行为疗法，找出患者错误的认知，纠正其错误认知，改善情绪。询问患者是否有自杀观念或计划，与患者订立承诺书，自杀观念严重时配合抗抑郁药物治疗。

第6次咨询：巩固成果，结束咨询，再次进行SAS、SDS心理测验。

6. 咨询效果观察及记录

（荣　丽）

◎ **参考文献**

［1］徐坤，林雪，邓鸣菲. 老年心理解码［M］. 北京：中国轻工业出版社，2013：3-4. 289-295.

［2］郭念锋. 心理咨询师（基础知识）［M］. 北京：民族出版社，2005：241-248.

［3］化前珍. 老年护理学. 第3版［M］. 北京：人民卫生出版社，2012：59-81.

［4］谢海雁，沈悌. 老年病综合评估与速查手册［M］. 北京：中国协和医科大学出版社，2010：78-95.

［5］李凌江. 精神科护理学. 第2版［M］. 北京：人民卫生出版社，2006：18-19. 135-145. 106-107.

［6］江开达. 精神病学［M］. 北京：人民卫生出版社，2005：63-65. 140-167.

第七章
老年人社交上的照护

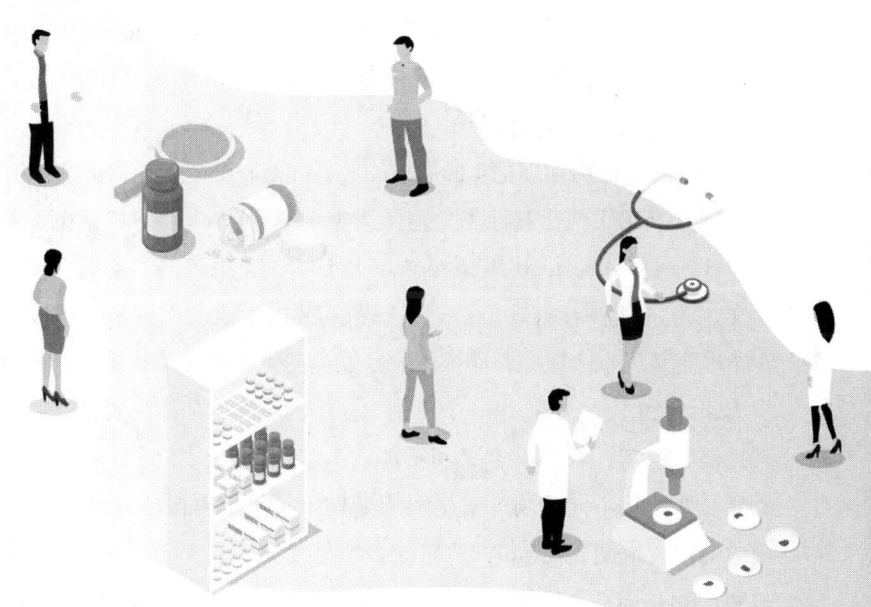

第一节 家庭生命周期的概念和理论

所有人的人际关系都起源于家庭中的关系，亲子关系是一切关系特别是亲密关系的起点和基石。要了解一个人的社交能力和人际关系，需要将这个人放于原生家庭中去看待。

家庭作为一个群体，担当着组织家庭成员分工合作、生产、消费、养育子女、赡养老人等各项重要职能。任何一个家庭，都有自己从建立、发展到解体和消亡的过程。1903年，学者Rowntree在对贫困与家庭所处生命阶段关系的分析研究中首次提出了家庭生命周期（family life cycle）的概念。

1. 家庭生命周期的概念

家庭生命周期指的是一个家庭从诞生、发展直至消亡的运动过程，它反映了家庭从形成到解体呈循环运动的变化规律。家庭随着家庭组织者的年龄增长而表现出明显的阶段性，并随着家庭组织者的寿命而消亡。就家庭而言，从一对夫妻结婚建立家庭并生养子女（家庭形成期）、子女长大就学（家庭成长期）、子女独立和事业发展到巅峰（家庭成熟期）、夫妻退休到夫妻终老而使家庭消灭（家庭衰老期），就是一个家庭的生命周期。

2. 家庭生命周期理论

家庭生命周期理论（family life cycle theory）初创于20世纪30年代，最终确立于40年代，其标志是美国人类学学者Glick于1947年在《美国社会学评论》（*American Sociological Review*）上发表的"家庭生命周期"一文。Glick从核心家庭（一对夫妇和其共同生活的未婚子女构成的家庭）角度定义了生命周期，即依照家庭发生的生命事件（如婚姻、生育、子女离家、死亡等），得出一个典型、完整的家庭生命周期要依次经历形成、扩展、稳定、收缩、空巢和解体六个阶段的结论。另有一些学者根据研究需要，从不同的角度对生命周期做出了不同阶段的划分，例如Bigelow的七阶段模型、Duvall的八阶段"扇型"模型、Wells和Gubar的九阶段模型，Rodgers甚至把核心家庭的生命周期分为二十四个阶段。

对于整个家庭而言，家庭生活的各个阶段是前后延续的，其间有一种转折和衔接，后面阶段会受到前面阶段的影响。每个阶段都有其特别的发展任务，如果重点的发展任务不能很好地被执行，或者家庭不能根据阶段之间的转折做出相应的调整，就不仅容易造成家庭关系的紧张和家庭矛盾，而且会影响下一阶段的家庭生活。

（1）Duvall的八阶段"扇型"模型。

Duvall（1977）以孩子为主线，对一个完整的中产阶级美国家庭的生命周期提出一种八阶段论的说法。这一划分方式适用于独立生活的核心家庭。各阶段划分脉络清晰。

第一阶段：新婚未生育期（2年）。

第二阶段：育儿期，老大出生至老大两岁半（2.5年）。

第三阶段：学龄前期，家中有学龄前的小孩，老大两岁半至六岁，属于"混乱期"（3.5年）。

第四阶段：学龄期，家中有学龄中的小孩，老大六岁至十三岁（7年）。

第五阶段：青少年时期，家中有青少年阶段的小孩，老大十三岁至二十岁（7年）。

第六阶段：空巢期，孩子陆续离开家庭，俗称"发射中心期"（8年）。

第七阶段：中年父母期，由家庭空巢期至退休（15年左右）。

第八阶段：老年家庭成员期，由退休至夫妇两人都死亡（10~15年）。

（2）我国学者对家庭生命周期的划分。

形成阶段：一对夫妇的新婚标志着一个家庭的诞生或形成，也是这个家庭生命周期的起点。

扩充阶段：即生儿育女阶段，这一阶段由初育开始，直至最后一个孩子出生后停止。这一阶段家庭中的行为不仅包括生育孩子，还包括养育和教育孩子。

扩充完成阶段：指从停止生育开始，直到第一个孩子长大离开这个家庭，组成新的家庭。

收缩阶段：指从第一个孩子长大离开家庭并组建自己的新家庭开始，直至最后一个孩子长大离家为止。在此阶段，子女相继离家，家庭开始收缩。

收缩完成阶段：即空巢阶段，在此阶段，子女均已离家，家庭在规模上重新恢复至最初的两人世界，但在家庭功能和家庭关系方面与最初的家庭有了很大的不同。

消亡阶段：由夫妻一方死亡开始，直至另一方也死亡为止。

3. 家庭生命周期理论的意义

家庭生命周期理论，重视家庭发展中的阶段性、家庭生活中的转折事件对家庭生活的影响、不同时期的家庭任务和家庭规范、不同家庭成员在家庭中的位置、角色的认知及适应性调整的重要性。它包含人口变动的主要内容，从结婚、生育、抚养未成年子女到衰老和死亡，并且把这些人口学因素有机地综合在家庭的发展过程中进行考察，而不是把这些因素分割开来孤立地分析，从而使得对人口变动过程及其运动机制的研究更加系统、深入和全面。

另外，家庭生命周期也反映一个家庭从形成到解体呈循环运动的过程，其研究强调家庭随时间的各种变化，并解释家庭在不同时期的变迁，以说明家庭在不同发展阶段上的各种任务和需求。家庭生命周期理论在社会学、人类学、心理学乃至与家庭有关的法学研究中都很有意义。

第二节 老年人的社交功能特点

任何人都生活在一个特定的社会群体之中，包括家庭关系和社会关系，不可能脱离社会或群体而离群索居。我们通常将社会上人与人的交际往来称为社交，是人们运用一定的方式或工具传递信息、交流思想的社会活动，从而不断地丰富自己、发展自己、扩充自己。它贯穿于个体家庭生命周期的每一个阶段，根据不同阶段家庭功能和家庭关系的改变，个体社会交际的对象、形式、内涵、需求都会发生相应的变化。

对于退休的老年人来讲，进入老年以后，孩子已陆续离开家庭并重新组建自己的家庭，原生家庭生命周期进入收缩、空巢甚至解体阶段，不仅家庭关系，人的社会交际状况也开始发生重大变化，人际关系渐渐变得单纯，同时伴有很多社交功能上的丧失。客观上，这种变化主要在于老年人退休以后，劳动量减少，劳动强度降低，社会接触的深度和广度都比不上从前，老年人的人际交往因此而相对减少，并呈现出以下的基本特征：

1. 以工作单位为中心向以家庭为中心转变

在退休以前，由于工作的需要及工作的关系，人们绝大部分的交往对象都是以工作单位为中心形成的，比如上下级关系、同事关系、与本单位业务有关的朋友关系等。这些交往占据人际交往的绝大部分，至于同家庭、邻居、同学、同乡等的交往则在整个交往活动中占据次要位置。在离退休以后，这种人际关系发生了重大变化，由以工作单位为中心向以家庭为中心转变，这使人际关系的侧重点发生了变化。这种变化是由人们社会角色的变化而引起的。在退休以前，人们生活的"舞台"主要是工作单位，所"扮演"的角色是领导、职员、专家、学者、干部、工人等。而在退休以后，人们生活的"舞台"主要是家庭，所"扮演"的角色则是丈夫、妻子、父母（公婆）、祖父母（外公婆）等。

社会角色的变化，决定着围绕这一角色人际关系的变化。家庭人际关系在退休前是次要的人际关系，因为人们把大部分时间和精力都放在工作上。而退休以后，人们大部分时间是在家庭中度过的，所以家庭人际关系就成为人们人际关系的中心，而邻里关系也逐渐显示出重要的地位。虽然并不是说退休前的一切人际关系都不复存在，只是其地位和重要性发生了根本变化。

2. 社会活动减少，闲暇时间增多

老年人不再像以前那样肩负社会责任，承担繁重的工作压力，他们不用接受外来控制，按时工作或劳作。人生职业使命的完成使得老年人不再像以前那样需要为生计到处奔波，社会和家庭对他们不再有以前那样的贡献期待。由于社会负担和家庭负担的减轻，活动量和社会活动的范围都会显著减少，客观上造成老年人社会接触面相比退休前大大缩小。同时，老年人日渐衰弱的体质也迫使他们在社会活动的强度和活动量上有所顾忌。离开职业岗位的老人们，往往陡然少了约束，不知如何打发时间。由于新的生活平衡点尚未建立起来，部分老人浑然不知所措，在这种情况下，他们可能常常躁动不安，难以有好的心情去进行广泛的社会活动和人际接触。而人若长时间清闲无聊，则容易滋生身心疾病。

3. 由工作驱动型向享乐驱动型转变

人之所以要建立起一定的人际关系，除了满足人类基本的社会交往需求之外，还有利益的驱动，也就是说人类的交往并不是无目的的。在退休之前，人们社会交往主要是为了工作，或围绕工作来建立和处理人际关系，比如说为了工作搞好上下级、同事之间的关系，为了工作搞好有关业务部门之间的关系，为了工作又拣起了多年没有联系的同学、同乡之间的关系等。甚至在处理家庭人际关系的问题上，有时也要带上工作的色彩，比如说为了让父亲帮助联系一批业务，儿子会对父亲既殷勤又孝顺。上面这些人际关系，我们可以叫作工作驱动型的人际关系。

但退休以后，工作没有了，人们的主要任务是安度晚年。在这个基础上建立起来的人际关系，就不再是工作驱动型的，而是享乐驱动型的了。因为此时人们建立人际关系并不是为了工作，而是为了享乐。搞好夫妻关系是为了生活有情趣；搞好父子关系是为了老有所养；搞好祖孙关系是为了尽享天伦之乐；搞好邻里关系是为了增加安全感；与朋友的交往是为了获得心理上的安慰，快乐地度过闲暇时光等。也就是说，这些人际关系的建立都是享乐驱动的。有些老年人是在为家庭付出，比如贴补家用，看管孙子、孙女等，但是只要这些是建立在和谐家庭人际关系基础上的，对老年人来说就都是一种享乐。

4. 人际交往对象由多变性向稳定性转变

在退休之前，人们交往的对象是多变的，因为人们的工作是不固定的，特别是在当代社会中，随着工作单位的变化，人们交往的对象也会发生整体性的变化。工作性质的改变，使得人们的交往对象也会发生部分变化；随着业务范围的扩大，人们交往对象的范围也会相应扩大等。由于退休前的人际关系是以工作单位为中心的，是工作驱动型的，它的对象就只能是多变、不稳定的。

退休以后的人际关系转向以家庭为中心，而家庭是相对稳定的，那么由此决定的人际关系也是相对固定、稳定的。此外，退休以后人际关系范围的缩小，也使得老年人在选择交往对象时比以前更为慎重，内容更为深刻。因为老年人经历丰富，又有人际交往的经验和教训，所以他们在选择交往对象时，更注重质量，更要求彼此相容，有共同的志趣、爱好。有些老年人甚至将人际交往的对象固定在少数几个亲人中间，一旦身边亲近的人先行离世，就将自己封闭起来，几乎不与外人接触。这样，他们的交往对象稳定性就很强。

5. 信息接收减少

由于脱离了广泛的社会接触，部分老人又不主动进行积极的人际沟通，他们接收信息的渠道变少，信息沟通的方式变简单，用于信息沟通的时间变少。因此，老人们所接收到的信息比以前减少了，主要集中在生活琐事、个人身心状况、娱乐爱好等方面，信息获取相对狭隘与封闭。

第三节 老年人社交功能康复

对于退休的老年人来讲，社会交往是其获取信息、交流感情、增进友谊、丰富晚年生活的重要渠道，是老年人生理和心理的双重需求。

良好的人际关系会使人心情愉快，人与人之间的心理距离更接近，社会适应能力更强，能促使老年人排解孤独与寂寞，让老年人尽享人际间的幸福与欢乐，增添生活的乐趣；反之，则会导致心情压抑，产生无助感，从而影响健康，引起疾病。调查研究表明，家庭和谐、心情愉快的老年人，患病率为1.4%；因家庭不和、子女不孝等因素，老年人患病率高达40%。由于人在进入老年以后，人际交往总体表现为社会交往面缩小，人际交往对象趋向狭隘，人际交往的内容和方式变得单调，且多数老人比较留恋过去习惯的生活环境，观念上比较保守，心理承受能力相对较低，孤独、空虚、抑郁、自卑等不良情绪得不到有效排解，因而容易产生心理疾患。

1. 社交功能评估

可以采用"阳光心园心理社交功能评估表"对老年人的社交功能进行评估。该评估量表是沪港合作期间由香港新生精神康复会何宝珊老师借鉴阴性症状评定量表（scale for assessment of negative symptoms，SANS）、简明精神病量表（the brief psychiatric rating scale，BPRS）和日常生活活动能力量表（activity of daily living scale，ADL），根据其长期从事精神残疾康复工作使用评估量表的经验，以及彭浦新村阳光心园的具体情况设计而成的，量表设计过程包括制定思路、查阅文献、编制题目、论证、预试、修改等多个步骤。

量表共包括3个维度，分别是社交技巧、人际关系和社会适应能力。社交技巧维度包括眼神接触、社交距离、思想表达、情感表达和面对批评5个条目；人际关系维度包括与康复者接触、与家人接触、与中心职员接触、与到访人员接触、与人共处、与人合作和与异性相处表现7个条目；社会适应能力维度包括参与社区活动动机、使用交通工具、使用电话、使用路标、运用社区资源、寻求帮助、应付生活能力和解决困难8个条目。

该量表的各条目评分标准分为1～5分：1分为完全不符合水平，2分为表现欠佳，3分为表现尚可，4分为表现接近水平，5分为完全符合水平，如果该项训练项目不适用则填0。

2. 有效促进老年人社交功能康复

（1）保持平和豁达的心态。

一个心胸开阔的人，一个包容心强的人，是不大计较人世间的恩怨的，这是心理健康的一大标志，是保持乐观开朗性格的重要前提。老年人应建立平和的心态，抛弃前嫌，忘却人世间的恩怨情仇，以平和的心态对待对方，善待别人也就是善待自己，从而更能接纳他人、接纳自己。

（2）扩大人际交往的对象。

老年人既可与老伙计们交往，与自己的亲人和左邻右舍保持接触，也可广结社会上的朋友，甚至年轻人。要放下架子，忘却年龄和辈分，与青年朋友保持平等接触，进行真诚沟通。老少间如果真能结成忘年之交，能使老年人从年轻人身上感染到青春的气息，获取更多有益成分，唤回自己的年轻心态，促进老年人的身心健康。广泛接触，广交朋友，可以扩充老年人的信息通道，扩大老年人的信息量，丰富老年人的精神生活，提高生活质量，实现健康长寿。

（3）加大人际交往的深度。

研究发现，人际交往是遵循交互原则的。通常，人与人之间的亲密与疏远、爱与恨都是相互的，人人都希望与他人的关系能保持某种适当性和合理性，以保持自己的心理平衡。老年人在与他人的交往当中，如能做到真诚、热心，就能赢得别人的尊重与真心，与你肝胆相照。其结果是既让对方愉悦，同时也能引发自己的积极心理反应，使老年人沉浸于积极的情感状态，促进老年人的身心健康。因此，老年人在与他人的交往当中，应尽可能敞开心扉，揭去面纱，真诚对待他人，追求心灵上的交流。

（4）广开人际交往的渠道。

如今，人际交往的渠道除了传统的信函和面对面交流外，还有电话、无线通信、网络、手机聊天软件等现代交流渠道。老年人可以与分别多年的好友进行远距离即时对话，与儿时的伙伴共同回忆悠悠往事，与远在异国他乡的儿孙进行"面对面"亲情交流。通过"网络聊天室""老年论坛"等窗口，可以找到老朋友，结识新朋友，或高谈阔论，或发泄胸中愤懑。在虚拟的网络世界里，老人们可以隐去自己的身份、年龄和性别，与社会各个阶层、各个年龄段、各种类别的人进行交流讨论。可以穿越时间隧道，回到年轻时代，重新体验逝去的岁月。老年人应广开人际交往的渠道，吸收更多的信息，与他人建立良好的沟通。

（5）积极参与各种社会活动。

社会活动是人际交往的重要方式。老年人应积极参与社区、村镇和街道组织的各种老年人活动，并力所能及地加入各种老年人群众性组织中去。也可参与其他经济社会活动，发挥自己的余热，在为社会做贡献的同时，强健自己的身心。只要是有益的活动，老年人就应该尽可能地参加，哪怕是自己过去未曾接触过的活动。研究发现，老年人依然具有学习能力，同样可以接受新鲜事物，所以，老年人应该克服畏难情绪，大胆参与各种社会活动。由于各地经济、社会和文化条件差别较大，老年人文化建设存在着较大的地域差距。作为政府部门，应该关注老龄事业，统筹协调好各地区、各方面的资源，加大老年人文化设施的投入，积极开展扶老、助老工程建设，为广大老年人创造一个良好的生活环境。

（6）培养健康的兴趣和爱好。

兴趣和爱好对老年人来说尤为重要，它既丰富生活内容，激发对生活的兴趣，而且对大脑而言是种具有积极意义的休息。它能协调、平衡神经系统的活动，使神经系统更好地调节全身各个系统、器官的生理活动，对延缓衰老、预防老年痴呆都有积极的作用。凡长寿者多有兴趣和爱好，他们通过这些兴趣、爱好，使自己的心情愉悦，同时也调节内脏功能，促进新陈代谢，无形中给长寿创造了良好的条件。通过培养健康的兴趣和爱好，可以促进老年人走向社会，保持与人的交往，从社会生活中寻找精神寄托和生活动力。

（龙小芳）

◎ 参考文献

[1] 于洪彦，刘艳彬. 中国家庭生命周期模型的构建及实证研究[J]. 管理科学，2007，20（6）：45-53.

[2] 李银河. 家庭结构与家庭关系的变迁——基于兰州的调查分析[J]. 甘肃社会科学. 2011，（1）：6-12.

[3] 邢全超，王丽萍，徐巧鑫，等. 老年人人际关系与主观幸福感相关分析[J]. 中国健康心理学杂志，2010，18（1）：53-55.

[4] 饶顺曾，陈碧霞，周治荣，等. 社区老年人焦虑、抑郁状况的调查[J]. 上海精神医学，2002，14（2）：77-79.

[5] 丁小斌，赵庆华. 老年人良好的人际关系分析[J]. 中国老年学杂志，2014，34（9）：257-259.

[6] 洪建中，黄凤，皮忠玲. 老年人网络使用与心理健康[J]. 华中师范大学学报（人文社会科学版），2015，54（2）：171-176.

[7] 王蒙，侯通，燕增奎，等. 老年慢性病患者自尊及社交状况研究进展[J]. 西南国防医药，2014，24（5）：574-576.

[8] 皋琴，丹尼尔，饶培伦，等. 老年人在线社交平台开发的调查研究[J]. 中国老年学杂志，2011，31（2）：303-307.

第八章
老年人灵性上的照护

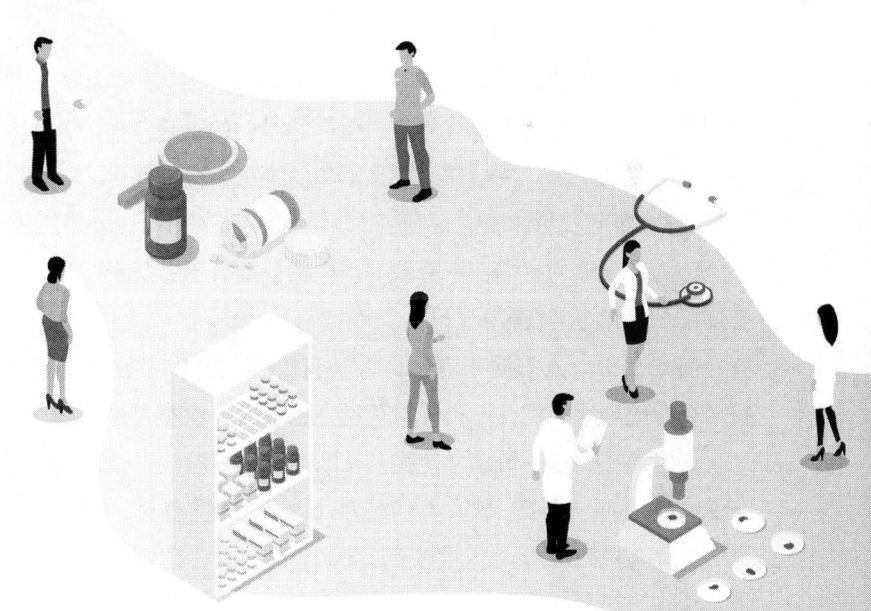

第一节 灵性

提到灵性，很多人第一时间就想起宗教、信仰或哲学，还有些人会将灵性看成是虚无、幼稚或者是与生活无关的。那么灵性到底是什么呢？

1. 灵性的存在

灵性（spirit），拉丁文原意是指空气，引申为指一口气。

万物皆有灵，在自然界中，一沙一石，一草一木，无论是花鱼虫鸟还是飞禽走兽，都是世界的一分子，熙熙融融，各得其所。人类亦是大自然的一部分，不与世界隔绝，也不凌驾于世界万物。

灵性与物质和利益无关，灵性是我们与万物的联结，灵性让我们能欣赏鲜花的那种娇艳动人，让我们能感受到抚摸马时的那份宁静，让我们能体会到看见小鸡孵化或弟弟妹妹降生的那种神秘、幸福、惊奇与敬畏。

灵性让我们能认识到自己和他人的生命力量，并产生尊重和崇拜；让我们认识到生命有起点也有终点，生命是脆弱的也是坚强的，生命可以是短暂的，匆匆来去。灵性却可以是不朽的，影响世世代代。

2. 思维与灵性

作为生命体的我们，本应该安于生命，随着生命脉动，享受生命，焉来如此多不如意与痛苦？

问题在于，人不同于万物，人类有思维，会思考原因。很多人不再将一切看成理所当然，不再各得其所，也不再喜欢顺其自然，总喜欢做例外，逆流而上。这一份思考使我们切断与灵性的联结，让我们感受不到自己是大自然的一分子，感受不到世界万物之间的整体性，理解不了事物发生发展皆有自身规律。举个例子，我们身体有很多器官组织，它们协调一致，让我们的身体正常运作。我们的心脏由很多心肌细胞组成，有一天，一个心肌细胞突然有了自己的想法，它想："为什么我要一直跳，很无聊，很没意思！"它不知道自己的工作虽然单调平凡却意义非凡，没有心肌细胞的正常跳动，心脏不能泵血，身体没法运作，人也就没有了生命。

澳大利亚身心灵导师奥南朵指出，我们拥有左脑和右脑，左脑掌管逻辑和推理、分析、语言、科学、计算等，是我们的思维所在；我们的右脑掌管感官体验，是我们的直觉所在，是我们与灵性相连接的通道。我们依靠左脑维持正常的生活秩序，然而我们的右脑与我们的感觉体验连接，给予我们"活着"的感觉。对生活的感觉体验让我们活在当下，左脑让我们能感受生活的美好、生命的美妙。

3. 灵性就是我们的存在

灵性就存在于我们体内，无法用思维来分析、理解、判断。对灵性的思考，亦是对生与死的思考，想要弄清楚死亡、痛苦和作为人的意义，寻求人生问题的答案，这促使我们努力感受自我的价值。

灵性让我们脱离思维的纠缠，感受到自己是宇宙中伟大的一分子，我们有自己的使命。灵性使得我们能与宇宙联系，与他人联结，是我们存在的基础。如果忽略自己的灵性，我们就很容易在物质世界、情感世界、人际关系、日常行为中迷失，不知道生活和生存的目的何在；我们很容易损害躯体，麻痹头脑，压垮自己的精神。因为失去灵性的联结，我们将人的价值等同于个人的行为，等同于个人外部的物质条件，等同于努力营造的社会网络，让我们忘记与自身的独处，与他人的灵性相通、真诚相待。

同时，灵性也让我们读懂生命的节奏，花开花落皆有时，生命的开始和结束均有定数，有规律可循，没有人、事、物可以幸免。灵性引领我们从大的格局去看待生命，面对得失，教会我们去体悟发生在自己身上的千变万化，看到生命的多彩多姿，生命的酸甜苦辣是我们生活的一部分，丰富着我们的存在。

在人生的轨迹上，从我们出生那一刻起，我们就朝着死亡的终点发展。那在生的起点与死亡终点之间究竟是什么呢？那是存在，灵性让我们欣赏这一路的风景，感受生命的神圣，觅得自己的人生意义，不惧怕死亡的终点站（图8-1）。

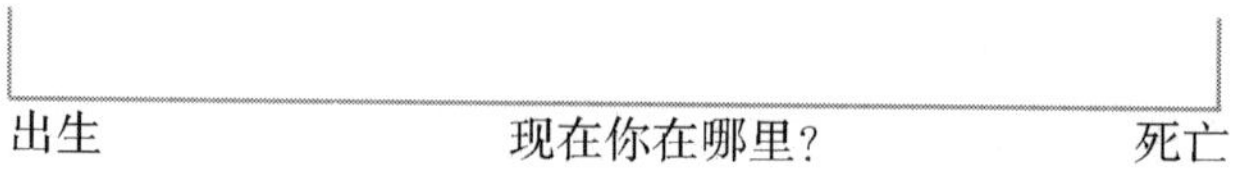

出生　　　　　　　现在你在哪里？　　　　　　死亡

图 8-1　从生到死的过程

4. 老年人的灵性照护需求

思考和感受灵性，让我们理解小孩子的懵懂可爱，了解成年人的勇往直前，体会老年人的沉稳睿智。在照护老年病人时，需要将老年人放到社会、家庭、个人成长史的大环境中，特别应注意他们灵性方面的五大需求。

第一是爱与归属。老年人往往有强烈的孤单感，与亲人的疏离让他们感觉没有存在感。我们需要尽量了解老年人的社会支持系统情况，鼓励家属对老年人给予陪伴和支持。老年人自身可以多参加社交活动，与同龄人交流沟通。

第二是自我形象。老年人的容貌改变，若加上患有疾病，会感觉自己一脸病容，不想见人。老化是一种自然现象，老年人容颜虽改，但是岁月沉淀出的睿智会更吸引人。

第三是人生意义。老年患者在经历了很多折磨之后、在各方面的压力之下，感到人生没有意义。人生的意义是一种个人体悟，因人而异。老年人进入退休期，基本已经实现了人生的自我价值，创造了自己的人生，这些是任何人或事都不能夺走的。进入新的人生阶段后，对人生意义的思忖需要站在新的角度，从物质的、外在的意义转向灵性的、内在的意义，树立新的目标。

第四是饶恕。老年人或多或少都有心结，有未述之言、未了之愿。面对心事重的老年人，可以鼓励其多表达。列出愿望清单，既能帮助其完成未了之事，也可以为其生活寻找新的目标。

第五是永恒的盼望。无论是再严重的病情、再痛苦的磨难，"希望"一直是老年人继续生存的动力。即使面对身患绝症、油尽灯枯的老年人，也切忌一言"判死刑"，说话交流中需婉转、留有希望。

第二节 关于生命意义的思考

一、什么是生命的意义

正如花开花落，春耕秋收，人的生命需遵循一定的轨迹。人的个体生命是有限的，正是生命的有限性促使我们思考生命的意义，如"我为何在此？""什么是生命？""生命的真谛是什么？"，这些是思维在提问。

对生命意义的探讨，一直是哲学、科学、神学等研究的主题，是一个解构人类存在的目的与意义的问题。尼采曾经说过："知道为什么而活的人，便能生存。"

1. 生命的意义

有学者指出，生命的意义有三个维度，包括外在价值、主观价值和内在价值：①外在价值，即生命对生命拥有者之外的他人或他事的意义。②主观价值，即生命对生命拥有者本人的意义，即生命对自我的价值，一般主观价值追求成功、幸福和至善。③内在价值是指生命因其自身的某种性质而被肯定、被接受，它不是指生命对某人某物的意义，而是其自身的意义。

由此可见，在一定程度上，我们对生命的意义是负有责任的，因为是我们选择以什么价值标准、从什么维度去定义生命的意义。我们常常思考生命自身是否应该肯定、因什么被肯定、生命达成了什么、它会通向什么。事实上，针对这些问题，是我们根据自己的价值评价标准做出的回答让生命变得有"意义"，以此获取确定感和充实感。

2. 评价标准在外的生命意义

无论是外在价值还是主观价值，我们的价值观标准都只是对外的，以"有用""成功人生"为评价标准，关心的是赚了多少钱、拥有多少权力及获得地位的高低。晚年的到来，意味着青春和活力的消退，意味着金钱、权力和地位的逝去，意味着在家庭中"权威"和"控制力"的削弱，如果将这些因素看作生命意义，我们到了晚年就会失去意义，失去自我存在感，成为一个身份角色、某人的附属，如某人的父母、岳父母等。

不少老年人在退休前常常憧憬自己晚年能享清福，享受生活，没有负担与忧愁。然而当退休生活真正来临时，外在的个人价值逐渐丧失让他们变得无所适从。同时，面对工作收入的减少、社会地位的降低、亲朋好友的去世等种种的丧失，许多老年人开始经受内心空虚的困扰，开始抱怨生活没有意义，身体出现各种状况，甚至患上退休综合征。

3. 评价标准在内的生命意义

当我们用外在的评价标准来寻找生命意义时，一旦遭遇变故和丧失，我们就会瞬间怀疑生命的意义。如果我们持续沉浸在抱怨中，就无法发现生命给予我们的东西。

此时，我们需要借着灵性之光的指引，寻找生命那超越外在得失的内在价值，体验精神的觉醒。灵性与思维不并存，当我们与灵性相通时，生命的存在就是一种美，它自有意义。我们只要随着生命的脉动前进即可，生命自会活出自己的意义。

我们是无法选择生命和命运的，我们的遭遇是生命向我们提出的问题和挑战。我们对待生命，对待命运，只能担当起自己的责任，通过对自己生命的理解来做出回答，对生命做到不辜负。

4. 老年人的生命意义

老年人不必妒忌年轻人，老年人已经经历过年轻人的各种可能性，勇敢地承受住了各种成长的痛苦，让生命结出睿智的果实，已经用生命交出了自己的答卷。在垂暮之年，善于与自身独处，感恩生命的奇迹和独一无二，不为外在的变更所动摇，带着人生的体悟，尊重生命的规律，迎接生命的最后一程。

二、如何找寻生命的意义

我们的生命中总是存在各种各样的问题和艰难困阻，在这些谜团中找寻意义是我们的责任，而不是抱怨和自暴自弃，只有我们自己才能让我们的生命焕发出光芒。

1. 弗兰克尔与意义疗法

心理学家维克多·弗兰克尔是"二战"集中营中的幸存者。在集中营中，他的父母、妻子、哥哥全都死于毒气室。弗兰克尔在集中营经历了炼狱般的痛苦，他坚信尼采的一句话"打不垮我的，都将使我更坚强"。在这悲痛经验中，他发展出积极乐观的人生哲理。离开集中营后，不像其他饱受创伤后应激障碍（post-traumatic stress disorder，PTSD）折磨的幸存者，弗兰克尔仍然对生活充满了极大的热情，他67岁考取飞行员驾驶照，80岁攀登阿尔卑斯山。弗兰克尔一直致力于为自己和为他人找寻生命的意义，并提出意义疗法。

2. 意义疗法的内核

意义疗法是指协助个人从生活中领悟自己生命的意义，借以改变人生观，面对现实，积极乐观地活下去。意义疗法认为，人最主要的动力就是努力追求生命的意义，追求生命意义的着眼点不在于过去，不在于内省和溯源，而在于未来，着眼于将来应当完成的意义。

3. 创造生命的意义

意义疗法强调，人类存在的责任和本质就是创造生命的意义。人有时候会莫名其妙地感觉到内心紧张或者冲突，这是人追寻生命意义的表现，是精神健康的必要前提。精神健康有赖于一定程度的紧张，这种紧张是当下状态与理想状态的差距所致，是人固有的，是人生活的动力所在，是健康所不可缺少的。

意义疗法提出三种方式来发现生命的意义：①创立某项工作或者从事某种事业，并献身其中。②体验某种事情，如真善美，或者面对/爱某个人，体验他/她的独特性。③在忍受不可避免的苦难时采取忍受苦难的态度，升华苦难，关注点不在于获得快乐或者避免痛苦，而在于感受苦难的意义。正如俄国作家陀思妥耶夫斯基经常自我反思的那般："我是否对得起我所经历过的那些苦难？苦难是什么？苦难应该是土壤，只要你愿意将内心所有的感受，隐忍在这块土壤里面，很有可能会开出意想不到、灿烂的花朵。"

根据研究，老年人重新关注生命的意义，寻找生命存在的目标，让内心产生相当程度的紧张，便有助于促进心理健康，改善身体状况。只要知道自己的生命有意义，在面对人生的苦难时就能坚持过去。

第三节 关于死亡的思考

人类有属于自己的生命周期，生命的轨迹必然遵循大自然的规律，需要经历从出生、成长、成熟、衰老直到死亡的全部生命过程。当步入老年阶段，死亡是不可逃避的话题，老年人身边的亲人朋友陆续去世，老年人越来越关注自己的寿命，并且开始筹划自己的生命终点。

一、什么是死亡

对死亡及其规律的了解，可以让我们坦然地面对死亡，平静地走向死亡，或帮助身边的亲人朋友安然度过临终期，这是一个人最大的福气。

1. 什么是死亡

自然死亡是指个人所有生理功能的终止、生命的最终结束，人们习惯把呼吸、心脏功能的永久性停止作为死亡的标志。

针对自然死亡的过程，目前有遗传预程理论和磨损理论两大主要理论用以解释衰老的过程和死亡的结局。

遗传预程理论认为，我们体内的遗传物质包含了"死亡基因"。"死亡基因"携带着预设身体走向衰退和死亡的密码，身体细胞有固定的可复制次数，随着细胞的衰老死亡，人体也开始走向衰退，直至死亡。

磨损理论认为，身体的功能衰退与身体在运作中产生的自由基有关。自由基是人体在制造能量时产生的，自由基与人体产生的其他毒素共同作用，逐渐破坏身体的正常功能，结果导致身体的衰退与死亡。

此外，有学者提出，个人的寿命与心跳次数有关。国外有一项研究对年龄为35～84岁的人群进行了26年的跟踪调查，结果表明，随着心跳次数的加快，死亡率呈大幅度上升趋势，男性人群尤为明显。国内的大规模样本调查也发现，心率过快的人寿命比一般人要短。当然，心率过慢也不利于健康，人的寿命与心跳的关系呈现一个"U"形曲线，即心率长期低于50次/min或长期超过80次/min都会使死亡率增高。人的一生中，心脏大约要跳25亿至30亿次。安静时，正常成年人的心率为60～100次/min，有规律运动锻炼的人平均心率较慢。适当的运动可控制心跳正常，使其既不过快也不过慢，有助于延长寿命。

然而，目前人类死亡的原因大多是癌症、脑卒中或者心脏病等疾病，与自然寿命无关。

2．何谓善终

善终指能享天年，安详而逝，是一种个人体验。人们普遍认为，"大善终"即自己预先知道临终的时间，而且身心了无挂碍，走得洒脱。

在老百姓眼中，善终也有大同小异的表现形式：

中国台湾赵可式博士根据对临终患者的调查研究得出，善终主要有三大方面的意义：①身体平安，包括躯体的痛苦减至最低、临终的过程不要太长、身体完整及清洁整齐、能活动。②心理平安，包括承认（认命和接受）、放下、不孤独、了无牵挂、在喜欢的环境中离世。③思想平安，包括一天过一天、不去想太多、有意义的一生、人生苦海即将上岸。

中国香港大学行为健康教育研究中心以问卷的形式对香港超过700位市民进行调查研究，以了解其对"好死"的看法，调查结果显示人们认为"好死"包括两个要素，即"不要受病痛长时间折磨"和"不要拖累家人"，并强调临终关怀症状控制的重要性和政府需要加强对临终关怀的经济和政策投入。

此外，国内外的相关研究表明，好的临终关怀和照顾能够使患者达到善终。其中，善终包括：①使患者能够缓解或减轻疼痛或其他不适症状。②有"人之将死"的认知，对死亡有充分的准备，有时间互道再见。③心平气和地接受、可以安详地离开及生命不会无意义地延长等。④去世前保持舒适及身体的洁净。⑤清楚所做的决定。⑥有成就或责任完成、对别人有贡献、对今生的肯定。⑦被尊重隐私、被全人对待、获得资讯并获得医护人员仁慈的对待，同时给予灵性与情绪上必要的支持，临终时选择陪伴者。⑧可以自由选择死亡之所（在家或其他地方）。⑨能得到经济上的协助等。

二、人们对死亡的态度

死亡是一件不愉快而且忧伤的事情，人们想起死亡，普遍感觉到恐惧、焦虑、哀伤、痛苦、抑郁等。

我们想到生命的意义会随生命的消失而丧失，就会因死亡所带来的虚无感和荒诞感而产生恐惧，甚至有些人会怕死怕到希望从来没有活过。

死亡之所以会引起人们的恐惧，究其原因，是人们对死亡未知的恐惧、对失落及分离的恐惧、对死亡的形貌及死亡过程的恐惧、对未了心愿的遗憾及对人生过程的悔恨且来不及补救的恐惧。

如何面对死亡？面对死亡，人们从自己的价值观和世界观出发，表现出来的态度是不同的。Wong、Reker和Gesser等将其归纳为五种不同的死亡态度（death attitude）：①死亡恐惧（fear of death），面对死亡时引起的害怕、恐惧等负面想法及情感。②死亡逃避（death avoidance），逃避思考及讨论与死亡有关的事物。③自然接受（neutral acceptance），把死亡视为生命中自然而然的一部分，既不恐惧也不欢迎。④趋近接受（approach acceptance），把死亡看作通往快乐来生的途径，并对此十分向往。⑤逃离接受（escape acceptance），由于现实生活十分痛苦，想要赶快结束这种痛苦生活而产生的对死亡的接受。其中，恐惧死亡和逃避死亡是比较负面的死亡态度，而自然接受、趋近接受和逃离接受都是对死亡比较正面的态度。

正视死亡，对死亡保持正面的态度，坦然接受死亡是生命的终点站，是个人"优生"（有意义的生命）、"优死"（有尊严的死亡）的基础。

三、死亡的意义

死亡是人生的终点站，死亡让我们意识到个体生命有尽头，会终结，这是很多人逃避而恐惧的事情。

然而，死亡的存在有其重要的意义。

1. 死亡对于人类的意义

死亡是整个人类生命延续和发展得以实现的重要前提，没有死亡就没有人类生命的更新和突破。正如纳瓦霍人的传说告诉我们的一样，上一代人的生命没有结束的话，就不会有资源留给下一代的新生命。

同时，正因为死亡的存在，时刻提醒我们：在死亡到来前，我们要让生命变得有意义，以此获取确定感和充实感。在人类发展史中，死亡促使人类在物质方面进步和在精神文明与科学方面发展。为了延缓死亡，人类不断地改善居住的条件，不断地推进衣食住行等各个领域的进步；为了面对死亡，人类创造了宗教、哲学及科学文明，用以面对因死亡的未知而带来的恐惧与虚空感。

2. 死亡对于个人的意义

对于个人生命而言，思考死是为了更好地生。

死亡的事实是我们追寻生命意义的最深层动因，只有死亡使个人的生命变得有意义。正如《死亡体验，不一样的生命教育》一书中描述："适度的死亡焦虑，可以让人们正视生命的有限，珍惜自己所拥有的一切，在有限的生命中实现自己的价值和意义。因此，适度的焦虑能产生强烈的内驱力，让人们更加爱护自己的身体，努力生活，认真工作，并迸发出旺盛的创造力和斗志。"

死亡的存在，让我们识别生命中对我们最重要的部分，让我们的内心变得自由。法国文艺复兴人文主义思想家蒙田指出，谁学会了死亡，谁就不再有被奴役的心灵，就能无视一切束缚与强制，并获得心灵的自由。史蒂夫·乔布斯在斯坦福大学2005年毕业典礼上发表演讲"记住你即将死去"帮他指明了生命中重要的选择，在死亡面前，所有的荣誉、所有的骄傲、所有对难堪和失败的恐惧都会消失，而留下的才是真正重要的东西，死亡让他跟随自己内心的声音。

死亡有其特殊的意义，濒死的时刻是个人回顾一个人功过是非和做出善或恶最终结论的独特机会。留取什么给濒死的时刻回忆，是我们在活着的时刻需要做出的选择，也是活着的我们需要负起的责任。人的一生注定要历经各种快乐与困苦，亦会结出各种果实，我们有能力选择在生命终结时留下自己存在的纪念碑。

四、生死教育

为了更好地了解"生"与"死"，人类创造了生死学；为了更多人能享受"优生"与"优死"，生死教育应运而生。

生死教育是精神生活的需求，包括生命教育和死亡教育，生命教育的目的是探讨和思考生命意义，达到"优生"（有意义的生命）；死亡教育是为了探讨如何坦然面对死亡，即"优死"（有尊严的死亡）。

1. 什么是生命教育

生命教育分为价值教育、伦理教育、品格教育三个层次，其目的是激发人们思考及探索人生，引导他们建立正确的人生观，帮助他们体察生命的尊严和价值。生命教育在我国起步比较晚，发展比较慢，大陆目前只有地方政府及部分学校出台了支持生命教育的政策和规定，教育部没有制定统一的政策。

本书借鉴中国台湾的生命教育模式对生死教育略窥一二（表8-1）。中国台湾自20世纪末，在学校中便广泛开展生命教育活动，提出生命教育需要政府、学校、社会民间团体共同参与合作，形成"三角模式"，并将生命教育作为社会终身教育的重要一环。

表8-1 生命教育的分层

生命元素	教育途径	关注重点
灵性	价值教育	1. 寻求自然与宇宙的意义（自然哲学） 2. 寻求人存在的意义（人生哲学） 3. 寻求宗教存在的意义（宗教学） 4. 寻求生命的终极意义（生死学）
社会	伦理教育	1. 家庭、朋友、社群的人际关系（人际伦理） 2. 科技发展中的道德问题（科技伦理） 3. 职业操守（职业道德教育） 4. 国民及公民身份认同（国民及公民教育）
身心	品格教育	1. 个人成长与身心健康（性教育、健康教育） 2. 个人良好品质的形成（品德教育、情绪教育、习惯养成） 3. 自我了解、自我认同和自我实现（生涯规划教育）

资料来源：徐岚，宋宸仪．《追问生命的意义——台湾生命教育发展之经验与启示》，教育发展研究，2013（12）：80-84．

2. 什么是死亡教育

死亡教育通过教给人们与死亡相关的医学、哲学、伦理学、社会学等适当的知识，帮助人们正确认识人生和死亡。死亡教育的直接目的是帮助人们学会在面对他人或自己的死亡时寻求良好的心理支持，征服死亡带给人们的恐惧与悲伤。死亡教育帮助人们树立科学的人生观和死亡观，教育人们热爱生活，珍视生命，正视死亡。

在我国，死亡教育也是极度缺乏，这一现状得到越来越多专家学者的重视。在各个年龄阶段，特别是青少年阶段，进行死亡教育的必要性也得到越来越多的研究印证。

3. 死亡教育的重要性

中国人对死亡讳莫如深，不愿公开讨论死亡，对死亡的知识更是缺乏。结果使得很多人死得很痛苦，同时亲人的哀伤和丧失所导致的创伤亦没有得到重视。一项对111位丧亲人士的调查研究中发现，逾七成丧亲者不得不面对失眠、健康变差等问题，82%的丧亲者在亲人去世后常感孤独寂寞，三分之一的丧亲者甚至透露曾有自杀念头。

死亡教育教导人们思索各种死亡问题，学习和探讨死亡的心理过程及死亡对当事人和亲人的心理影响，为处理自我之死、亲人之死做好心理上的准备。

4. 死亡教育的形式

死亡教育的形式多样，可以是理论的传授，也可以是死亡的预践行，如生前立遗嘱、写墓志铭、体验焚化炉、开诚布公地探讨死亡、了解死亡的规律和进行死亡后的悼念，这些都有助于缓解死亡的恐惧。

主动接受死亡教育，可以帮助我们窥视生死的奥秘及死后世界，将未知变为已知，减除我们对死亡未知的恐惧，帮助我们面对和解读人生的失落和无法避免的悲剧，促使我们认识、接受、参透人生的有限性及人的脆弱性，引领我们认清何为永恒，并借此调整价值秩序。

（吴　珍　周志欢）

第四节 如何安然度过死亡

上面的章节我们已经了解什么是死亡,在接下来的章节中,我们将重点介绍临终状态是怎么样的,如何照护。临终家人如何自处以及如何相互扶持度过哀伤期。

一、临终关怀的概述

1. 什么是临终关怀

临终关怀译自英文"hospice care",在中国香港译为"善终服务",在中国台湾译为"安宁疗护",是一种特殊的姑息治疗(palliative care)项目,是姑息治疗的延伸和终极形式,侧重于终末期(terminal care/end of life)患者的护理。美国国立图书馆出版的《医学主题词》索引中将"临终关怀"解释为"对临终患者提供的专业的支持性卫生保健服务,通过整体照顾方法,在满足患者当前的生理需求的同时,为患者及家人提供法律、经济、情感和精神上的支持咨询,且对已故患者的家人进行丧亲支持"。美国国家研究所认为,临终关怀是临终照顾中最全面和最协调的方式。

临终关怀是20世纪60年代发展起来的一种新兴的医疗保健服务项目。临终关怀由医生、护士、心理学工作者、社会工作者、宗教人士和志愿者等多学科和多领域人员组成的团队提供,对临终患者及其家人进行全面照护。宗旨是使临终患者的生命质量得到提高,能够无痛苦、舒适、安详和有尊严地走完人生的最后旅程,并使临终患者家人的身心健康得到保护和增强。临终关怀既不促进也不延迟死亡,而是以减轻身体痛苦为目的,让患者有尊严地活着和离去。

2. 什么是姑息治疗

姑息治疗,WHO的定义是指为那些对治愈性治疗无反应的晚期患者提供积极和全面的照顾,以控制疼痛及相关症状为重点,并关注其心理、社交及精神需要,目标在于提高和改善患者和家人的生活质量。姑息治疗的内涵包括：①减轻疼痛和其他痛苦症状。②肯定生活，将死亡看作是一个正常的过程。③既不促进也不推迟死亡。④心理和精神相统一。⑤提供一个支持系统，帮助患者在临终前积极地生活。⑥提供一个支持系统，帮助家人正确对待患者的疾病和应对自己的哀痛。⑦必要时用团队的方法解决患者及家人的需要，包括哀伤辅导。⑧对患者的生活质量施以正面影响。⑨在疾病早期，在采用为延长生命的化疗、放疗等方法的同时，提供那些能更好地了解和控制令人痛苦的临床并发症的方法。

3. 临终关怀与姑息治疗的关系与区别

临终关怀与姑息治疗的服务理念相同，但姑息治疗适用于疾病的任何阶段，不只是对临终患者。姑息治疗较临终关怀有着更加宽广的应用，是贯穿疾病治疗全过程的医疗关怀。临终关怀是以姑息治疗为导向。以患者为中心的多学科专业人员照顾模式。

4. 临终关怀的基本原则

在我国，施永兴教授认为临终关怀的基本原则有以下六条。

（1）以护理为主的原则。

（2）姑息治疗原则。

（3）提高临终患者生命质量的原则。

（4）尊重临终患者的尊严和权利的原则。

（5）注重心理的原则。

（6）伦理关怀的原则和社会化原则。

5. 临终关怀的服务对象

美国国家癌症研究所（National Cancer Institute，NCI）指出，患者预期寿命6个月内可以接受临终关怀计划（hospice program）。

在中国，临终关怀的首要服务对象是诊断明确、治愈无望、预期生命约在6个月的疾病晚期患者。同时，对临终者家人提供包括哀伤辅导（bereavement care）在内的支持与关怀。

6. 临终关怀的理念

临终关怀与姑息治疗的理念相同，有以下几点。

（1）重视生命的价值：减轻痛苦，症状控制很重要。

（2）接纳死亡的观念：出生及死亡皆是自然法则，是活到最后，并非等死等到最后。

（3）维护患者的尊严和权益。

（4）维持生活质量并协助患者安详离世。

7. 临终关怀的四全照顾

临终关怀是一个照顾理念，要求以团队照顾的方式向临终患者及家人提供四全照顾，内容如下。

（1）全人照顾（holistic care）：患者身体、心理、社会、灵性的整体照顾，以患者为中心，而非以疾病为中心。

（2）全家照顾（family care）：不只关心患者，也关心照顾家人。

（3）全队照顾（team care）：临终关怀医生、护士、心理医生/护士、药师、营养师、职业治疗师、物理治疗师、社会工作者、志愿者、宗教人士（西方国家、中国的香港与台湾比较普遍）、家人（既是临终患者的照顾者，也是临终关怀的服务对象）必须共同照顾患者（图8-2）。单方面的医疗关怀并不能全面满足临终关怀的需求。

（4）全程照顾（continuing care）：对临终者照顾到临终，也帮助家人度过整个哀伤期。

在西方国家、中国的台湾和香港地区，临终关怀还包括全社区的照顾，即结合社区的资源、社工和志愿者，共同协助患者及家人。对此，我国大陆还未能做到。

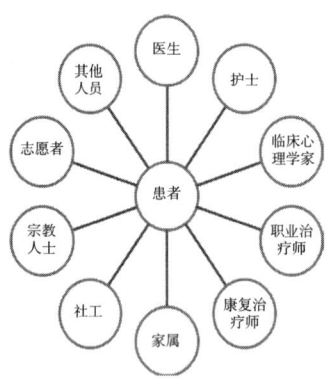

图8-2 临终关怀的全队照顾

8. 临终关怀的服务内容

临终关怀不以延长患者生存时间为目的,而旨在消除或减轻患者的疼痛或其他不适症状,对患者及家人提供心灵的支持,陪伴患者安详走完人生。其主要服务内容主要包括以下几个方面。

(1)缓解或减轻患者的疼痛及其他不适症状。

(2)提供身、心、社、灵的全人照顾。

(3)进行死亡教育,让患者和家人接受临终事实。

(4)协助患者消除内心冲突,实现特殊心愿,安排未尽事情,道别亲朋好友。

(5)尊重患者权利,关心其生活质量。

(6)陪伴患者安详走完人生最后一程。

(7)帮助家人面对患者死亡,使生死两相安。

9. 什么人适合从事临终关怀事业

1988年桑德斯医生给出做临终关怀之"对的人"应具有以下8个特征。

(1)正向思考。

(2)情绪成熟、能自我反省。

(3)能与人合作:这是很重要的特质,临终关怀是以团队合作的模式为临终患者提供服务的,此项工作强调团队合作、沟通互动。

(4)喜爱学习,有成长动机。

(5)有生命的意义感。

(6)对别人的需要敏感。

(7)喜悦:保持情绪愉悦的特质,这是难能可贵的特点。

(8)敬业、负责任、有热情、重视工作伦理。

其中,关于第5点"有生命的意义感",中国台湾成功大学医学院教授、台湾安宁缓和护理学会理事长赵可式教授认为"有生命意义感的人不会因长期与悲恸、受苦、死亡为伍而被击倒,反而能体会自己参与生命教育的丰盈意义"。

关于第6点"对别人的需要敏感",除了对受苦之人敏感外,还需要有同理心,对受苦的人不能产生麻木感。同理心是站在当事人的角度和位置上,客观地理解当事人的内心感受及内心世界,且把这种理解传达给当事人的一种沟通交流方式。同理心是独特的,不是普遍的,是关于明白、分享、支持及不判断的心理。同理心乃是帮助者借着主动聆听,对当事人的内心世界产生准确如亲临其境的了解,能够设身处地、感同身受,如此,才能与当事人建立起信任的关系。当患者感到有知音时,会感觉舒畅,从而更愿意把问题道出。

关于第8点"敬业、负责任、有热情、重视工作伦理",中国的医护人员强调慎独精神,即一个人在独处的时候也能够谨慎行事,坚持原则。在生活中,表现为独自一人时能够自觉遵守公共道德,决不做有损于他人及社会的事。在工作上,则表现为具有良好的职业道德,也就是职业"良心"。

这8个特征有客观的判断标准,也有主观的感受。"对的人在对的岗位上工作"是西西里·桑德斯医生(Dr. Dame Cicely Saunders)认为英国临终关怀和姑息治疗事业能够获得成功的前提。"对的人"可以提高临终关怀和姑息治疗的质量,不但患者能够得到妥善的照顾,照顾者也能得到成长。

10. 临终关怀中的批判性思维

以下是对老年患者进行临终关怀前需要思考的问题和批判性思维(表8-2),希望对准备从事临终关怀和姑息治疗事业的有心人有所帮助。

表8-2 对老年患者进行临终关怀前需要思考的问题和批判性思维

需要思考的问题	批判性思维的应用
我曾经看过尸体吗?	见到离世的生命,我会克服不良的情绪
我对于死亡的态度是怎样的?	辨识不良的情绪,认识现代医疗模式的局限
我有亲友死亡的经历吗?	回想当爱的人离世时不同情绪涌现的感觉
如果我死了,我希望亲友以什么样的方式缅怀我?	我们希望被别人缅怀的方式丰满了生命的意义
我大概会在什么样的年龄离去?	高龄而亡往往被视为生命的自然
我会以什么样的方式离去?	对于死亡的恐惧往往伴随着对疼痛、苦难和与亲友隔绝的恐惧。这些恐惧可能比死亡恐惧本身更加让人不安

二、临终关怀的发展史

1. 临终关怀的开端

20世纪60年代初，欧美国家开始意识到为晚期癌症患者进行积极治疗，不但无法延长他们的生命，反而会增加他们的痛苦，阻碍他们平安、有尊严地死亡。当时有一种社会舆论兴起，强调患者有权要求平安、有尊严地死亡，临终关怀病房应运而生。

第一所临终关怀机构由英国西西里·桑德斯女士创办。西西里·桑德斯女士在1950年是圣约瑟护理院的护士，她目睹一位年轻的癌症患者大卫（David Tasma）疼痛至死，自己却对此无能为力。大卫去世前留给她500英镑，劝她将来设立一座更有人性化的安宁疗养院，以减轻患者的身体痛苦，同时给予患者心理和灵性的照顾。桑德斯女士受此鼓励，攻读了社会工作及医学专业，同时具有医生、护士和社工的从业经历，更能了解"全人照顾"的重要性。1967年，桑德斯女士在英国伦敦郊区创办了世界上第一所临终关怀机构"圣克里斯多福（St. Christopher's Hospice）"。Hospice源自中世纪，被译作朝圣者或旅行者中途休息、重新补充体力的驿站。桑德斯女士亲自带领团队进行了一连串癌症疼痛研究，使垂危患者在人生的最后一段旅程中得到了满足和舒适的照顾，为促进现代临终关怀运动的发展做出了巨大的贡献，被誉为"点燃了世界临终关怀运动灯塔的人"。

1976年，圣克里斯多弗的一组医疗人员前往美国康涅狄格州，协助美国人建立了第一座临终关怀院（new haven hospice）。自此之后，世界各地都相继建立了临终关怀医院和相关机构。近30年，临终关怀在世界范围内得到了长足发展。2014年5月，WHO通过一项决议，所有WHO成员国都承诺，将临终关怀服务列为自己国家卫生系统中的一项重点工作。

2. 临终关怀在我国的发展

20世纪80年代开始，临终关怀相继传入我国香港、台湾及内地。

临终关怀在中国香港开展较早，始于1982年的香港天主教医院，主要为癌症晚期患者提供善终服务。随后，香港于1986年成立善终服务会，

1992年成立第一家独立的临终关怀机构——白普宁宁养中心，主要提供临终患者住院服务和居家临终关怀服务。至今，香港医院管理局管辖下提供姑息治疗和临终关怀的医院共有16间。

中国台湾是全球第18个有安宁疗护的地区。台湾的临终关怀从实践起步，始创于1983年，财团法人医疗照护基金会开办"癌症末期病患居家照护"，由医护人员及受过训练的志愿者前往临终患者家中提供照顾服务；1987年，台北马偕医院成立安宁照顾小组。1990年2月，成立台湾第一个安宁病房，为台湾安宁疗护之始。随后，1999年6月，成立台湾安宁缓和医学学会。2000年是台湾安宁疗护发展的重要里程碑，在同年的5月23日，台湾立法通过"安宁缓和医疗条例"，并在6月7日公布实施，保障了台湾地区重症患者临终自然尊严死亡的权利。

临终关怀在中国内地发展较迟，1988年，天津医学院临终关怀研究中心建立时才正式应用"临终关怀"一词；1991年，天津医学院临终关怀研究中心召开了首次全国临终关怀学术研讨会；2006年4月15日，在首都人民大会堂宣告成立中国生命关怀协会，旨在协助政府有关部门开展临终关怀的立法和政策研究。此后，中国内地出现了不同模式的临终关怀机构。值得提出的是，李嘉诚基金会从2001年开始在内地设立宁养中心，至2012年，"人间有情"项目已经服务超过9万人。中国内地临终关怀的发展，目前存在不少问题和困难。施永兴、王光荣等从1988—2008年对中国城市临终关怀情况的调查表明，内地临终关怀机构及病床数量少，覆盖面窄，城乡之间严重不均衡。总体来看，我国尚未形成临终关怀服务社区网络，也未纳入社区服务体系，临终关怀的覆盖率非常低。我国的临终关怀服务处于起步阶段，远远未满足人民的需求。

此外，据经济学人智库（Economist Intelligence Unit，EIU）2015年发布的死亡质量指数（指一个国家能够给即将去世的患者提供姑息治疗的质量，即患者离世前的生活质量）显示，我国临终关怀服务的现状令人担忧。经济学人智库对80个国家和地区的临终关怀情况、可负担程度等进行排名，排名依据为姑息治疗与医疗环境、人力资源、医疗护理的可负担程度、护理质量及公众参与水平，结果表明：英国排名第1名，中国内地排名第71名，中国的台湾和香港分别为第6名和第22名。我国的死亡教育缺失、医院追求经济效益、从事临终关怀医护人员严重不足、政府支持力度不足等都严重影响国内临终关怀发展。

临终关怀是一个节省费用的有效照顾方法，发展具有中国特色的临终关怀事业是一项庞大的系统工程，需要政府和全社会的共同参与，需要我们的共同努力。

3. 我国临终关怀模式

目前，我国的临终关怀模式有以下6类。

（1）独立的临终关怀医院，如天津医科大学临终关怀中心。

（2）医院或社区卫生服务机构的临终关怀科室或病房，如复旦大学附属肿瘤医院姑息治疗科。

（3）护理院组织模式，如各类老年医院及老年护理院。

以上三种服务类型都是住院照顾，由于患者的症状需要密切评估和观察，或者患者的居家环境不适合宁养、家中无人照顾等而必须住院。

（4）居家临终关怀服务：是临终患者选择在家中过世，由定期上门服务的社区卫生服务中心医护人员和患者家人及照顾者共同照顾患者的模式。患者在最熟悉的环境中度过人生最后的旅程。

（5）日间照顾中心（hospice/palliative care day care center）：这种模式在中国的香港和台湾应用得比较成熟，有些患者家人白天没空，把患者送到日间照顾中心接受姑息治疗，傍晚再把患者接回家中。

（6）其他模式，如北京首都医科大学李义庭教授2000年提出的"一、三、九PDS"模式，即1个中心、3个方位、9个结合。以解除临终患者的疼痛和不适为中心，坚持医院、社区与家庭相结合，在服务上坚持国家、集体、民营相结合，在费用上坚持国家、集体、社会相结合。这是理想化模式，实际操作起来困难。还有上海交通大学施榕教授提出的"施氏模式"，是以农村为中心，将家庭照顾模式与社区临终关怀相结合的模式，实际操作起来也有一定困难。值得一提的是，李嘉诚基金会于1998年在汕头大学医学院附属第一医院设立了国内首间宁养院，免费为贫困的晚期患者及其家人提供全人、全家、全程照顾的家居镇痛治疗和社会心理支援等方面的服务。截至2009年底，已经有30间宁养中心在全国24省的30个城市建立。

全国各地都有一定特色的临终关怀服务机构，但从1988年建立第一间临终关怀中心至今，临终关怀发展坎坷曲折，可谓在艰难中行走。

三、临终关怀的常见伦理问题

在提到临终关怀的伦理问题时，学者主张一般的伦理议题和特殊的伦理议题。

1. 临终关怀的一般医学伦理议题

（1）自主原则（the principle of autonomy）。

自主原则强调的是"患者的自主"，即医护人员在提供患者医疗活动之前，先向患者说明医疗照护活动的目的、好处及可能的结果，然后征求患者的意见，由患者自己作主。患者须具备稳定和正确的思考能力、自由意志与权利，以及自由行动能力与权利。

（2）不伤害原则（the principle of nonmaleficence）。

不伤害原则主要指在医护的治疗和护理上，不使患者的身体、心理及精神（心灵）受到伤害，包括最严重的杀害在内。亦不得将患者置于可能受到伤害的境地中，尤其应关注到那些根本无力保护自己的患者。

（3）行善原则（the principle of beneficence）。

医护人员对患者以直接或间接的方式履行仁慈、善良或有利的德行。强调要做对患者有利或有益的事，或积极地为患者谋福利，此乃医护人员根本的美德。希波克拉底在其从医誓言中告诫医生要"做对患者有益，或至少不做对患者有害的事"。南丁格尔在其誓词中亦强调"务谋病者之福利"。

（4）公平或正义原则（the principle of justice）。

"公平"在医疗行为上往往涉及医疗资源（尤其是稀有的医疗资源）的分配问题，意味着给予患者或他人应得的部分。

（5）知情同意原则（the principle of inform consent）。

基于对患者自主权的尊重，在患者或其法定代理人获得医护人员所提供的足够信息并对其有充分的了解后，自愿同意或应允。我国法律规定，行使同意权时，患者必须具有法律上的行为能力和责任能力。

以上是医学伦理问题五原则，但临终关怀有其特殊性，我们在从事照顾临终患者尤其是临终老年患者时，往往会遇到很多困惑和问题。如美国临终关怀的伦理要素是始终以患者和家人为中心及把生死教育作为基本教育；在日本以"不伤害为原则"，将死亡视为人生的一个阶段。

2. 临终关怀的特殊议题

在我国，有以下特殊议题需要特别提出。

（1）是否应该告诉临终老年患者病情（他/她生命即将结束的事实）。

在临床上，有赞同告知的一方：患者本身有知情同意权，知道后患者才能做出选择，患者本身能够感觉到自身的状态等。

也有不赞同告知的一方：害怕患者知道后精神负担过重，承受不了打击；家人要求不告诉患者；反正已经病得这么严重，何必再告诉等。

这个议题在西方国家得到了充分的肯定，认为知情同意作为医学伦理的一项重要基本原则，必须得到充分的实践。在日本甚至以法律的形式做了规定。但在我国，知情同意的实践很大程度上由家人决定，虽然不被提倡，但确实是我国之现实情况。

在临终关怀中，患者有知情同意的权利，只有知道了实情，患者才能安排未尽之事。在征得患者本身和家人同意的情况下，秉承保密和不伤害的原则，以同理心和关怀的态度告知患者。

（2）如果患者家人不同意告知怎么办。

在临床工作中，经常会遇到患者家人不同意告知患者病情的时候。"不要告诉我爸，我怕他承受不住打击。"这样的情况非常多见。这种时候我们不能强迫患者家人，也认同和理解其不想告知患者的立场，不可用批判的态度面对他们。了解他们不想告知患者的信念有多强。可以在与其相处的过程中，加强沟通和健康教育，与其建立信任的关系，了解他们隐瞒患者病情所承受的压力，分享隐瞒病情可能引致的后果和遗憾。告知家人，如果患者询问病情，可以按照患者的认知程度和情绪反应，逐步告诉患者。如果患者不想知道，则可以不告知；如果患者询问，则不要说谎，让医护人员或家人按照以下做法告知患者病情。

（3）如何告知患者人之将死的事实。

有两种情况。情况一：患者不能够明白，如患者已经淡漠或者处于谵妄状态等，可以选择告诉患者家人，如同告知患者一样。

情况二：如果患者家人都同意告知，则有以下几点注意事项。

①准备合适的环境和地点，备好纸巾和饮用水。

②评估自己是否为最适合告知病情的人？反省自己对疾病和死亡的感受和态度。

③已经充分了解患者的病情、文化和背景，以及患者对自身疾病的了解程度，并且评估患者知情后的忍受程度和情绪反应。

④以慢的语速告诉患者，确定患者明白。

⑤根据患者情况，按照患者想知道的逐步告知，不能操之过急，不要过多透露。

⑥让患者提问，提出解决问题的建议和方法。

⑦保留希望，正向思考。但不能说谎，坦白告知。

⑧留心观察患者的情绪反应，"人之将死"这个消息是需要时间去承受的。如果患者沉默，可以选择陪伴患者。注意沟通的技巧，通过适当的抚触，给予安慰。

（4）对病情不可逆转的情况是否采取急救或其他积极性治疗。

在这个问题上很多医护人员都倾向于不同意采取，认为在病情不可以逆转的情况下进行急救或其他积极性治疗是一种无意义的医疗处置，对患者的生命毫无意义，增加患者的痛苦，造成不必要的医疗负担且患者无法达到善终。但也有相当多的人认为应该采取急救措施，认为其能延长生命，减轻家人的罪恶感，增加希望等。很多医护人员都表示急救或积极性治疗的好处之一是增加家人对病情真相的接受度或仅仅是顺从家人的意愿。在临终关怀或姑息治疗的理念中，这种行为不被提倡。对于无意义的医疗处置，当急救或积极性的治疗不能真正帮助患者、挽救其生命的时候，家人应该慎重思考这样的医疗决定能否真正尊重患者的意愿，患者是否有尊严无痛苦地活到生命的最后一刻？是否真正达到"去者善终，留者善别，能者善生"？

（5）患者能否进行安乐死。

安乐死（euthansia）和临终关怀并不是一回事。安乐死是指对无法救治的患者停止治疗或使用药物，让患者无痛苦地死亡。2016年2月，BBC播放了一部 *How to Die：Simon's Choice* 的纪录片，片子讲述英国一个叫Simon的英国人，患有运动神经元病后在疾病末期到瑞士进行安乐死的整个过程，此片在西方国家引起了巨大的反响和讨论。但安乐死在中国不合法，在伦理道德上备受谴责。患者提出安乐死，并不代表他一定就是想这样做，很有可能是因身体受到了疼痛或其他不适的折磨。这种时候，我们可以邀请患者全面讲述其受苦的情况及强度；认同他的生活真的不容易承受，"你一定很辛苦，才要求想去死"。解释我们可怎样帮助他面对这些苦：临终关怀最重要的要素之一是有效的症状控制；表明有些事或有些痛苦，我们未能为他解决；认同他可能会想我们帮不上他；告诉患者在我们的能力范围内，我们能够如何支持和帮助他，并要切实做到。

（6）家人有无权利撤除患者的维持生命治疗。

维持生命治疗（life sustaining treatment）是指所有能够延迟患者死亡的治疗，包括心肺复苏术、血液制品、起搏器、血管升压药、呼吸机、人工营养等。维持生命治疗的撤除或保留不用的争议长期以来都存在，问题包括：是否给予其营养水分和抗生素？血管升压药的使用是否可以延长濒死的时间？是否撤除呼吸机？当患者不能做任何医疗决定时，家人能否有权利撤除患者的生命支持等？

放弃或坚持治疗，只有患者才有权力决定。只有在患者无法做出决定，如昏迷、脑死亡等状态下，家人才有权利帮患者做出决定。对临终老年患者，临终关怀是对其生命的尊重，其目的是消除疼痛或其他不适症状。即使不提供或撤除维持生命治疗，仍然应该提供基础照顾和支持。在这里特别提出人工营养如鼻饲，这作为基本照顾的一部分，不应该不提供或者撤除，除非患者的死亡无可避免或者精神上有能力做出决定的患者明确表明意愿。

此外，必须提到"预设照顾计划（advanced care planning）"和"预设医疗指示（advance directive）"。"预设照顾计划"是让患者在精神上有能力做出决定时，按照个人价值观表明自己对临终照顾的意向，邀请医护人员和亲友，探讨其意愿，借助沟通过程达成共识。讨论的重点内容包括：①当事人的心愿与牵挂。②对病情的了解。③预设医疗指示（指在患者仍有自决能力时，预先拟定临终时的治疗意向，并用书面方式记录下来。当患者丧失自决能力时，此指示才会生效并由代表或指定人士执行）。④身后事的安排。在这方面，中国的香港和台湾地区做得比较成熟，可以参见香港《在香港引入预设医疗指示概念》。

四、临终老年人生理上的照顾

作为照顾者，我们不能控制临终老年患者的生命长度，但是我们可以决定他们生活的质量和内容。我们从以下几个方面叙述如何为其提供临终身体照顾。

1. 一般的支持性照顾

1）环境。

南丁格尔在《护理札记》中写的护理的第一条规则是"让屋内的空气尽量清新一些""保持屋里的空气和外面的空气一样清洁，但不要让病人着凉"。老年临终患者由于大小便失禁、压疮伤口或其他各种原因，可能会有不良的气味，为患者保持空气流通和环境整洁干爽是非常重要的，开窗户对流是一个很好的方法，使用空气清新剂并不能掩盖气味。

南丁格尔还提到光线、噪声、墙壁的颜色、房间的整洁、床和被褥的问题等。美国很多姑息治疗病房的天花板都是有美丽图画的，由于临终老年患者大多数卧床，应该让他们睁开眼睛时，看到的并不是白色的天花板，而是让人愉悦的画面。保持房间的光线柔和，也可以多放置患者喜爱的物品，如家人的照片等。

2）保持身体的清洁卫生。

整齐清洁是维持一个人任性尊严最基本的需求，包括面容、头发、皮肤清洁无异味、口腔和眼睛湿润清洁。英国的临终关怀院每天为患者洗澡、按摩后还喷上香水，令每个患者都是美丽的。

（1）淋浴：临终患者能够得到淋浴，他们会感到是天大的恩赐，对照顾者心存感激，照顾者也会从中获得满足和成长。笔者在香港佛教医院实习时经常为临终老年卧床患者淋浴，需要两至三个照顾者配合。过程：①要有专门的淋浴病床和淋浴间，保持浴室的温暖并调试好水温。②把病床推至淋浴间，齐心帮助患者过床，脱衣服。③在淋浴病床上帮助患者洗头洗澡。④使用大毛巾把患者擦干后，协助过床，穿好衣服，吹干头发，梳发。

（2）床上浴：床上浴，需要准备40~45℃温水、面盆、桶、毛巾、大毛巾、沐浴露、润肤露等。过程：①帮助患者脱衣服，按照头颈、四肢、胸部、腹部、背部、会阴部、足部的顺序清洁身体，依需要洗头。②及时穿上衣服，对于特别危重的患者应减少暴露和翻身。如果患者失禁，在清洁臀部后需涂上一层护肤油。

（3）口腔护理：如果患者可以接受，每天早晚至少协助患者刷牙或进行口腔护理。方法：帮助患者坐起，把干毛巾放在患者的胸前，漱口，协助患者使用牙刷刷牙，再漱口。如有假牙的老年患者，应该在进食的时候再佩戴。口腔护理后涂润唇膏。

（4）皮肤护理：随着衰老，老年患者的皮肤会自然变得干燥和脆弱，可以在患者的皮肤上轻轻抹一些不含酒精的乳液。对濒临死亡的老年患者，必须帮助他们保持嘴唇和眼睛的湿润和清洁。让患者闭上眼睛，在上面放一块儿湿布也可以缓解干燥。如果口腔内看起来很干，可以用湿布、棉球或者经过特殊处理的药签擦拭口腔，这些也会有帮助。

另外，大多数临终老年患者由于血液循环减少，其皮肤温度是低的。很多家人都会下意识地给他们盖被子穿衣服。有的学者认为，临终患者体温下降并不代表他们感觉到寒冷，给他们盖过多的被褥会让他们觉得太重，觉得难以忍受。美国临终关怀和姑息护理协会（Hospice and Palliative Nurse Association，HPNA）认为，要让照顾者注意观察，如果患者频繁地把被子弄掉，则不必为患者添衣加被；如果患者不停地把被子往身上拉则可以适当地把室温提高，或者添加被子。最后，患者需要预防皮肤压疮，如果患者伴有大小便失禁，需要做好皮肤护理（参见第三章第四节）。

（5）床单的整洁干净：至少每周为患者更换一次床单。床单脏了随时更换。所有的床单必须挺直，床上没有碎屑。患者皮肤有机会接触的橡胶或塑料类物品必须用床单覆盖。

（6）其他个人卫生：每天替患者梳头、剃须。如无头皮伤口、颅脑椎管损伤等特殊情况，应根据需要每周至少为患者进行一次床上洗头和剪指甲/趾甲，洗头后及时擦干和吹干头发。

3）根据患者的喜好进食。

濒临死亡，有时候患者也许会想进食一些他/她特别爱吃的食物，但很多时候家人往往以对他们健康不利而拒绝。其实到了终末期，我们可以尊重他们的意愿，不要强迫他吃家人以为为他好的食物。到了终末阶段，患者拒绝进食，也应该遵从患者的意愿，若是强迫他吃，甚至留置胃管喂食，会给患者造成巨大的痛苦。

4）运动。

可以按照患者的能力，保持适当的运动，例如步行到厕所。如果可以，使用轮椅甚至推床到户外见见阳光，呼吸新鲜的空气，看看花草树木。

2. 疼痛与症状控制

老年患者在疾病进展至临终的过程中，往往会面临身体、社会心理与灵性上的痛苦，身体部分的主要困扰为疼痛、呼吸困难、厌食及恶液质、恶心呕吐、便秘、恶性肠梗阻、疲乏、睡眠障碍、精神障碍/谵妄等症状。其中，无法控制的疼痛是临终患者最惧怕的症状，疼痛管理详见第三章第三节的第九点。

1）呼吸困难和气促。

呼吸困难是由于气体交换不足，机体缺氧，导致呼吸频率、节律或深浅度的异常，是临终老年患者常见的症状和体征。老年患者呼吸困难可能会表现出烦躁不安，甚至有濒死的感觉。照顾者除了密切观察患者的呼吸情况外，还可以通过以下的处理使患者舒适。

（1）给予吸氧。保持呼吸道通畅，鼓励患者咳痰和清理口鼻腔中的分泌物，根据情况需要吸痰。

（2）患者清醒，可以协助患者保持半坐卧位，床头抬高45°~60°，头、颈、背部可以垫枕头，以患者舒适为导向；或者在患者身前放置小桌子，使患者双臂伏于上面。患者昏迷，采用仰卧位，头偏向一侧或者侧卧位。

（3）如果患者情况允许，教会患者腹式呼吸和缩唇呼吸。

（4）注意保持环境的清洁无异味，定期通风，保持安静。

（5）可以根据医嘱使用药物缓解症状，照顾者必须了解药物的用法及作用。用阿片类药物治疗咳嗽、呼吸困难和过度通气；用苯二氮卓类药物治疗焦虑、兴奋或过度通气，具体用法遵医嘱。

（6）到临终阶段，可以使用化痰药物或其他药物减少过多的分泌物，适当减少输液的总量。

（7）如果患者非常痛苦，可以按需给予镇静治疗。

（8）衣着宽松。有的患者表示使用风扇扇风会减轻呼吸困难。

（9）对于张口呼吸的老年患者，可以用湿巾或者蘸水棉签湿润口腔，使用薄湿纱布覆盖唇部，涂抹润唇膏。

（10）家人如果陪伴患者，可以轻轻帮助患者拍背或者抚触患者背部，使他感觉舒适和安全。

2）厌食及恶液质。

厌食是指食欲丧失。老年患者到了终末期，往往会出现严重的营养不良和厌食，还伴有吞咽困难。恶液质源于肌肉的消失，导致虚弱、形体改变和全身衰竭。有的患者到了临终的时候，从早到晚可能只进食了少量的食物也不觉得饥饿，这是正常的现象，老年临终患者的吸收和消化能力已经很差，活动减少，进食正常分量的食物对老年临终患者反而是一种负担。

（1）如果早期出现厌食，患者和家人都认为进食是必须和重要的，可以短期使用皮质类固醇或者其他开胃剂（如醋酸甲地孕酮）改善症状。早期的腹胀也可以使用甲氧氯普胺（胃复安）改善症状。如有条件，可以请营养科医生或专科护士会诊，进行全面的评估。

（2）保持进食环境的整洁卫生，指导少食多餐。

（3）进餐时尽量采取半卧位。

（4）到了临终阶段，不应该强迫患者进食。

（5）对于昏迷的患者，更不应该喂食。

（6）到了终末期，可以向患者和家人解释，临终患者饥饿感和食欲丧失是正常的现象。昏迷的病患不会感受疼痛和口渴等不适。过多的营养给予对患者可能是一种负担。输液过多有可能会加速患者的不适和死亡。到了临终阶段，撤除静脉输液或者鼻饲管喂食其实不会使症状恶化，反而可能改善患者的症状。

（7）临终时出现口干、口渴等状况，可以通过少量液体的补充和口腔护理来改善。口腔护理在下面的内容会详细提及。

3）恶心和呕吐。

临终老年患者可能会由于疾病治疗或者药物的副作用而恶心呕吐，尤其是临终癌症患者。恶心呕吐会加重临终患者营养不良和电解质紊乱等程度，引起患者强烈的不适，我们应该做好相应的处理。

（1）保持环境气味清新，避免引起患者不适的气味。

（2）如果是化疗或放疗导致的恶心呕吐，可以参阅美国国家综合癌症网络（National Comprehensive Comcer Network，NCCN）的化疗所致恶心呕吐（chemotherapy-induced nausea and vomiting，CINV）的指南处理。

（3）患者呕吐时，可以帮助患者坐起或者取侧卧位，用深色的袋子装呕吐物，并及时清理干净。

（4）患者呕吐后，使用漱口水或清水漱口，或根据需要进行口腔护理，保持口腔清洁。

（5）进食后勿立即平卧。进食少食多餐，呕吐严重时需要禁食。

（6）根据医嘱使用止吐药物，并观察药物的副作用：如便秘（便秘的处理详见第三章第三节）、肠梗阻等。

4）谵妄/精神错乱。

临终老年患者经常会有这个症状，表现为神志迷糊不清，胡言乱语，说一些没有逻辑的话，甚至产生幻觉，看见失去的亲友或者一些特殊奇怪的事物；可以表现出昼轻夜重的情况；也可以表现为白天嗜睡而晚上活跃，情绪紊乱非常突出。

出现这种情况，我们需要：安抚家人或照顾者不要惊慌，患者并不是疯了，而是到终末期可能出现的临床表现；留意患者说话的语气和内容，或者患者想表达的意思，根据他们的表达安抚他们的恐惧或焦虑；根据医嘱撤除不必要的药物和管道；必要时，按照医嘱提供氟哌啶醇、氯丙嗪或劳拉西泮等药物，缓解患者的症状。

5）临终高热。

临终老年患者可能会由于体温调节障碍而出现发烧的情况。体温在38 ℃以下为低热，38~39 ℃为中度热，39~40 ℃为超高热。照顾者可以用温水帮助患者擦浴，然后换上干爽的衣服。密切观察体温的变化及伴随的症状。

6）其他。

临终老年患者可能还会出现水肿、腹水或其他方面的症状或不适。症状控制是良好临终关怀的基础，高质量的临终关怀可以减轻患者的不适和症状。如果不先去解决一个濒临死亡的患者身体上的不适，则其心灵上的焦虑和痛苦是无法缓解的。症状控制最好是在团队合作下完整地达成任务。

3. 关于症状管理的思考

一个濒临死亡的人有错综复杂的需求，需要由专业性的团队协助。在提供照顾之前，作为照顾者的我们应该经常反思以下几个问题：为什么身体不适的症状常常没有被好好地处理？为什么有时候患者简单的需求会被冷淡或者被无效率地处理？有时候患者比我们更现实，例如，他们会说："我知道你们没有办法治愈我，我很快也会死，但我只希望你们能缓解我的疼痛！"

同时，负责照顾临终患者的医护人员都应该问自己三个问题：我是否已对患者的疼痛及其他症状做了适度的控制？关于借助维生性治疗的相关议题，我是否已注意到并提出和病患讨论？我是否对患者及其家人提供了充分的支持？

五、老年人的临终身体变化及遗体护理

当死亡即将或者已经成为现实时，我们不必惊慌，不必害怕临终者身体上的一些变化。

1. 临终老年人的濒死状态

美国国家癌症研究所（NCI）指出，当患者出现以下迹象时表明患者

处于濒死状态。

（1）昏昏欲睡（drowsiness），睡眠增加和/或反应迟钝。

（2）对时间、地点混乱，和/或不能辨认所爱之人；胡言乱语，躁动；拉扯床单或衣服。这时候家人需保持镇静，慢慢地跟他讲话，不需要认同其幻觉，可以温柔耐心地告诉他正确的人、事、物。也可以安排家人或护工陪伴，避免患者碰撞受伤。

（3）无社交活动和有退避行为。

（4）对食物和水的摄入减少，食欲不振。

（5）大小便失禁。

（6）尿液颜色较深或尿量减少。

（7）初诊皮温（尤其是手和脚）冰冷；皮肤（尤其是皮下）浅蓝色。

（8）非常响的咕噜声或喘鸣声，有可能是濒死喉鸣（death rattle）；呼吸变浅且不规则；呼吸次数减少；呼吸快慢交替。很多家人表示对濒死喉鸣感觉到不安和害怕，医护人员可以安抚家人，告诉家人患者由于身体虚弱，未能把呼吸道里的分泌物排出，以至于呼吸发出沉重的响声，大多数情况下这种呼吸杂音不会让患者感觉到烦躁或不适。可以适当把患者转侧卧位，或抬高床头。即使使用吸痰的方法也未必可以完全把声音消除。如果家人强烈要求，可以按医嘱给予药物缓解症状。

（9）把头偏向有光源侧。

（10）无法控制的疼痛。

（11）不自主运动（肌阵挛），心跳频率改变，四肢反射消失。

到了这最后的一刻，对患者来说，家人的陪伴与支持是最自然和最重要的。医护工作者可以告诉家人让患者尽其所愿地睡觉，不用叫醒他，如果患者仍然有意识，可以请他们用摇头、眨眼等方式示意。

照顾者可以在患者床头或耳边小声地播放其喜欢听的音乐，家人可以持续抚摸或握着患者的手，用缓慢而清晰的声音在患者的耳边说你想对患者说的话。按照患者的意愿把他/她想见的人通知过来，在患者耳边告诉患者来客是谁。可以根据医护人员的建议，考虑让家中的老人和小孩，在医护人员和家人的陪同下，送患者最后一程。

患者的死亡不知道什么时候发生，有时候家人已经寸步不离了，但也经常会有当家人离开的一段短小的时间离世的情况发生，这并不是家人和患者可以控制的事情。这需要我们做好哀伤辅导，在之后的内容会提到。

2. 遗体护理

患者死亡后，做好遗体护理是对患者的同情和尊重，也是对家人最大的心理安慰。遗体护理应该在医生开具死亡证明后尽快进行，这样可以减少对其他患者的影响，也可以防止尸体僵硬。表8-3简单介绍遗体护理的内容。

表8-3　遗体护理的内容

内容	要点
1. 根据家人的意愿请家人离开或共同进行遗体护理	注意遮挡，保护隐私
2. 撤去一切管道和医疗用品；缝合处理开放伤口，去除胶布痕迹等	护士或者医生和死者家属一起清点死者遗物，并填写好清点遗物单
3. 核对死者姓名，填写尸体识别卡（包括姓名、年龄、性别、死亡地点，于××年×月×日×点×分死亡）	
4. 保持死者仰卧位	防止面部淤血变色
5. 用止血钳夹棉球填塞耳鼻、口、阴道及肛门等孔道	棉球勿外露，防止液体外溢
6. 清洁面部，按摩眼睑使之闭合，有义齿代为其装上。依次擦洗上肢、胸、腹、背、臀及下肢	保持遗体清洁无渗液，维持良好的遗体外观

（续表）

内容	要点
7. 穿上衣裤，系第一张尸体识别卡于死者手腕部；包裹尸体，再次核对死者姓名，第二张尸体识别卡系在腹部尸单上	便于识别及避免认错尸体
8. 运送遗体：移遗体到平车上，盖上大单，送往太平间，置于停尸柜内或殡仪馆的车上尸柜内，将第三张尸体识别卡放在尸柜外面	冷藏尸体，防止腐败
9. 操作后处理床单位	做好终末消毒
10. 整理病历，完善各项记录，按出院手续办理结账	在医院离世，护士做好以下检查： 1. 尸体解剖意见谈话 2. 死亡医学证明存根（死亡六联单） 3. 死亡报告卡 4. 遗物清点单（医生或护士填写） 5. 出院卡

遗体护理的过程中尊重死者及家属的习俗和要求，这是我们能为死者做的最后步骤。如果死者生前有器官捐赠的意愿，在其离世前需安排好。在这里需要注意的是，如果有亲友来瞻仰遗体，可以先向他们描述死者的容貌和伤口，让亲友有足够的心理准备；尊重死者，避免用一些含有贬义的话语，例如用床号称呼死者；医护人员应当陪同亲友见遗体，稍做停留后，如果亲友愿意，医护人员可暂时离开，但需留在附近，注意家属的需要，随时提供帮助。

3. 丧葬办理程序

（1）死亡证明。患者在医疗机构死亡的，在提供尸体护理后，由所在医疗机构主管医生填写好《居民死亡医学证明（推断）书》；公民正常死亡不能获取医院出具的死亡证明的，由居（村）委会或卫生站出具死亡证明；非正常死亡的，由区、县以上的公安、司法部门出具死亡证明。

（2）联系殡仪馆。在医疗机构死亡的，遗体先存放在太平间，由护士或太平间工人协助联系殡仪馆；在家中正常死亡的由家人自行联系殡仪馆。

（3）接运遗体。殡仪馆人员按照谈好的时间从太平间或家中接运遗体到殡仪馆。

（4）遗体火化。遗体到殡仪馆后，进行遗体美容、遗体告别、遗体火化，家属根据经济能力购买骨灰盒，领取火化证明，领取骨灰。

（5）骨灰安放。按照选定的方式存放骨灰，按照规定进行祭扫行为。

（6）注销户口。根据《中华人民共和国户口登记条例》第八条的规定：公民死亡，城市在葬前，农村在一个月以内，由户主、亲属、抚养人或者邻居向户口登记机关申报死亡登记，注销户口。公民如果在暂住地死亡，由暂住地户口登记机关通知常住地户口登记机关注销户口。需要提供的材料：单位（村、居委会）出具的死亡注销户口证明信、居民户口本、死亡居民身份证、《居民死亡医学证明（推断）书》或司法部门的死亡鉴定书等。

我国的相关法律法规请参考附录三《中华人民共和国殡葬管理条例》。

六、临终老年人的心理照护

1. 临终老年患者的社会心理问题——库伯勒·罗丝模型

1969年，精神科医生库伯勒·罗丝（Kübler-Ross）的著名著作《论死亡与临终》(*On Death and Dying*)，将临终患者的心理状况分为五个阶段，被称作库伯勒·罗丝模型，这一模型广泛流传，被称为哀伤的五个阶段（five stages of grief）。库伯勒·罗丝模型的5个阶段有以下内容。

（1）否认（denial）：这是最初的阶段。"不可能是我。"得知自己即将面临死亡的事实，很多人都会有这样的反应。很多人会感到惊慌、恐惧或茫然。

（2）愤怒（anger）：当患者意识到事情不可逆转时，很容易会愤恨、怨天尤人。会产生"为什么是我？这不公平""为什么死亡会降临？"的心理。

（3）讨价还价（bargaining）：到这个时期，患者能够积极地配合治疗，可能会出现"让我活着看到我的儿子结婚，我什么都愿意做"等的心理。

（4）抑郁（depression）：患者一想到自己即将离开人世，就会产生强烈的悲哀或抑郁。

（5）接受（acceptance）：患者已经接受自己即将死亡的事实。

这个模型曾经一度脍炙人口，但后来很多研究者在临床发现，临终患者的心理状态错综复杂，个体差异也很大，并不是所有临终患者的心理发展都经历了以上5个阶段，即使经历以上情绪也不一定按照以上顺序进行，以上模型更适用于癌症患者。

2. 临终老年患者的社会心理问题——赵可式的十个情景

对于临终老年患者，笔者认为台湾著名博士赵可式的研究更贴合实际，临终患者经常有以下10个情景。

（1）患者始终有"不确定感"（uncertainty）：有的患者想要知道自己的情况，有的人宁愿始终保持不确定感。如"不知道明天会怎么样？""死亡的时候会有痛苦吗？""死后要到哪里去？"。如果患者宁愿保持这种不确定从而保持希望，医护人员和照顾者不应该破坏他/她的希望。但是如果患者想要知道自己的情况，则可以按照以上章节谈到的技巧告知其病情。

（2）过去未消化的恩怨情节浮上心头：如果患者想把陈年旧账解决，可以帮助患者完成。帮助患者找到那个人，握手言好；或者让家人帮其完成心愿，使患者心里平静。

（3）害怕成为家人的累赘与负担：有的患者甚至由于经济或者照顾等各方面的原因，会希望自己早日解脱，使家人不再受累。这种时候家人可以告诉患者，他/她是他们所爱的人，能够照顾其终老是家人的福分，或许可以减轻患者的负罪感。

（4）害怕失去自主能力而任人摆布：患者自己的意愿与家人不同，但有时候也会顺从家人的主张，这给患者造成较大的苦恼。

（5）患者会有突然之间被淹没、无法再承受的感觉。

（6）害怕孤独：老年患者尤其渴望老伴、儿女孙女和亲朋好友的陪伴。有亲人陪伴在旁，患者会获得极大的安慰。

（7）舍不得及放不下心爱的人：在我国，家人为了让老人走得安心，会有提早举行婚事或做其他让老人安心的事情。对于失独家庭，临终患者最放不下的就是伴侣，这是我国一个巨大的伤痛。

（8）希望交代未了心愿：有的老年患者希望见到远在他乡的子女，希望完成未竟之事。

（9）希望交代遗志与遗物：如果患者愿意交代自己的丧葬仪式、遗产分配。

（10）道别：国外有些临终老年患者会举办一个聚会，邀请亲朋好友参加，一一道别。

以上种种，都是各派学者的一些说法，在实际照顾中，如何为临终老年患者提供有效的心理照顾，往往是护理工作的难点。

3. 特殊情绪的老年患者的心理照顾

死亡即将来临的日子，当患者的身体逐渐虚弱，当所有的治疗都没有效果时，甚至有相当多的老年患者由于长时间住院而逐渐失去亲友的陪伴，恐惧、愤怒、哀伤等情绪会逐渐涌上心头。死亡逐渐来临时，每个人都要用自己的方法和步伐去面对。有患者能够从中找到平静，当那一刻来临，从容安详，接受这个最终的结局；有的患者到最后一刻都可能处于不良的情绪中；有的患者随着身体越来越虚弱，甚至逐渐昏迷而失去情绪的起伏。

作为照顾者的我们，如何为有特殊情绪的老年患者提供心理照顾，让他们更好地接受人生这个无可避免的旅程？

（1）如何应对处于愤怒状态的老年患者。

离世时老年患者能够达到内心的平静和喜悦是作为照顾者衷心的期盼。很多老年患者在刚刚得知自己即将面临死亡的时候，心里的平静、安宁荡然无存，有时候甚至会迁怒于医生、护士、家人、神明等。

照顾者可以适当地引导患者把情绪发泄出来，并冷静聆听其愤怒的原因，逐渐减少他的愤怒。如果患者的发泄让照顾者或亲人受到伤害，可以先选择暂时离开。但需要鼓励家人告诉他，家人很爱他，很想好好地照顾他，但他可能需要一些时间来发泄自己的情绪，过一会儿再陪伴。随着医护人员的帮助和时间的过去，临终老年患者愤怒的情绪会逐渐消失。

（2）如何面对焦虑状态的老年患者。

处于焦虑状态的患者通常较为敏感，也异常害怕死亡。如果可以，让亲人陪伴在旁是缓解焦虑的最好的方法。照顾者在护理过程中需要更加关注患者的需求，在与患者沟通的过程中可以采取"避重就轻"的沟通方式，但必须保持坦诚。指引患者用过好每一天的心态面对生活，让患者更好地专注于眼前，做正确的事情，让此生没有遗憾。

（3）如何应对抑郁状态的老年患者。

有很多老年患者由于长时间住院而没有家人陪伴，或者由于疾病的进展失去自我照顾的能力而导致长时间闷闷不乐，不愿意与人交流，原本的兴趣丧失，甚至哭泣或终日以泪洗面。对于这种患者，应当指引家人维持患者的自尊，告知患者其并不是家人的负担，可以陪伴在身边照顾是家人的福气。

如果有时间和条件，可以指引患者进行尊严练习。如情况允许，请患者讲述他生命中认为最值得纪念和最重要的故事。在患者的一生中，有什么是他觉得最有成就感和最值得骄傲的？在他的人生中，有什么话语忠告是想告诉亲人的？这样的尊严练习可以唤起患者曾经作为一个有用之人的尊严，有助于减弱患者的抑郁情绪。

临终老年患者特别害怕孤独，特别渴望关系亲密的亲朋好友陪伴，有亲人陪伴，患者就会得到巨大的安慰。鼓励家人陪伴，与患者进行深度沟通，分享患者的情绪和思想，当患者表达自己的感觉和情绪时，请不要轻易打断，不然患者会有不被理解的感觉。也鼓励家人向患者表达爱意。如果"我爱你"难以讲出口，可以用其他话语来代替。

七、临终老年人的灵性照护

提到灵性需求，很多人都会困惑灵性到底是什么？杨克平博士认为，人是身（body）、心（mind）与灵（spirit）的综合体，三者互相影响，灵性是人在生命过程中自我能力超越的表现，可借由个人与自我关系、他人关系及其他关系之交流体会到生命意义与价值的过程。国内外的研究认为，灵性是个人内在力量的源泉，是主观的经验，也是个人生存的意义。Chung等把灵性定义为：寻找人对生命的意义、人与人或超越者的关系、人的自我整合或寻求超越的资源，以获得心灵的平安和力量。

1. 临终老年患者的灵性需求

赵可式教授认为，临终患者的灵性需求（spiritual needs）分为寻找意义的需要、宽恕与和好的需要及宗教信仰的需要，其中有关宗教信仰的研究和照顾，在西方国家、中国的台湾和香港会比较多。赵教授在这里提的宗教信仰并不一定是正统宗教，如基督教、天主教或传统佛教，而是一种被肯定的人生观与价值观，即对超越世界的信念。如临终老年患者有时候可能会问："我一辈子没做过一件亏心事，一心向善，为什么会承受这么多的痛苦？""我从哪里来？我要到哪里去？"之类的问题，这些问题更偏向于对哲学的思考。对于老年临终患者来说，能够走得很平静、安宁其人生价值未尝不是灵性的一种需求。

2. 临终老年患者的灵性照顾

灵性照顾（spiritual care）是协助患者在患病的过程中，寻找人生的意义与目标、联系人际关系及寻找内在和外在的资源，以超越目前的困境，这一点和精神照顾、心理照顾有着本质的不同。

那如何为临终老年患者提供社会心理和灵性照顾？不妨按照以下方式进行。

1）积极地聆听与关怀。

临终关怀并不是单方面地接受或者给予，可以"幽谷同行"的心境陪伴患者。在聆听的过程中，要眼到、心到地观察患者的言外之意、未尽之言。

2）照顾过程中始终保持支援性的态度。

（1）同理心：同理心是站在当事人的角度和位置上，客观地理解当事人的内心感受及内心世界，且把这种理解传达给当事人的一种沟通交流方式。同理心乃是帮助者借着主动的聆听，对当事人的内心世界，产生准确如亲历其境的了解，能够设身处地，感同身受。目的为与当事人建立起互信的关系。当患者感到有知音时，会感受舒畅而更愿意把问题道出。最理想的方法是回应所用的词汇与患者的感受相吻合，这对患者来说是莫大的支持和帮助。

（2）真挚坦诚：以不伪装、不隐瞒的态度面对患者。

（3）亲切和尊重：尊重别人是一种心态，亲切是基于此种心态而产生的外在表现。

（4）对患者的情绪开放：临终老年患者的恐惧、焦虑、愤怒、抑郁等负面情绪都是正常且有变化的，照顾者应当给予接纳，并加以疏导。

3）如果可以，帮助患者寻求生命意义。

寻求生命意义（search for meaning）是患者努力减少疾病及其治疗带来的生活改变，减轻无目的感、无助感、无希望感等以求维持自身生命意义的过程。生命意义是灵性概念的重要内涵之一，但在灵性照顾层面，协助患者发现生命意义是当前临床护理中常被忽略的照顾范畴。

国外对临终患者生命意义的干预措施常有以下三种：意义干预措施（meaning-making interventions）、生命回顾（life review）及群体生命意义心理疗法（meaning-centered group psychotherapy）。国内关于癌症患者生命意义干预的研究较为少见。香港大学行为健康教研中心专门为香港市民制作了一本名为"嘱福生命手册"，通过二"人"三"嘱"实践模式（人生回顾、人生意义、预嘱、遗嘱及叮嘱），带领成年人士及老年人走过"善生之旅"，以开放接纳的态度面对死亡，并以平安感恩的心情享受生命。患者可以从手册的第一站开始，顺序完成手册的内容，也可以选取适合患者的部分细阅填写。

笔者曾经与一位78岁的老年香港末期癌症患者共同完成这本嘱福生命手册。首页是患者个人资料和亲属的资料，以及重要医疗记录。制订过程：笔者为患者选取其最喜欢的照片，与患者讨论她对死亡的感觉，帮助患者回忆她生命中最重要的事情和人，她曾经拥有的美好事物和美好时光，如何面对生命中的困难，生命中曾经错失的机会和心底的遗憾，她觉得最骄傲的时刻和事情，在人生的巅峰时期她得到了什么，在人生的低谷她学会了什么。最后，与患者讨论临终一刻是否需要生命支持以及身后事的安排，尤其选取其遗照等。由于患者身体虚弱，完成这本手册耗时将近两个月，最后患者安详离世，这本嘱福生命手册成为儿女的精神财富，笔者也在其中得到了个人的成长。

在回忆的过程中，有可能是痛苦的或者是满足、快乐的。但即使是痛苦的过去，人们也能从中找出其中的意义。对于灵性照顾，正统宗教，如基督教、天主教、佛教，都肯定生命的意义，笔者在工作中发现，具有宗教信仰的患者，较能坦然地面对死亡。曾经有一名髓母细胞瘤小患者，是虔诚的基督教徒，从十二岁到二十岁都在笔者的单位进行治疗，接受过十次开颅手术、三次放疗、数不清楚的化疗。小患者从能够自主照顾自己，到最后只能活动眼睛，直至死亡一刻的来临，深深相信自己所接受的一切都是主对她的考验，死后她就会到天堂，回归主的怀抱，没有痛苦，只有幸福。在照顾这个患儿的过程中，我们医护人员也从中得到了成长。

4）对临终老年患者及照顾者进行死亡教育的重要性和必要性。

在中国，即使是医护人员本身，对"死亡"二字也是噤若寒蝉，死亡教育显得尤其重要。面对生死、临终、丧亲等事情，无论是教育者与被教育者，都会被触动。站在医学的角度，无论是对患者或是亲友来说，人生中最大的遗憾之一，莫过于在死亡来临之时来不及反应、来不及准备、来不及与家人道别。我们相信，唯有以豁达、开放和理性的态度面对死亡，才能真正达到善终。

要对患者及家人进行死亡教育，首先医护人员需要做的是了解自己对死亡的态度；搜集有关资讯；保持开放的态度，接受不同人对生死可能有不同的反应和态度的现实；在进行死亡教育的时候必须掌握有效的方法和技巧。

有的患者可能到最后都不愿意知道自己的情况，对死亡更是忌讳，医护人员要先了解患者的情况，不能操之过急。死亡教育在中国尚处于发展阶段，需要政府及广大有志之士的推动和努力，可参考第八章第三节第四点的相关内容。

八、临终老年人家属的照顾

一人生病，牵动全家，无论对家庭经济还是家人心理都是一个巨大的打击。家人在为临终老年人奔走照顾的同时，应当先照顾好自己，一家人同心协力，互相支持，方为上策。那么，如何为临终老年人的家人提供照顾呢？

1. 临终老年人家属的需求

调查研究显示，我国临终患者家属的需求包括心理护理、信息需求、与医护人员进行良好的沟通并从中寻求安慰、能够有单独的病房和专业的哀伤辅导等。

国外研究发现，临终老年患者的照顾者需要信息、设备及情感的支持，提升照顾技能，并提供哀伤辅导和提供咨询等等。

2. 临终老年人家属的照顾和心理支持

（1）让家人知道找谁可以解惑。

（2）适当地传授家人照顾患者的技巧和方法，让家人参与照顾患者的过程。家人可轮流陪伴患者，一方面争取休息，另一方面也可腾出时间和空间照顾个人的需要。

（3）让家人知道患者备受尊重和受到妥善的照顾，家人才能够心安。

（4）提供心理支持和咨询。在照顾临终患者的过程中，家人的情绪也会变得不稳定，医护人员可指引家人之间彼此体谅，多点幽默感，多点容忍和理解，尝试接受不同家人在面对这个事情上所产生的不同心路历程和处理方法，家人之间不要妄加指责。如果家人对照顾患者或在医疗决定上有分歧，应当向医护人员寻求帮助，一起商量，以达成共识。家人如果能以关怀和关爱的心陪伴患者，并尊重患者自己的方式走完人生最后的旅程，便是其能够给予患者最好的支持。如果家人有明显的情绪波动，医护人员应给予正面积极的指导和帮助。

（5）告知相关社会资源，如何获得经济帮助等。

（6）告知老人离世后的后续处理。

（7）提供哀伤辅导。

九、哀伤辅导

当亲人已逝，如切肤之痛，非笔墨能形容。尽管悲恸难忍，家人仍然要沉着冷静，办理后事和各项手续，与此同时，更要处理哀伤的情绪。

1. 哀伤的定义

中国香港学者陈维樑将哀伤（bereavement）定义为：任何人在失去所

爱或所依恋的对象（主要指亲人）时所面临的境况，这种境况既是一种状态，也是一种过程，其中包括悲伤（grief）与哀悼（mourning）的反应。悲，指一个人在面对丧亲时出现的内在生理、心理的反应；哀悼，指一个人在面对丧亲时，因身心的反应而带来的社交行为表现。

2. 丧亲者的哀伤反应

针对丧亲者的哀伤反应，不同学者有不同的理论解释。

1）丧亲反应的三个阶段。

我国学者陈维樑等将丧亲后的反应分为以下三个阶段。

第一阶段：震惊与逃避，主要表现否认、不相信、思维迟缓、麻木和震惊。这个阶段可能会发呆几分钟、数小时甚至更久，与丧亲者对逝者的依赖程度和亲密程度、病程长短、逝者死亡年龄等相关。

第二阶段：面对与瓦解，主要表现愤怒、讨价还价、退缩、无限的忧伤与思念。这一阶段的时间也是因人而异，可能持续数月到两年。

第三阶段：接纳与重整，主要表现为丧亲者的悲恸慢慢减少，情绪恢复正常，开始积极地面对世界。

2）丧亲反应的四个方面。

美国哈佛大学医学院精神科教授沃尔登（J.W.Worden）从情感、生理、认知和行为四个方面，论述了正常悲伤的表现。

（1）情感方面：包括抑郁、愤怒、罪恶感、焦虑、孤独、疲乏、无助、想念、解脱、麻木等表现。

（2）生理方面：表现为胃部不适、胸部压迫感、呼吸急促、窒息感等。

（3）认知方面：包括否认患者死亡、混乱、全神贯注思念死者、强烈感觉死者存在，甚至出现幻觉等。

（4）行为方面：包括失眠、食欲丧失、心不在焉、不可提起死者、哭泣、坐立不安等。

3）丧亲反应的常见表现。

以上都是各学派者的理论，就临床观察而言，丧亲者比较常见的反应如下。

（1）难以接受：尤其是死亡是因意外或事前毫无预兆者，难以接受是最常见的反应。

（2）感觉麻木：轻者欲哭无泪；严重者可能会听不到别人说话，以前的生活片段不断浮现脑海。

（3）完全崩溃：有一些人可能会当场晕倒，也有人可能会大哭大闹甚至产生眩晕反应。

（4）愤怒莫名：在面对不想接受的事情时，愤怒通常是最容易表达的情绪。"老天爷为什么这么残忍？"，对于丧偶的老年伴侣，可能会有"为什么留下我一个人？"的想法。

（5）内疚自责：这也是比较常见的情绪。"早知……""一句话都没有留下……""对不起……""为什么我会这样凉薄？""为什么我会一滴眼泪都没有淌下？"等。老人去世后，子女或者伴侣往往企图找出自己以前所犯过错，去解释死亡的原因；也有家人可能会因为没有给老人送终而耿耿于怀。

（6）惶恐担忧：对丧偶老年伴侣来说，这是人生中最大的打击，骤然失去生活的重心和心灵支柱，对未来会感到惶恐不安。

每个人的表现不一，对有的丧亲者来说可能很快可以恢复，但对某些人来说悲伤也有可能永远不会终结。然而，我们深信，能勇敢正视死亡，便能更加积极迈步人生路。我们的一声关怀、一点支持，很多时候便可以帮助丧亲者摆脱死亡桎梏，继续展望精彩人生。

3. 老人离世，如何陪伴家人走过哀伤路

哀伤辅导（bereavement care），是指在临终患者死亡前后向家属提供的一种社会支持服务，从而帮助丧亲者顺利度过哀伤阶段，恢复正常生活。

1）6R程序模式。

著名临床心理学家Dr.Therese A. Rando于1993年提出帮助丧亲者走过哀伤路的6R程序模式。帮助丧亲者正面面对哀伤，其阶段如下。

（1）承认丧亲（recognize the loss）：承认老人死亡的事实，接纳死亡，明白导致死亡的原因。

（2）面对丧亲（react to the separation）：包括经历和承受哀痛，确认和接纳悲伤，并以不同的方式表示自己对丧亲的心理反应。

（3）回顾和回忆逝世老人及其关系（re-collect and re-experience the deceased and the relationship）：悲伤的过程中难免回顾和回忆起与逝世老人相处的生活片段，勾起丧亲者对老人的思念。

（4）学习放松，不执着于以往的生活（relinquish the old attachments to the deceased and the old assumptive world）。

（5）在老人逝世后，重新调整自己的生活，接纳新的生活方式（re-adjust to move adaptively into the new world without forgetting the old）。

（6）学习把以往投放在逝世老人的情感转移到其他人、事、物或其他东西上，让丧亲者得到情感的满足（reinvest）。

2）哀伤辅导的具体方法。

这样说似乎有点儿抽象，让我们以更通俗的语言告诉大家，面对正处于哀伤的家人，到底我们可以做什么？

（1）注意观察家人的情绪与行为。

（2）陪伴和聆听。医护人员真诚的关怀可以减轻家人的丧亲之痛。工作人员与家人保持一段感情联系有助于哀伤期的支持与安慰。

（3）协助丧亲者把心中的哀伤情绪用多种形式表现出来，例如：

①让家人有说话的机会，让他们讲起与老人有关的事情。

②让家人回忆，看旧照片，回味欢乐与艰辛，使他们得到心灵安慰。

③引导家人发泄情绪，例如哭泣，哭泣是丧亲者最常见的情感表达方式，也是一种很好的缓解内心悲伤情绪的有效方式。可以尝试告诉丧亲者，亲人真的离开了，痛哭一场，接受自己的软弱和无助。

④协助丧亲者表达愤怒和罪恶感等负面情绪，告诉他们，有这些情绪是正常人的反应，不用为此自觉矛盾和认为自己麻木。

⑤使用放松技术、暗示技术、音乐治疗等帮助丧亲者调节情绪。

（4）协助丧亲者处理丧事和一些实际的事务。

（5）帮助丧亲者早日回归正常的工作和生活，或者适应新的生活。

（6）千万不要说一些空洞甚至是伤害别人而不自知的话，如"时间会治愈一切""不要想那么多"等，可以直接告诉丧亲者，"我不知道说什么才好"。

（7）时间或许可以减轻哀痛，但永远不能消除，伤痕总会留存，应让哀伤者重新振作，而不是用消极方法应对。

（8）互助组织也许会有帮助。

（9）有一些特别的注意事项应该告诉丧亲者，尤其是丧偶老年伴侣，千万不要做以下行为：不要伤害自己的身体；不要责怪自己照顾得不好；不要忽略身边其他人的关怀；不要以不良嗜好去发泄情绪，例如赌博；不要用过多的工作和活动去逃避伤痛；不要假装坚强，常常压抑自己的情绪；不要用药物、吸烟、酗酒来麻醉自己等。

4. 如何指导丧亲者的亲友表达自己对丧亲者的关怀

（1）持续定时地提供适切的关心及问候。

（2）尝试理解及感受丧亲者的哀痛。

（3）尝试顺应丧亲者哀伤的步伐，让他表达或述说对逝者的回忆。

（4）因应丧亲者的需要而提供适切的支持，例如承担家务；协助带小孩，照顾家中其他需要照顾的人，若条件允许，可提供紧急的经济支持等。

（5）鼓励丧亲者尝试采用一些宣泄方法去舒缓起伏的情绪。

临终关怀事业是崇高神圣的事业，是全民的事业，因为每个人在他/她必然经历的人生最后一段旅程中都应得到必要的关怀，以提高其生命质量，使其能够舒适、无痛苦、安详、有尊严地离去，为人生画上圆满的句号。早在20世纪初，撒拉纳克湖畔特鲁多医生的墓碑上就镌刻着这样的墓志铭："有时，去治愈； 常常，去帮助；总是，去安慰（To cure sometimes, to relieve often, to comfort always）"。在照顾濒死老年患者能给照顾者带来很大的满足感，而实际上在进一步照顾患者方面，我们仍有很多发展的空间。照顾者会因为领悟到照顾患者与治愈患者是同样的而获得成就感。就让我们一起为临终关怀事业贡献出自己微薄的力量吧。

（周志欢）

◎ 参考文献

[1] 赵可式. 医师与生死［M］. 台北：宝瓶文化事业有限公司，2007.

[2] 罗斯库·伯勒. 下一站，天堂［M］. 南京：译林出版社，2014.

[3] 查尔斯·科内，克莱德·内比，多娜·科尔. 死亡课：关于死亡、临终和丧亲之痛. 第6版［M］. 北京：中国人民大学出版社，2011.

[4] 维吉尼亚·萨提亚. 新家庭如何塑造人［M］. 北京：世界图书出版公司北京公司，2006.

[5] 维克多·弗兰克. 活出生命的意义［M］. 北京：华夏出版社，2015.

[6] 徐岚，宋宸仪. 追问生命的意义——台湾生命教育发展之经验与启示［J］. 教育发展研究，2013，（12）：80-84.

[7] 胡友静. 论死亡恐惧——"我"的死亡意识［J］. 江西教育学院学报（社会科学），2003，（5）：14-17.

[8] 邓雪英. 死亡教育课程对大学生生命意义感的影响效果研究［D］. 长沙：中南大学，2012.

[9] 赵可式. 台湾癌症末期病患对善终意义的体认［J］. 安宁疗护，1997，45（1）：51-61.

[10] 奥南朵. 对生命说是［M］. 北京：北京联合出版公司，2015.

[11] 孟宪武. 中国临终关怀工作的开展及其前景展望［J］. 肿瘤防治杂志，2003（1）：17-20.

[12] 孟宪武. 临终关怀［M］. 天津：天津科学技术出版社，2002.

[13] 施永兴. 临终关怀学概论［M］. 上海：复旦大学出版社，2015.

[14] 宋岳涛，刘运湖. 临终关怀与纾缓治疗［M］. 北京：中国协和医科大学出版社，2014.

[15] 上海市老年教育普及教材编写委员会. 老年人的临终关怀［M］. 上海：复旦大学出版社，2015.

[16] 施永兴，罗维. 人生终站的陪伴［M］. 上海：上海交通大学出版社，2012.

[17] 佛罗伦斯·南丁格尔. 护理札记［M］. 北京：中国人民大学出版社，2004.

[18] 彭刚艺，刘雪琴. 临床护理技术规范［M］. 广州：广东科技出版社，2013.

[19] 赵可式. 昙花一现，美善永存——癌末患者的心路旅程［M］. 台

北：光启出版社，1999.

[20] 杜明勋. 灵性照顾之临床运用 [J]. 内科学杂志，2008（19）：318-324.

[21] 林萱，刘淑惠，陈清惠. 灵性护理之临床应用 [J]. 护理杂志，2008（55）：69-74.

[22] 黄晓蕾，张亚茹. 临终癌症患者家属需求的研究进展 [J]. 中国临床康复，2004（32）：7268-7269.

[23] 陈维樑，钟秀筠. 哀伤心理咨询：理论与实务 [M]. 北京：中国轻工业出版社，2006：2-3.

[24] 赵可式. 医师与生死 [M]. 台北：宝瓶文化事业有限公司，2007.

[25] MJELDE-MOSSEY, L A, C. L. CHAN. Survey on death and dying in Hong Kong: attitudes, beliefs, and preferred end-of-life care [J]. Soc Work Health Care, 2007. 45（1）: 49-65.

[26] STEINHAUSER, K E. In search of a good death: observations of patients, families, and providers [J]. Ann Intern Med, 2000, 132（10）: 825-832.

[27] KRISTJANSON L J. Palliative care nurses' perceptions of good and bad deaths and care expectations: a qualitative analysis [J]. Int J Palliat Nurs, 2001, 7（3）: 129-39.

[28] HOPKINSON J C HALLETT. Good death? An exploration of newly qualified nurses' understanding of good death [J]. Int J Palliat Nurs, 2002, 8（11）: 532-539.

[29] Worldwide Palliative Care Alliance (WPCA) and world Health Organization. Global Atlas of Palliative Care at the End of life [R]. 2014.

[30] Palliative Care NCCN Clinical Practice Guidelines in Oncology [Z]. National Comprehensive Cancer Network, 2013.

[31] CHUNG L Y, F K WONG, M F CHAN. Relationship of nurses' spirituality to their understanding and practice of spiritual care [J]. J Adv Nurs, 2007, 58（2）: 158-70.

第九章

全人护理模式运用个案分享

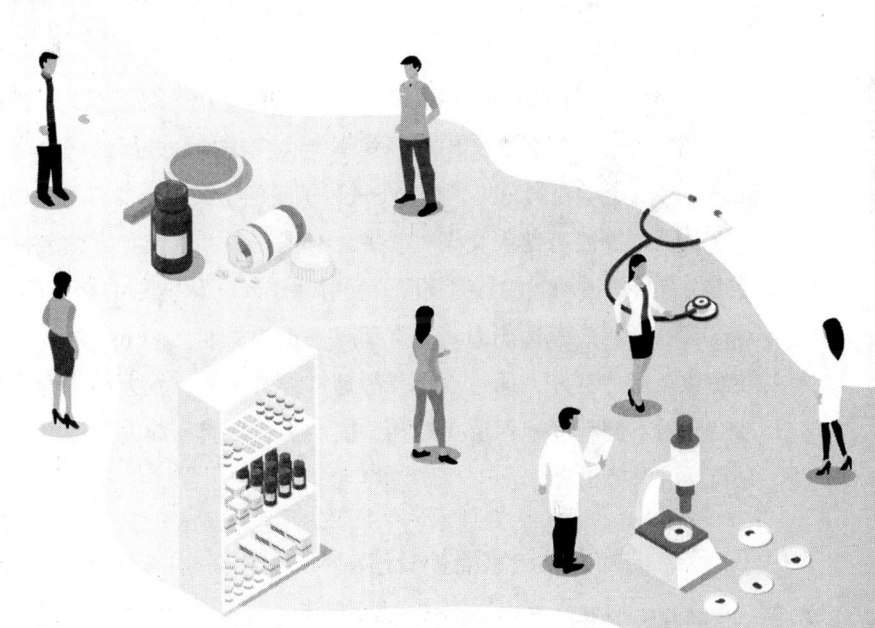

第一节 植物人的居家照护指引

> **个案** 患者男，23岁，因车祸而致颅脑损伤，经治疗后患者病情平稳，医疗诊断为植物状态，现阶段可回归家庭。

一、植物人的概念

持续植物状态（persistent vegetative state，PVS），俗称植物人，是一种特殊的病理状态，指的是处于持续觉醒而无意识状态。

1972年，英国格拉斯哥大学的Jennett、美国康奈尔大学的Plum首先提出持续性植物状态的概念，用来描述那些已经觉醒，但对自身和周围环境无知晓的患者的意识状态，他们的脑干和间脑功能基本完整，生命体征稳定，无须人工支持。

1994年，美国Mulit-Society Task Force of PVS综合了美国神经病协会、儿童神经病学会、美国神经病学会，美国神经外科医师协会及美国儿科学会五个学会的意见，对PVS进行了新的定义：①对自身及周围环境缺乏认识，不能与他人交流。②缺乏对视、听、触或有害刺激持续、可重复、有目的或随意的行为反应。反射动作或自发睁眼可以存在。③缺乏对语言的理解或表达能力。④有睡眠—觉醒周期。⑤下丘脑及脑干自主神经功能保持良好，通过治疗及护理可维持生命。⑥大小便失禁。⑦颅神经反射不同程度地保留（瞳孔、眼、头、角膜、前庭及作呕反射），脊髓反射保持正常。

二、植物人的居家照护概述

随着医学水平的不断提高，植物状态患者得以长期生存，除部分可恢复意识外，大部分处于持续植物状态，因此，PVS患者的护理需要家属在感情和经济上投入很大。而居家照护对于PVS患者生存质量和状态的改善具有不可替代的作用。

居家照护是连续性综合健康照护的一部分，是在个人居住场所或家庭中提供健康照护服务。居家照护的目标是：延续生命、防止并发症的发生、及时发现身体不适并加以治疗、增进和维持患者的功能状态、提供心理和感情的支持，以促进患者的苏醒。

1. 植物人居家照护现状的评估

居家照护的个体差异性较大，在患者回归家庭前，需要进行个案评估，主要包括以下几个方面。

（1）家庭主要照顾者（以下均简称为照顾者）需对患者存在的各种问题有一个全面的认识，如疾病状态、用药情况、护理的主要问题等。

（2）家庭的环境准备和管理。家庭是否具备合适的照护环境，如方便照护的病床、简易的吸痰吸氧装置等。

（3）照顾者的照护能力，如带胃管回家的患者，家属是否掌握胃管的照顾技能，如果没有掌握，需在院期间接受专业人员的培训。

（4）照顾者的身体健康和心理情况。随着医学的发展，植物状态患者得以长期生存，家庭照护必然是一个长期照顾的过程，需要照顾者具有健康的体魄，并能够承受长期照顾的心理压力。

（5）了解医疗资源的使用情况。如是否有社区医院可以提供基本医疗帮助、出现疾病变化该如何寻求帮助等。

2. 植物人居家照护的内容

（1）居家环境的管理及感染控制。

（2）日常营养照护。

（3）生命体征的监测和疾病的观察。

（4）日常生活照护。

（5）日常清洁卫生。

（6）常见护理问题处理。

（7）意外事件处理。

（8）康复训练及运动。

下文将采用概述的形式阐述以上内容中的"居家环境的管理及感染控制"和"意外事件处理",其他问题将融入个案进行讲解,目的是使照顾者能够学习制订照顾计划、识别常见的护理问题及掌握照护技巧。

三、植物人的居家环境管理

1. 居家"病房"的准备

照护PVS患者是一个长期的过程,所以你在从医院回家之前需要做好"病房"的规划。在安排"病房"时最主要的目的是使患者舒适,使照顾者觉得方便。比如,在一幢两层楼的房子里,"病房"最好放在楼下起居室,不要安排在楼上的卧室,这样患者不会感觉孤单,你也不必不停地跑来跑去。使用单人床,放置时使床的两边都可以靠近,最好床是有抬高等功能的,如果不行,可以准备一些厚的枕头以方便患者偶尔坐起。建议把床放在可以望见窗外的地方,一方面可以保证阳光的照射,另一方面窗户外面的风景、声音、飞鸟等会对患者产生刺激,有利于患者的苏醒。在病床旁边放置一张桌子,将药品、纸巾等患者常用的物品放在桌子上。家里需要拥有一些基本的护理器械,比如,简易的吸痰机、简易的吸氧装置、方便患者翻身的枕头、舒适的床上用品等。

2. 构建良好的居住环境

居住环境是人们起居、作息及活动的生活空间,在该空间内各种物理、化学、生物因素均可对居住者的身心健康产生影响。尤其对于患者而言,控制和消除影响健康的危险因素,使居住环境更加有利于疾病的恢复显得尤为重要。具体的环境管理措施有以下几点。

(1)光照充足:阳光是万物生长不可缺少的自然物质,它具有调节温度、湿度、清洁环境、净化空气、杀灭细菌等作用。在日常护理中,除了开窗(因为玻璃会遮挡紫外线)让阳光直射外,还应让患者多在户外活动。

(2)通风换气:开窗通风不仅能够保证室内有一定的新鲜空气,同时还可以降低居室内有害气体的浓度。科学的态度是养成开窗通风的良好习惯,即早上醒来和晚上都可以开窗通风(而且要形成对流),即使在使用空调或在严寒的冬天,也要留点空隙,让室外的新鲜空气源源不断地补充进来。注意冬天通风的同时要注意保暖。

(3)室温调控得当:人体最舒适的环境温度和湿度,在夏季,温度为25~27℃,相对湿度为50%~60%;在冬季,温度为18~20℃,湿度45%~55%。人们在夏季有时为了贪图一时凉快,把室内温度调到很低,室内外温差常常超过5~6℃,这样对于患者而言,会增加体温调节中枢的负担,影响健康。科学调节室温,最好做到室内外温差不超过7℃,不让患者对着冷风直吹,建议使用风扇为宜;室温不要过低,如果室内人少,室温控制在27℃上下为宜。

(4)装潢宜简:减少装修污染对患者的影响。

(5)卧室尽可能不安置家电:减少电磁污染对患者的影响。

(6)声控得当:营造良好的休息环境,PVS患者本身具有觉醒期,按照生活的习惯,在休息期间提供安静舒适的环境,减少噪音造成的不良影响。

(7)保持室内清洁:尘螨是人体支气管哮喘病过敏原的一种。尘螨喜欢寄居在房屋的灰尘中。春、秋两季(亚洲地区每年8月尘螨检出率最高)是尘螨生长、繁殖最旺盛的时间。为了健康,请注意不要在室内长期使用空调,房间注意通风,不要在室内豢养狗猫等宠物,以保证室内清洁、干燥。勤换衣服及被褥,床底也要经常打扫,以防止微生物污染对人体的影响。

(8)不在居室内吸烟,降低烹调的油烟:据测定,在使用以煤饼为生活燃料的厨房内,颗粒物浓度和二氧化碳浓度分别比室外高3~10倍。人们长期生活在这种房间里,易罹患哮喘、慢性支气管炎等呼吸道疾病,对于PVS患者,也会增加其呼吸道感染的概率。所以要注意改变烹调习惯,安装抽油烟机或排风扇等,加强厨房通风。抽油烟机的室外排风不应对着卧室的窗户,以免排出的油烟再随风进入室内。

(9)经常更换床单、被套和衣服,太阳好的时候注意晒被子,减少霉菌或螨虫的产生。

四、植物人的感染控制指引

植物人属于易感人群，感染细菌或病毒等病原微生物可诱发多种疾病，甚至威胁生命，所以在居家照护中，预防患者的感染变得非常重要。

1. 主要的感染途径

预防感染首先要了解感染的途径。

（1）空气污染。讲话、咳嗽、打喷嚏经空气、飞沫、尘埃传播，是呼吸道感染的主要途径。

（2）通过水和食物传播，如吃了腐烂不洁的食物、餐具消毒不严格、家人的手带有病原体污染了食物等。

（3）接触被污染的衣服、被褥、餐具和便器等，如导尿管留置时间过长而引起的泌尿感染。

（4）侵入性操作，如进行家庭注射药物等。

（5）直接接触，如家属本身带有病原体而感染。

2. 主要的预防措施

在居家照护中，预防感染的基本方法就是勤洗手及定时消毒。如果是照顾者生病，应采取隔离的办法，即暂时不接触患者，等疾病恢复后再进行照护。

（1）勤洗手。使用流动水洗手，双手充分淋湿后，取适量的洗手液或肥皂洗手。建议在接触患者前后、准备食物前后、做护理或康复操作前后均需进行清洁洗手。应注意清洗手部所有肌肤，洗手液或肥皂应均匀涂抹至整个手掌、手背、手指和指缝，认真地揉搓，每个步骤应不少于5次。

（2）消毒。物品在消毒前都要用流动水进行清洗，以下是各种物品的消毒方法：①餐具可在清洗后加热消毒，应保证所有餐具都完全浸泡在开水中，有条件的家庭可以使用消毒柜。②洗手池、便池、便盆及尿壶等应使用流动水清洗，再使用消毒液浸泡（超市售卖各种不同类型的消毒液，可购买使用），晾干备用。③患者使用的生活用品需要专用，不宜和家人混用。④被褥、床垫应定期晒洗，衣物及被褥等可使用衣物消毒液浸泡后再清洗。⑤居室应定时开窗通风，居室地面及物品定期使用消毒液浸湿的抹布擦拭。

注意事项：①家人出现感冒等症状，应尽量减少和患者的接触，避免交叉感染。②如果患者出现发热等症状，应及时就诊。

五、植物人的意外事件处理指引

因PVS患者多卧病在床，并多伴有吞咽功能障碍，多数患者需经胃管进食，而胃管的使用增加了窒息的危险性。另外，因PVS患者不具有运动能力及无法主诉不适感，在日常照护中不适当地使用热水袋进行保温，也极易发生烫伤的危险，故PVS患者常发生的意外事件是窒息及烫伤，下文就这两方面进行介绍。

1. 窒息的急救

临床表现：①呼吸浅快，有杂音（鼾声、气泡声），呼吸困难甚至停止。②脉搏快而弱，甚至触摸不到。③脸、唇、甲床发绀。④患者会出现烦躁或反应较前迟钝，口吐白沫等情况。

急救原则：①保持气道通畅：患者立即平躺（不使用枕头），头偏向一侧，立即找出导致窒息的原因，如清除口腔阻塞物。②维持呼吸：保持空气流通，洗净口腔及气管中的阻塞物，有条件的家庭可使用简易吸氧装置给予氧气，如果患者没有自主呼吸，应立即进行人工呼吸。③维持血液循环：如颈或股动脉无搏动，应立即实施胸外心脏按压。④观察和记录：监测并记录患者呼吸的情况、血压、瞳孔、尿量等数据，转入医院后给医务人员作为参考使用。⑤立即拨打急救电话120，转送至医院进一步抢救。

窒息的预防：①胃管的正确使用：每次进食时一定需要确定胃管的末端位置，如不能抽吸到胃内容物，则一定谨慎处理，必要时返回医院处理。②喂食后一定要抬高患者坐起30~60 min，时间根据患者的消化情况而定，如果患者消化比较差，则延长坐起的时间。③观察患者的消化情况，若消化情况较差，不要过度喂食，这样极容易导致其胃内容物过多而返流至肺，可以减少喂食的量或到医院请医生处理消化不良的情况。④因患者无自主能力，所以切不可私自喂水或食物，经口进食一定需要专业医务人员的评估，无吞咽障碍方可进食。⑤注意患者有没有松动的牙齿或其他物品进入患者口腔里面。⑥注意观察是否衣服过紧或有其他物品勒住患者颈部，阻碍患者换气呼吸。⑦注意通风，特别是使用煤气的家庭，应注意防止一氧化碳中毒或氧气不足的情况发生。

2. 烫伤的急救

1）烫伤分度。

一度烫伤：烫伤已损伤皮肤表层，局部轻度红肿、无水泡、疼痛明显，并有火辣辣的刺痛感。二度烫伤：烫伤致真皮损伤，局部红肿疼痛，有大小不等的水泡。三度烫伤：烫伤的位置在皮下，脂肪、肌肉、骨骼都有损伤，并呈灰或红褐色，可致局部组织坏死。

2）烫伤的紧急处理。

（1）烫伤处理首先是除去热源，立即脱离险境，在脱去衣、袜后，将创面用冷水冲淋或浸泡半小时。如被化学药品或强酸、强碱烧伤，应立即脱去衣服，用大量的流动清水冲洗。对小面积烫伤者可选用湿润烧伤膏涂抹创面。

（2）对烫伤的创面处理尤为重要，先剔除伤区及其附近的毛发，剪除过长的指甲。对创面周围的健康皮肤，用肥皂水及清水洗净，再用浓度为0.1%的新洁尔灭溶液或浓度为75%的酒精擦洗消毒。创面用生理盐水清洗，去除创面上的异物、污垢等。

（3）防止小水泡损破，大水泡可用注射器抽出水泡液，或在低位剪破放出水泡液。水泡已破或污染较重者，应剪去泡皮，创面用纱布轻轻辗开，上面覆盖一层液状石蜡纱布或薄层纱布，外加多层脱脂纱布及棉垫，用绷带均匀加压包扎，注意包扎松紧要适度。

（4）严重烫伤患者一定要送到医院处理。

3）烫伤的预防。

（1）给患者擦身或沐浴时，严格掌握水温，调试水温至适宜再使用，包括泡脚、坐浴、清洗会阴部及肛周等。

（2）若需要使用热水袋、电热毯、暖手宝等，应注意温度低于50℃，且外面使用布包裹起来。

(3)如果在家使用取暖仪器或理疗仪器,需先详细了解使用方法后方可操作。

六、植物人的日常家庭照顾

根据患者的情况制订日常家庭照顾计划如下(表9-1)。

表9-1 家庭照顾计划表

时间安排	护理内容
7:00—7:30	1. 环境处理:具体环境准备及感染预防(请参照前文内容) 2. 早上建议开窗通风半小时,每天拖地及擦洗桌面
7:30—8:00	日常清洁卫生,如清洁面部、口腔、指甲、足部、沐浴、胡须、会阴部的清洁护理、床上擦浴及床上洗头护理
必要时	更换床单、更换衣服
8:00—8:30	喂食、喂药
10:30—11:00	促醒护理
必要时	吸痰及吸氧
11:00—11:30	促醒护理
12:00	喂药喂食
13:00—14:00	午休时间
15:00	家庭功能康复训练
16:00	喂水或果汁
18:00	晚餐时间
19:00	培养排便习惯、功能康复训练、清洁抹身护理
22:00	构建休息环境

注:和家属协商后制订家庭照顾计划,时间仅供参考,大家可以根据具体情况进行调整。
其他需要注意的护理问题:①疾病的日常观察。②生命体征的监测。③常见并发症的预防和护理。④照顾者压力处理。

其中,环境处理已在上文详细介绍,建议早上开窗通风半小时,每天拖地及擦洗桌面。具体环境准备及感染预防,请参照第一节第四部分"植物人的感染控制指引"。

本案例为了满足大家的家居护理需求，介绍内容比较全面。下面对以上问题进行详细的阐述。

1. 日常清洁护理

（1）每天早、晚各清洗一次面部、足部、身体、口腔、会阴，必要时予以剪指甲、剃胡须、床上洗头。

（2）使用水之前，一定要先试试水温，以免烫伤。

（3）在挑选护理用具时，建议使用棉质毛巾，不宜使用碱性皂液，以免刺激皮肤，沐浴后适量涂抹润肤乳。

（4）出汗后应及时擦洗，保持身体清爽。大小便后都需要使用温水清洗，防止大小便对皮肤的刺激。

（5）擦洗时，建议按照从上往下的顺序，防止遗漏。对于皮肤褶皱等区域，擦洗时需加强。会阴部要单独清洗，使用独立的水盆和毛巾。一些骨突位置擦洗时可适当按摩，防止压疮的发生。

（6）擦洗时是观察皮肤最好的机会，应注意观察每一个部位的皮肤，及时发现皮损或压疮。

（7）在清洗男性患者尿道时，注意需翻开包皮充分清洗，清洗后一定要将包皮复位，覆盖龟头。

（8）如果皮肤有破损，先进行清洁破损处或进行无感染护理，防止破损处感染。

2. 更换床单、更换衣服

（1）床单和衣物建议选用棉布质地，使用起来让人感觉舒服，棉布还有吸收湿气的功能。越柔细的寝具越适合伴人入眠。

（2）内衣、裤、袜以棉质为佳，要勤洗、勤换，避免异味的产生，洗后放在户外晾晒。经过紫外线充分照射，也可以达到消毒的目的。

（3）更换衣服时，注意不可强行拉、拽僵直或痉挛的肢体，防止出现肌肉、关节或皮肤的损伤，应保持其关节在功能范围内活动。

3. 饮食

1）食物的选择和营养的监测（参照第三章第五节的内容）。

2）胃管的护理。

（1）喂食前准备物品有温开水、水杯、碗、食物温度计、灌食空针、纸巾。

（2）喂食之前，家属需先洗手，并检查所有的喂饲用具是否清洁消毒。

（3）检测食物温度是否合适。

（4）喂饲前先清洁鼻孔及口腔护理，防止食物黏附于管壁，阻塞胃管，在喂饲前后可用20~40 mL温开水冲洗胃管。

（5）取坐位30°~60°，防止食物摄入后引起的食物返流。

（6）每次喂饲前应用注射器回抽，确认胃管是否通畅。

（7）每次鼻饲量为200~3 000 mL，每天4~6次，间隔时间大于或等于2 h。

（8）观察在喂饲后有无呕吐或腹胀的现象。

（9）喂饲后至少让患者处于半卧位或坐位30 min，防止食物误入气管。

（10）鼻饲时注意避免喂食速度过快，避免鼻饲液过冷或过热。注意不要注入空气，以防造成腹胀。结束后需要冲干净胃管，避免鼻饲液存积在管腔中变质，造成胃肠炎或堵塞管腔。

（11）胃管堵塞的集合原因。

①食物或药物未充分磨碎或药物磨碎混合后因配伍禁忌而产生凝块导致堵管。

②营养液流速过缓造成胃管阻塞，一般每4 h用温水冲管一次。

③制作管饲营养餐时应将肉、蛋、菜类食物充分搅碎，一旦发生堵管，可试用大号注射器接温水在胃管上反复做推、吸动作。严禁试图用探针去疏通阻塞的胃管。

（12）为了保证患者获得充足的营养，最好定期做体重和蛋白的测量。另外，需要掌握食量、时间、次数和补充水分。

3）胃管鼻饲患者常存在的营养问题。

（1）脱水，摄入量不足，不能主诉口渴的感觉。肾保水能力下降、高热、出汗、疾病等因素导致体液排出过多，也易引起脱水。

（2）营养缺乏，摄食能力下降，消化吸收能力降低，蛋白质摄入不足，药物也会影响蛋白质的摄入，早期表现为体重减轻、抵抗力下降、病后难康复，严重者可出现明显的低蛋白血症、营养性水肿、肝功能不全及易发生感染。

（3）营养过剩：热量消耗减少，饮食结构不合理，如高脂肪低纤维饮食等也会导致发胖。

4）推荐成人每天饮食种类和最低摄入量。

成人每天饮食种类和摄入量：6~9份面包、大米、面条和谷类，3~4份蔬菜，2~3份水果，2~3份肉、鱼、家禽或豆类，2~3份脱脂或低脂牛奶、奶酪、酸乳和乳制品甜点，8杯或8杯以上的水或低糖液体。如果每餐包含以上的食物类别并达到最低量，并摄入复合碳水化合物及高纤维食物，那么患者的基本应用需求就可以得到满足。特殊情况应该寻求专业帮助。

5）大多流质原则和要求。

（1）所用食物都需制成液体或进口即能溶化成液体。

（2）营养成分：蛋白质20~30 g，脂肪30 g，碳水化合物130 g，维生素和矿物质均不足，每天总能量约4 075 kj。

（3）每天供应6~7餐，每次容量2 500 mL，每天总量20 000 mL左右。

（4）避免过咸或过甜，甜咸要间隔。

（5）根据病情的不同，调整流质的内容。

（6）食物举例：脱脂牛奶、米汤、米糊、面汤、无油肉汤、蔬菜汁、果汁、藕粉等。

4. 排泄的护理

（1）用物的选择。一般处于植物状态的患者不会自我表达大小便的意愿，所以大小便需要照顾者细心观察。包括注意大小便的次数、性状、频率、量等情况，同时应观察大小便是否影响到患者皮肤的完整性。处于植物状态的患者一般需使用尿布，有些患者可能带有尿管。建议在选用纸尿布时，使用内含高分子吸收材料的纸尿布或纸尿裤。纸尿布被认为是现今最为普遍、最安全的卫生用品。但是，我们应注意因不透气或更换不及时而导致的皮疹或感染等问题。

（2）照顾者可以给患者构建按时排便的习惯，不要错过最佳的排便时间。排便的最佳时间为早上起床进食早餐后的20~30 min，此时训练排便，可借条件反射养成排便习惯。

（3）正常人每天排便一次，每次排便为100~300 g，因食物种类、进食量及消化器官的功能状态而异。正常成人的粪便排出时为黄褐色圆柱形软便，有臭味，肉食者味重，素食者味轻。正常人每天排尿量为1 000~20 000 mL，为清澈透明状。尿液颜色受食物、尿色素、药物等影响，一般呈淡黄色至深黄色。

（4）肛周及会阴部皮肤的护理。一旦发现有粪便污染，应立即用柔软的卫生纸擦净，再用温水清洗局部皮肤，最后用毛巾擦干。小便处理也应如此。尽量减少大小便和皮肤接触的时间，防止产生二便刺激而引起的皮炎。夏天天气较热，应减少纸尿裤的使用时间，在床上休息时可打开通气，防止汗液对皮肤的刺激。

七、促醒康复方法

PVS患者在采用药物、理疗及运动康复治疗的基础上，应给予持之以恒的综合促醒康复护理，具体措施包括：①良好的基础护理。②营养调理。③应用声、光、电感觉刺激装置进行刺激性康复护理。④祖国传统医学的应用，如针灸、按摩等。⑤家庭康复疗法。以下进行详细的阐述。

1. 刺激性康复护理

（1）听觉刺激：在患者耳旁播放他平时最喜爱的音乐或轻松的广播节目，音量为20~50 dB（常人能听清楚为宜），每天6次，每次10~15 min。由患者最亲近的人给他讲难忘的事情，讲故事、笑话、念报纸。不断反复，每天1~2次，每次40~45 min。

（2）家里有条件或家人有一定专业背景的，也可以使用针灸或施以穴位刺激的方法。

（3）光照刺激。在光线较暗的环境中，用手电分别包上红、绿、蓝彩纸，对患者进行头面部侧面和正面的照射，每天6次，每次8下。

2. 家庭康复疗法

家庭的参与和支持对患者的促醒康复是不可忽视的，家属或亲戚定期探访，使用轮椅推患者外出活动，使其听到熟悉的声音，感受到自己的责任和精神支柱，使其在意识蒙眬阶段有机会接触到过往熟悉的环境（气味、声音、人物等）是比较好的。

八、长期卧床三大并发症的防治

长期卧床的主要并发症有压疮、坠积性肺炎、泌尿系统感染、便秘、肌肉萎缩、关节功能活动障碍、下肢深静脉血栓形成等。其中前三个是最易发生的并发症，而日常护理和预防显得尤为重要。

1. 压疮

请参照第三章第四节老年人压疮的预防和处理

2. 坠积性肺炎

（1）特点：一般起病比较隐匿，临床表现不明显。没有其他肺炎特有的发烧或体温升高，临床症状易被原发病掩盖，易导致漏诊及诊断延误。

（2）一般表现：出现精神变差，出现气促，时有咳嗽、咳痰，以因液体黏稠而不易咳出或无力咳出和呛咳为主要特点。

（3）预防措施。

①体位：切记不能一直仰卧平卧，可以将患者床头抬高30°~50°，床头垫软枕，体位取半卧位或卧位，交替转换，有利于呼吸道分泌物的引流。拍背促使痰液排出，每2~3 h翻身一次，每天拍背3~4次，每次3~5 min，保持正常的肺功能，避免血流停滞在肺底部。

②有鼻胃管的患者，严格按照胃管的护理，喂食后至少半坐卧位30 min，每次喂食时注意观察患者的消化情况及是否有胃潴留的情况，如果消化不良，需要适当调整饮食计划，或寻求医生的帮助，切不可喂食过多。

3. 泌尿系统感染

（1）增强体质，改善机体的防御机能，从而减少细菌侵入机体的机会。加强营养摄入，增强抗病能力，预防尿路感染的发生。

（2）注意个人卫生，保持会阴部的清洁。男性患者包皮过长容易引起尿路感染，坚持每晚清洗外阴部。勤换内衣裤，保持皮肤、黏膜清洁。

（3）若患者尿少且颜色深，味比较重，可能是摄入水量不够，可以适当增加每天的饮水量，加强尿流的冲洗作用，并可减轻疼痛。

（4）带着尿管回家的患者，注意认真做好尿管护理，定时放尿，引流袋位置不能高于膀胱位置，保持会阴部及周围皮肤清洁，防止细菌逆行感染。

九、植物人的心理和灵性照护

患者的心理护理和家庭支持在康复过程中也是尤为重要的。照顾者也承担着巨大的压力，比如照顾者的身体压力、家庭经济压力，甚至需要面对患者的死亡。所以，照顾者也需要学习如何应对以上压力，促进身体和心理的健康（具体请参照第八章"老年人灵性上的照顾"）。

第二节 生活完全不能自理者的居家照护指引

一、日常生活活动能力的评定

1. 日常生活活动的定义

日常生活活动（activities of daily living，ADL）是指人们为了维持生存及适应环境而每天必须反复进行的、最基本的、最具有共性的生活活动，包括衣、食、住、行、个人卫生等，又称为基本或躯体日常生活活动。广义的日常生活活动是指人们在家庭、工作和社区中的一切活动，包括人们的日常生活能力、判断能力，与他人的交流能力，执行社会任务的能力，以及在经济上、社会上和职业上安排自己生活方式的能力，又称为复杂性或工具性日常生活活动。

2. 日常生活活动的分类

ADL分为躯体的ADL和复杂性的ADL。

（1）躯体或基本的ADL（physical or basic ADL，PADL or BADL）：是指患者在家中或医院里每天所需的基本运动和自理活动。包括生活活动，如床上活动、转移、行走、上下楼梯等；自我照顾，如穿衣、吃饭、上厕所、修饰、洗澡等。另外，性生活也是日常生活活动及生存质量的一个重要方面。BADL的恢复按发育顺序排列，即首先恢复进食，而上厕所是最后恢复的项目。其评定结果反映了个体较粗大的运动功能。常应用于医疗机构。

（2）复杂性或工具性的ADL（instrumental ADL，IADL）：是指人们在社区中独立生活所需的高级技能，常需使用各种工具，故称为工具性ADL。包括家务（做饭、洗衣、打扫卫生等）、社会生活技巧（如购物、使用公共交通工具等）、个人健康保健（就医、服药等）、安全意识（对环境中危险因素的意识、打报警电话）、环境设施与工具的使用（使用冰箱、微波炉、煤气灶等）及社会交往沟通和休闲活动的能力。其评定结果反映了较精细的运动功能，适用于较轻的残疾。且在发现问题方面较PADL敏感，故常用于调查。多在社区老年人和残疾人中应用。

二、自护理论在家庭护理中的应用

1. 奥瑞姆自护理论定义

奥瑞姆自护模式（theory of self-care）围绕护理的目标，即最大限度地维持及促进服务对象的自理。包括三个相关理论结构：自护理论结构、自我护理缺陷理论结构和护理系统理论结构。自护理论解决"什么是自护、人有哪些自护需求"的问题；自我护理缺陷理论解决"什么时候需要护理"的问题；护理系统理论解决"如何通过护理系统帮助个体满足其治疗性自护需求"的问题。

2. 奥瑞姆自护理论在日常护理中的应用

以上问题浅显地阐述的是我们护理患者的时候，需要清楚地知道：患者可以自己做些什么，什么是患者自己不能做的，什么是经过部分帮助患者也可以做到的，什么时候患者有需要帮助。对于患者自己可以做的，尽量让他（她）自己做，而不要去过度照顾；对于需要帮助的，需要明确如何去帮助和何时去帮助。我们需要鼓励患者尽量自理，这种护理模式不仅能够保存患者的残存功能，也可以促使其进行生活中的功能训练，同时还可以增加患者的存在感，有利于心理上的自我认同，利于心理的健康。

三、日常生活活动能力评定

日常生活活动能力评定有很多种方法：Barthel指数、改良Barthel指数、功能活动问卷、快速残疾评定量表等。其中Barthel指数评定法被广泛应用。

Barthel指数（Barthel index，BI）产生于20世纪50年代中期，由美国Florence Mahoney和Dorothy Barthel设计并应用于临床。Barthel指数评定现今使用评定简单、可信度高、灵敏度高，是目前临床应用最广、研究最多的一种ADL的评定方法。

Barthel指数评定的内容包括控制大便、控制小便、修饰、上厕所、进食、床椅转移、行走、穿衣、上下楼梯、洗澡，共10项。根据是否需要帮助及其帮助程度分为0分、5分、10分、15分共4个等级，总分100分。60分以上者虽有轻度残疾，但是生活基本自理；40~60分者为中度残疾，生活需要帮助；20~40分者为重度残疾，生活需要很大帮助；20分以下者为完全残疾，生活需完全依赖他人。Barthel指数评定内容及计分法详见表9-2。

表9-2 Barthel指数（BI）评定内容及计分法　　　　单位：分

ADL项目	自理	稍依赖	较大依赖	完全依赖
进食	10	5	0	0
洗澡	5	0	0	0
修饰（洗脸、梳头、刷牙、刮脸）	5	0	0	0
穿衣	10	5	0	0
控制大便	10	5	0	0
控制小便	10	5	0	0
上厕所	10	5	0	0
床椅转移	15	10	5	0
行走（平地45 m）	15	10	5	0
上下楼梯	10	5	0	0

四、生活完全不能自理患者的护理

生活完全不能自理,顾名思义,是指由于自身原因,不能够处理自己的日常生活。法律上,把生活自理障碍分为生活完全不能自理、生活大部分不能自理和生活部分不能自理三个不同等级。生活自理障碍依据进食、翻身、大小便、穿衣及洗漱、自我移动这五项条件进行划分,五项均需护理的,定位为生活不能自理。或者使用Barthel指数评估小于20分的,定义为生活完全依赖,即生活完全不能自理。

1. 生活完全不能自理的护理

(1)基础护理:包括早上整理床单、面部清洁和梳头、口腔护理;晚上会阴护理、足部护理、面部的清洁、床上擦浴或者淋浴。卧位护理:包括协助患者翻身、有效排痰、压疮的预防和护理。排便护理:包括失禁护理、床上使用便器、留置尿管护理等(具体内容详见第九章第六节"日常家庭照护")。

(2)并发症的预防(具体内容详见第九章第八节"长期卧床三大并发症的预防")。

2. 心理护理

有关研究显示,照顾生活完全不能自理患者较昏迷患者所需的护理时间,每天多出约60 min,主要因为完全不能自理的清醒患者其意识正常,任何操作和护理都需要和患者进行沟通、交流以及解释,而昏迷患者缺少这一环节。

生活完全不能自理的患者,因疾病而造成的身体变化,面临着永久的卧床、致残、大小便失禁、失去工作能力和生活不能自理的状态,心理负担极其沉重。对周围产生怀疑,失去信心,悲观情绪明显,常表现为焦虑、抑郁、孤独恐惧、沉闷不语、烦躁固执、悲观绝望、性格改变,由于医疗费用高,病程长,常常自责给家庭及他人带来负担和不幸,所以,生活完全不能自理患者的心理护理尤为重要。

(张 瑜)

附录

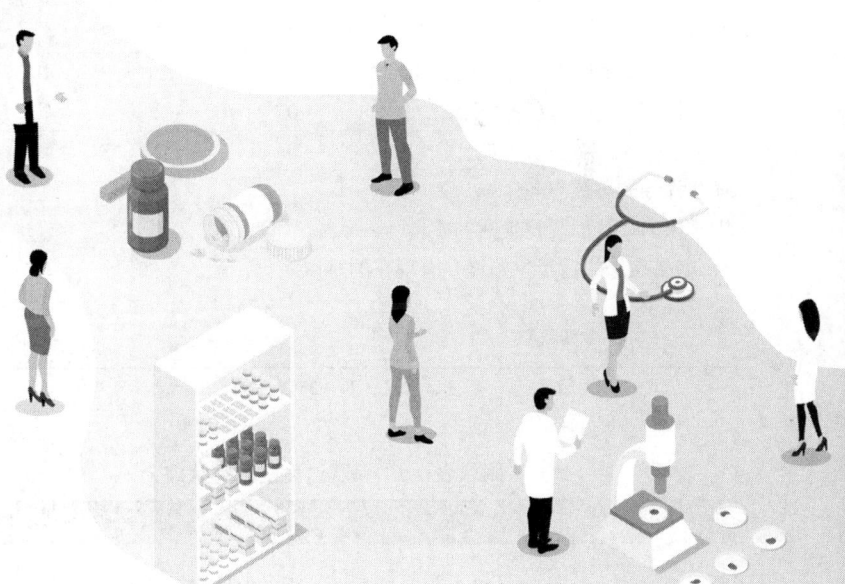

附录一 排尿障碍评估工具

排尿障碍有不同的表现，可以根据患者的情况选择不同的量表（附录表1-1至附录表1-3），对患者排尿障碍的类型、程度或者是治疗恢复情况进行量化。国际前列腺症状评分（international prognostic score，IPSS）见附录表1-1。

附录表1-1 国际前列腺症状评分（IPSS）表　　单位：分

在过去一个月，您是否有以下症状？	没有	在五次中少于一次	少于半数	大约半数	多于半数	几乎每次	症状评分
1. 是否经常有尿不尽感？	0	1	2	3	4	5	
2. 是否经常有间断性排尿？	0	1	2	3	4	5	
3. 是否曾经有尿线变细现象？	0	1	2	3	4	5	
4. 是否需要用力及使劲才能开始排尿？	0	1	2	3	4	5	
5. 两次排尿间隔是否经常小于两小时？	0	1	2	3	4	5	
6. 是否有排尿不能等待现象？	0	1	2	3	4	5	
7. 从入睡到早起一般需要起来排尿几次？	0	1	2	3	4	5	

症状计分的总评分=
因排尿的症状而影响生活的质量
8. 如果在您的后半生始终伴有现在的排尿症状，您认为如何？
　　0 高兴　1 满意　2 大致满意　3 还可以　4 不太满意　5 苦恼
生活的质量评分

注：0～7分，轻度；8～19分，中度；20～35分，重度。

附录表1-2 膀胱过度活动症状评分

问题	症状	次数/次	评分/分
1. 白天排尿次数	从早上起床到晚上入睡的时间内，小便的次数是多少？	≤7	0
		8～14	1
		≥15	2

（续表）

问题	症状	次数/次	评分/分
2. 夜间排尿次数	从晚上入睡到早上起床的时间内，因小便起床的次数是多少？	0 1 2 ≥3	0 1 2 3
3. 尿急	是否有突然想小便，同时难以忍受的现象发生？	无 每周<1 每周>1 每日=1 每日2~4 每日≥5	0 1 2 3 4 5
4. 急迫性尿失禁	是否有突然想小便，同时无法忍受并出现尿失禁的现象？	无 每周<1 每周>1 每日=1 每日2~4 每日≥5	0 1 2 3 4 5
总分			

附录表1-3 尿失禁生活质量评估

您是否受到以下影响，如果有，请填写严重程度：　　　　　　　　　　单位：分

问题	无(0)	轻度(1)	中度(2)	重度(3)
1. 尿频	0	1	2	3
2. 因尿急引起漏尿	0	1	2	3
3. 因活动、咳嗽、打喷嚏引起漏尿	0	1	2	3
4. 点滴状尿漏	0	1	2	3
5. 尿排不尽	0	1	2	3
6. 耻骨区疼痛或不适	0	1	2	3
7. 影响家务劳动（如煮饭、洗衣、清扫）	0	1	2	3

（续表）

问题	无 (0)	轻度 (1)	中度 (2)	重度 (3)
8. 影响体育锻炼（如散步、游泳及做其他运动）	0	1	2	3
9. 娱乐活动受限（如看电影、听音乐会等）	0	1	2	3
10. 影响外出	0	1	2	3
11. 影响心智健康（紧张、抑郁、气恼）	0	1	2	3
挫折感	0	1	2	3
合计				

附录二 · 失禁相关性皮炎评估工具

选择合适的失禁相关性皮炎（IAD）风险评估工具（附录表2-1）、会阴皮肤评估工具（perineal assessment tool，PAT）（附录表2-2）和皮肤状况评估工具（skin condition assessment tool，SAT）（附录表2-3），选择合适的评估时机和频率，确定评估部位。

附录表2-1　失禁相关性皮炎（IAD）评估工具

分值/分	特征描述
皮肤颜色	
0	没有发红
1	轻度发红
2	中度发红
3	严重发红
皮肤完整性	
0	皮肤完整
1	局部微肿胀
2	整个区域肿胀
3	有小囊泡或水泡
4	有破损或浸渍的区域

（续表）

分值/分	特征描述
5	结痂或成鳞屑状
损伤大小	
X cm	长×宽，测量单位是厘米：先测量右侧，然后测量左侧
患者症状	
0	无症状
1	刺痛
2	痒
3	灼伤感
4	疼痛

附录表2-2　会阴皮肤评估工具（PAT）

评估项目	分数/分		
	1	2	3
刺激物类型	成型的粪便或尿液	软便混合或未混合尿液	水样便或尿液
刺激时间	床单/尿布Q8H	床单/尿布Q4H	床单/尿布Q2H
会阴皮肤状况	皮肤干净、完整	红斑、皮肤合并或不合并念珠菌感染	皮肤脱落、糜烂合并或不合并皮炎
影响因素：低蛋白、感染、鼻饲营养或其他	0~1个影响因素	2个影响因素	3个以上影响因素

注：共4~12分，分数越高，表示发生失禁相关性皮炎的危险性越高。4~6分，属于低危险。7~12分，属于高危险。

附录表2-3　皮肤状况评估工具（SAT）

评估项目	分数/分				
	0	1	2	3	4
皮肤破损范围	无	小范围（<20 cm^2）	中范围（20~50 cm^2）	大范围（>50 cm^2）	—
皮肤发红	无发红	轻度发红（斑点、外观不均匀）	中度发红（严重点状，但外观不均匀）	严重发红	—

（续表）

评估项目	分数/分				
	0	1	2	3	4
糜烂深度	无	轻度糜烂只侵犯表皮	轻度糜烂侵犯表皮及真皮，伴或不伴有少量渗液	表皮严重糜烂，中度侵犯到真皮层（少量或无渗出）	表皮及真皮严重糜烂，合并中等量渗出

附录三 · 中华人民共和国殡葬管理条例

第一章 总则

第一条 为了加强殡葬管理，推行殡葬改革，促进社会主义精神文明建设，制定本条例。

第二条 殡葬管理的方针是：积极地、有步骤地实行火葬，改革土葬，节约殡葬用地，革除丧葬陋俗，提倡文明节俭办丧事。

第三条 国务院民政部门负责全国的殡葬管理工作。县级以上地方人民政府民政部门负责本行政区域内的殡葬管理工作。

第四条 人口稠密、耕地较少，交通方便的地区，应当实行火葬；暂不具备条件实行火葬的地区，允许土葬。实行火葬和允许土葬的地区，由省、自治区、直辖市人民政府划定，并由本级人民政府民政部门报国务院民政部门备案。

第五条 在实行火葬的地区，国家提倡以骨灰寄存的方式以及其他不占或者少占土地的方式处理骨灰。县级人民政府和设区的市、自治州人民政府应当制定实行火葬的具体规划，将新建和改造殡仪馆、火葬场、骨灰堂纳入城乡建设规划和基本建设计划。在允许土葬的地区、县级人民政府和设区的市、自治州人民政府应当将公墓建设纳入城乡建设规划。

第六条 尊重少数民族的丧葬习俗；自愿改革丧葬习俗的，他人不得干涉。

第二章　殡葬设施管理

第七条　省、自治区、直辖市人民政府部门应当根据本行政区域的殡葬工作规划和殡葬需要，提出殡仪馆、火葬场、骨灰堂、公墓、殡仪服务站等殡葬设施的数量、布局规划，报本级人民政府审批。

第八条　建设殡仪馆、火葬场，由县级人民政府和设区的市、自治州人民政府的民政部门提出方案，报本级人民政府审批；建设殡仪服务站、骨灰堂，由县级人民政府和设区的市、自治州人民政府审批；建设公墓，经县级人民政府和设区的市、自治州人民政府的民政部门审核同意后，报省、自治区、直辖市人民政府民政部门审批。利用外资建设殡葬设施，经省、自治区、直辖市人民政府民政部门审核同意后，报国务院民政部门审批。农村为村民设置公益性墓地，经乡级人民政府审核同意后，报县级人民政府民政部门审批。

第九条　任何单位和个人未经批准，不得擅自兴建殡葬设施。农村的公益性墓地不得对村民以外的其他人员提供墓穴用地。禁止建立或者恢复宗族墓地。

第十条　禁止在下列地区建造坟墓：

（一）耕地、林地。

（二）城市公园、风景名胜区和文物保护区。

（三）水库及河流堤坝附近和水源保护区。

（四）铁路、公路主干线两侧。

前款规定区域内现有的坟墓，除国家保护的具有历史、艺术、科学价值的墓地予以保留外，应当限期迁移或者深埋，不留坟头。

第十一条　严格限制公墓墓穴占地面积和使用年限。按照规划允许土葬或者允许埋葬骨灰的，埋葬遗体或者埋葬骨灰的墓穴占地面积和使用年限，由省、自治区、直辖市人民政府按照节约土地、不占耕地的原则规定。

第十二条　殡葬服务单位应当加强对殡葬服务设施的管理、更新、改造陈旧的火化设备，防止污染环境。殡仪服务人员应当遵守操作规程和职业道德，实行规范化服务，不得利用工作之便索取财物。

第三章 遗体处理和丧事活动管理

第十三条 遗体处理必须遵守下列规定：

（一）运输遗体必须进行必要的技术处理，确保卫生，防止污染环境。

（二）火化遗体必须凭公安机关或者国家卫生行政部门规定的医疗机构出具的死亡证明。

第十四条 办理丧事活动，不得妨害公共秩序，危害公共安全，不得侵害他人的合法权益。

第十五条 在允许土葬的地区，禁止在公墓和农村的公益性墓地以外的其他任何地方埋葬遗体、建造坟墓。

第四章 殡葬设备和殡葬用品管理

第十六条 火化机、运尸车、尸体冷藏等殡葬设备，必须符合国家规定的技术标准。禁止制造、销售不符合国家技术标准的殡葬设备。

第十七条 禁止制造、销售封建迷信的丧葬用品。禁止在实行火葬的地区出售棺材等土葬用品。

第五章 罚则

第十八条 未经批准，擅自兴建殡葬设施的，由民政部门会同建设、土地行政管理部门予以取缔，责令恢复原状，没收违法所得1倍以上3倍以下的罚款。

第十九条 墓穴占地面积超过省、自治区、直辖市人民政府规定的标准的，由民政部门责令限期改正，没收违法所得，可以并处违法所得1倍以上3倍以下的罚款。

第二十条 将应当火化的遗体土葬，或者在公墓和农村的公益性墓地以外的其他地方埋葬遗体、建造坟墓的，由民政部门责令限期改正；拒不改正的，可以强制执行。

第二十一条 办理丧事活动妨害公共秩序、危害公共安全、侵害他人合法权益的，由民政部门予以制止；构成违反治安管理行为的，由公安机关依法给予治安管理处罚；构成犯罪的，依法追究刑事责任。

第二十二条 制造、销售不符合国家技术标准的殡葬设备的，由民政部门会同工商行政管理部门责令停止制造、销售，可以并处制造、销售金额1倍以上3倍以下的罚款。制造、销售不符合国家技术标准的殡葬用品的，由民政部门会同工商行政管理部门予以没收，可以并处制造、销售金额1倍以上3倍以下的罚款。

第二十三条 殡仪服务人员利用工作之便索取财物的，由民政部门责令退赔；构成犯罪的，依法追究刑事责任。

第六章 附则

第二十四条 本条例自发布之日起施行。1985年2月18日国务院发布的国务院关于殡葬管理的暂行规定同时废止。